怀家伦 著

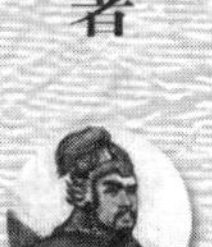

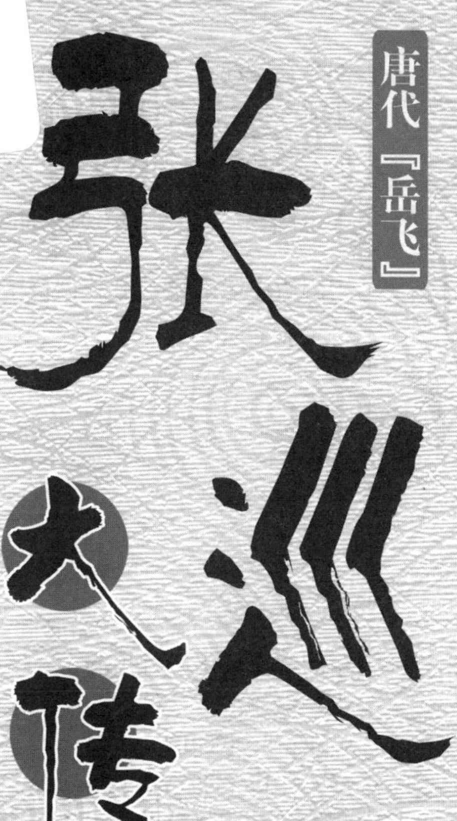

唐代『岳飞』

张巡大传

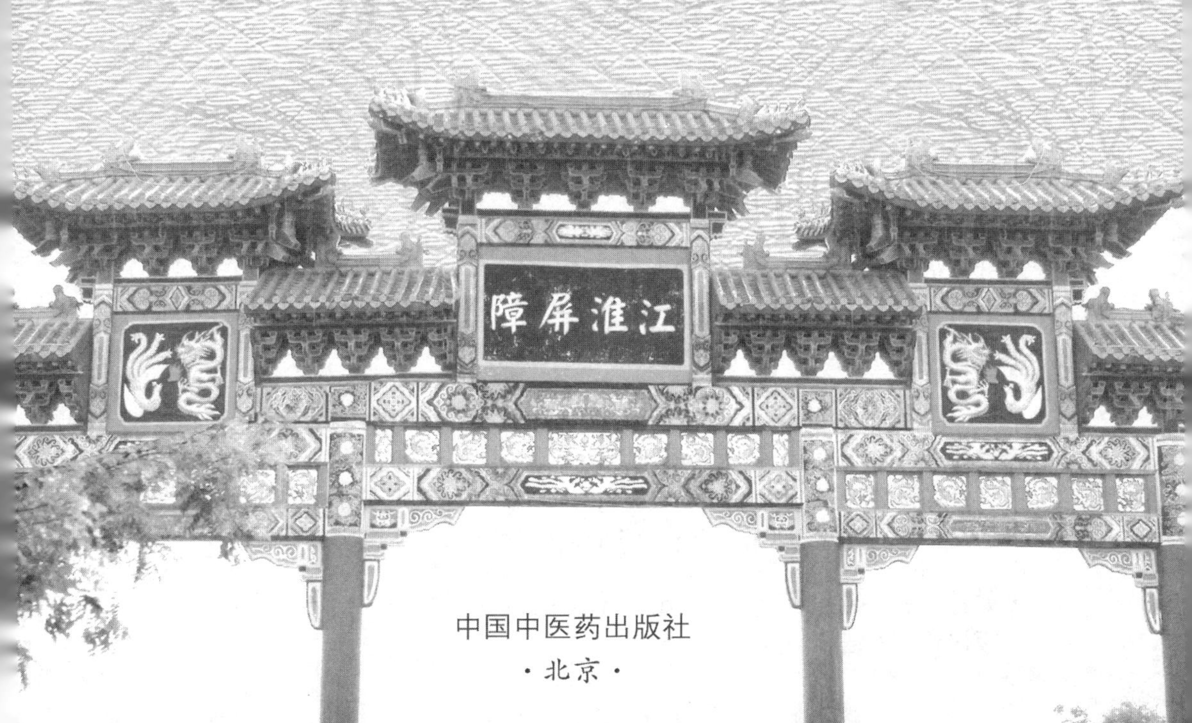

中国中医药出版社

·北京·

图书在版编目（CIP）数据

张巡大传 / 怀家伦著 . —北京：中国中医药出版社，2018.10
ISBN 978 – 7 – 5132 – 5179 – 2

Ⅰ . ①张…　Ⅱ . ①怀…　Ⅲ . ①章回小说—中国—当代　Ⅳ . ① I247.4

中国版本图书馆 CIP 数据核字（2018）第 201593 号

中国中医药出版社出版
北京市朝阳区北三环东路 28 号易亨大厦 16 层
邮政编码　100013
传真　010–64405750
廊坊市三友印务装订有限公司印刷
各地新华书店经销

开本 710 × 1000　1/16　印张 21.5　字数 407 千字
2018 年 10 月第 1 版　2018 年 10 月第 1 次印刷
书号　ISBN 978 – 7 – 5132 – 5179 – 2

定价　69.00 元
网址　www.cptcm.com

社 长 热 线　010–64405720
购 书 热 线　010–89535836
维 权 打 假　010–64405753

微信服务号　zgzyycbs
微商城网址　https://kdt.im/LIdUGr
官 方 微 博　http://e.weibo.com/cptcm
天猫旗舰店网址　https://zgzyycbs.tmall.com

如有印装质量问题请与本社出版部联系（010–64405510）

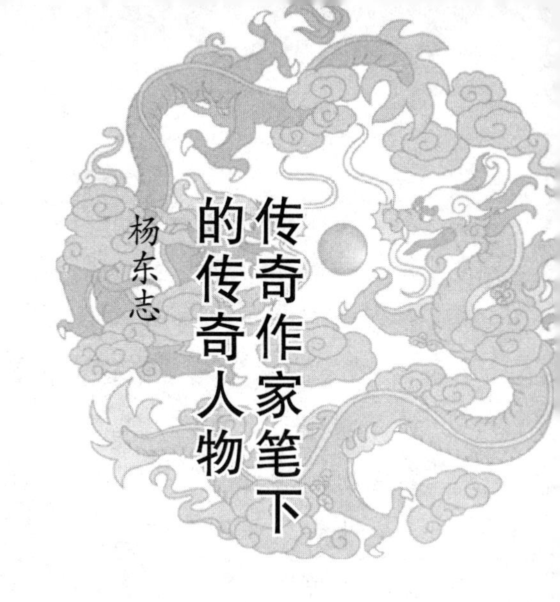

传奇作家笔下的传奇人物

杨东志

“老师，请您给我写一个序吧。”

当怀家伦将厚厚的一沓《张巡大传》书稿放到我面前的时候，我禁不住从心底跳出了八个大字：“传奇作家，传奇人物。”

作品主人公张巡很传奇。

张巡，邓州南阳（今河南邓州）人，祖籍蒲州河东（今山西永济），系唐朝中期名臣。唐玄宗开元末年，张巡中进士，曾历任太子通事舍人、清河县令、真源县令。“安史之乱”时，时任真源（今河南鹿邑）县令的张巡，拜老子，发毒誓，起兵卫真源，守雍丘（今河南杞县），视死如归，抵抗叛军。后来，他又率军在“内无粮草、外无援兵”的情况下，死守睢阳（今河南商丘）。他用兵如神，与士兵们同仇敌忾，破了敌军的鹅车攻城，又施巧计与敌军抢粮，诈降火烧敌军营房，再用草人借箭十万……前后交战四百余次，屡战屡胜，与敌人进行了殊死拼杀，使敌军遭受重创，从而阻遏了叛军的南犯之势，遮护江淮地区黎民百姓，有效地保障了唐朝东南半壁江山的安全。可惜，他最终因没有后援，城中粮草皆无，士卒死伤殆尽，城破而以身殉国。唐代宗、唐德宗、唐宣宗皆有赠封，并绘像凌烟阁（唐朝为表彰功臣而建筑的绘有功臣图像的高阁）。宋时，朝廷尊张巡为“保仪尊王”“保仪大夫”。到了清代，张巡的塑像还被皇帝请到自己的太庙，成为41位陪臣之一，让其与历代帝王一起共享皇家祭祀。

然而，由于“睢阳之战”极为惨烈，守军粮尽，为了充饥，他们先是摘树叶、啃树皮、挖树根、网雀、掘鼠、杀马、煮铠甲，后来又以人为食。与此同时，张巡甚至还有“杀美妾以飨士卒”的“情节”（该情节在本书即《张巡大传》中写为“张妾自刎而饱士卒”），以致战前城中三万百姓，几乎死伤殆尽。因此，关于张巡之功罪的争议，从当时到后世一直不断。

也许就是因为这么一个原因，张巡这个令古往今来的人们感叹、兴叹、惊叹、哀叹、赞叹的人物，一直没有哪一位作家为之立传。今天，对张巡“情有独钟”的怀家伦，终于废寝忘食、呕心沥血地把他（它）给写出来了，而且写得史料翔实，语言朴实，故事真实，结构扎实，读起来受用无穷，余味无穷，感慨无穷，赞叹无穷……

事实上，张巡“睢阳之战”中的所谓“食人”，只是情急所迫，无可奈何。无论你是一味“推崇”，还是全盘“否定”，那都是彻头彻尾、不折不扣的“一孔之见”，抑或“以偏概全”。

张巡究竟是一代英豪，还是千古罪人？我相信，读过怀家伦的《张巡大传》之后，你会对张巡有一个更加全面、更加正确的了解和认识。说实话，看完《张巡大传》书稿，我便不由自主地想到了宋人徐钧的一首专写张巡的诗：“析骸易子守孤城，六万惟馀四百人。生道杀民民不怨，千年庙食尚如新。”

作家怀家伦也很“传奇”。

怀家伦在高中读书时，母亲不幸遭遇车祸。他是家里的独子，理所当然、顺理成章地需要请假在家护理母亲。及至母亲痊愈，他重返学校时才发现，自己已经“跟不上课”了。很有个性的他毅然决然地决定辍学，回家帮助父母做一些力所能及的农活。那时候，政府推行有线广播“户户通”，所以怀家伦家也有一个八毛钱买来的“小喇叭”——其实也就是一张“扩音纸”。这一天下大雨，不能下地干活，怀家伦便“赖”在床上听广播里的“鹿邑新闻”。听着听着，他灵机一动：“这种广播稿我也能写啊？”于是，他爬起来找出纸笔，把村里的一个“好人好事”写了下来。天一放晴，怀家伦便兴致勃勃地将自己的“拙作”送到了县广播电台。当然，他并没有抱太大的希望——偌大一个县，一百多万人，哪有那么巧编辑会看上我的稿子呢？想归想，但他还是禁不住“守”住家里的小喇叭。大概是第三天的一大早，怀家伦突然听见喇叭里传出一个很有磁性的声音：“通讯员怀家伦报道……”他大气不出地一股劲听完后，高兴得一下子蹦了起来：“我成了县广播电台的通讯员了。”

那时候，一篇广播稿可得稿费五毛到一块钱，可谓名利双收。从此，怀家伦就把采写新闻稿当成了一个正经八百的职业，夜以继日，笔耕不辍。“众醉独醒”的他既写“正面”的，也写“反面”的。有一次，他写了一篇农民去乡里买化肥必须持有领导批条的批评稿，标题是《条子的作用》。县广播电台播出后，他因此得罪了乡长。乡长郑重其事地让村干部给怀家伦传话：“如果再敢胡写，我就狠狠地收拾他！”当时吓得怀父战战兢兢，不知不觉出了一身冷汗。村支书走后，他训诫怀家伦说：“你知道乡长是啥吗？在过去那就是一方诸侯。他说不让你写，你就别写了，免得招灾惹祸。你要是不听话，那我就把你的笔给你砸了！”但是，怀家伦还是我行我素，依然故我。不但电台播送他的稿子，而且连国家和省市级报纸杂志也开始频频采用他的稿件。“梅花香自苦寒来”，怀家伦的机遇终于来了。这一天，他正在家里吃午饭，一个发小过来对他说：“安溜镇（隶属于安徽亳州）电视差转台招聘编辑哩，你去试试吧。”赶早不赶晚，怀家伦吃过饭，找出保存的各级新闻单位的用稿通知和发表稿件的样报样刊，骑上自行车就去了安溜镇。结果，几天后他就接到通知，正式到安溜镇上班了。当时，小村一片欢腾：“家伦这是‘鲤鱼跳龙门’了！”

再后来，他就成了亳州市广播电视台的记者。

再后来，他又成了一个全国知名的作家。

几年前，他又因创作出版《华佗传奇》一炮走红，享誉大江南北，名扬长城内外。

凡此种种，好像都是在怀家伦的“不经意”间发生的。

反正，传奇作家写传奇人物，我不相信你会那么淡定而不去阅读。

难为序。斯为序。

杨东志，笔名谷鸣，河南鹿邑人。著名作家、诗人、民间文艺家、书画艺术评论家、“老学”专家，北京大学、香港高等教育研究生院等高等院校客座教授，享受国务院特殊津贴。现为中国文艺家协会副主席，人民文艺家协会、澳门书画家联谊会、中国诗书画印研究院、人民文艺网等60余家团体和网站顾问。

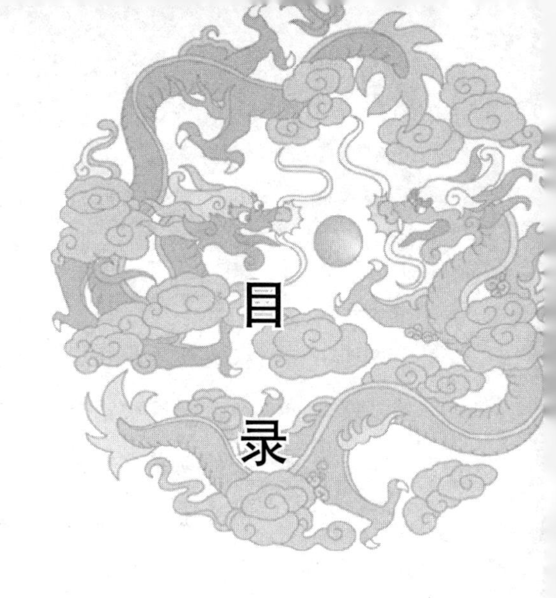

目录

第一回　逃难流落南阳地　张巡出世大瓦寺

诗曰：

流落南阳欲何求，白云千载空悠悠。

谋生无奈日奔驰，他乡亦作故乡留。

黄鸟不时啼寺外，几多欢乐几多愁。

试问张巡今安在？大瓦寺里寻源头。

话说景龙二年（708年）初，唐朔方军与北突厥以黄河为界，展开激战，城池攻破，烽烟四起，天昏地暗，一时间天下大乱，民不聊生。在经历了一场人为的祸患之后，蒲州河东（今山西永济）被洗劫、焚毁一空，加之各地自然灾害不断，百姓生活异常艰难，纷纷四处逃难。

这天一大早，春寒料峭，天气阴沉。逃难的路上，一位中年模样的男子赶着马车，车内坐着一位中年孕妇，还搂着一个五岁大的小男孩，他们一路风尘，匆匆而过。

这位中年男子一边赶着马车，一边看着道路两旁逃难的灾民，不住地摇头叹息，再想想自家的盛衰经历，忍不住老泪纵横。

小孩没娘，说来话长。这位中年男子人称“张大善人”，他就是该书主人公张巡的父亲，马车内便是张巡的母亲张夫人和张巡的哥哥张晓。

书中暗表，张巡家世代为官，效忠朝廷，体恤民情，他的曾祖父当过前朝的地方巡抚。别小看这一官职，在当朝属于朝廷特派到地方上的官员，巡抚的职权基本上与一省的总督相同，相当于今天的省委书记，一般是由皇帝选派亲信担任，巡抚和总督算是封疆大吏了，是官但又管官，权利比省级最高官员布政使还要大一些。由于他的曾祖父是位清官，一家上下老小仅靠俸禄度日，所以一生积蓄不多，晚年见朝政日衰，仕途不顺，心怀不满，便辞官还乡，回到了蒲州故居。由于受奸臣迫害，他的曾祖父不久便撒手人寰，张家也日渐衰败。日月更替，乾坤扭转，到了张巡的父亲张大善人这一代，更是家道中落，身边的丫鬟仆人纷纷遣散。

张大善人是个读书人，可是科举仕途不顺，为了面子捐了个九品小官，从官员九品十八级来看，九品小得不能再小了，而且在当时该职皆是虚职，仅仅只是一个荣誉而已。张大善人以磨豆腐为生，有时还用祖传秘方为乡邻医病，比如治疗跌打损伤、不孕不育，他是最拿手的，而且分文不取，所以人称“张大善人”。此言不赘。

书归正传。这时，从马车里传出张晓的哭喊声，打破了张大善人的思绪，他喊了声“吁——”，刹住了马车。只见张晓望着母亲，不住地喊：“娘，娘——我饿、我饿……”

张大善人打开包袱，拿出几块饼子让孩子充饥，一时围上一群难民，把他们的饼给抢走了，张大善人正要追赶，有一个已经把饼子吞到了肚里，有一个在饼上吐上了几口唾沫，张大善人不忍再追赶，就让这些难民吃去吧……

于是，他们继续赶车前行。俗话说，人是一盘磨，睡下也不渴也不饿。张晓已经饿得无力哭闹，便昏昏睡去。

不知不觉，他们已经进入了南阳（今河南邓州）地界，这里战火尚未波及，眼前连绵起伏的吐雾山像一个沉睡的少妇，显得那么俊俏、丰满和安详。这座山集雄、奇、险、秀于一身，堪称此处一灵山，此镇山清水秀，人杰地灵，繁华兴盛，这里的人们相对安居乐业，过着自供自足的生活，孕育出无数英雄豪杰和国之栋梁。

午时许，张夫人突然感到肚子一阵绞痛，一股殷红的鲜血顺着夫人的裤管流出。张大善人停车观看，一阵惊吓，连忙喊道：“夫人，夫人——你快生了，坚持住，一定要坚持住啊！”张大善人感到万分焦急，这前不着村，后不着店的，这可咋办呢?

正在这时，突然雷电交加，狂风大作，丛云遮日，刹那间天地为之昏暗。正当他们一筹莫展之时，又一声轰雷巨响，天边电光乍现，不远处隐现出一座庙宇。无奈，他们快马加鞭，说时迟那时快，来到了庙前，庙的上方镶嵌着“大瓦寺”三个金光闪闪的大字，这里也就是今天的河南省邓州市彭桥镇丁北行政村的寺北张村。

他们刚在庙前驻足，便见滂沱大雨倾盆而下，张大善人赶紧敲门喊人：“师父，师父——请开门——”

不大一会儿，只听“吱——”的一声，门开了。开门的是一位年约十五六岁的小和尚，长得瘦瘦的，一双大大的眼睛炯炯有神，说起话来和声细语，不紧不慢。小和尚双手合十道：“阿弥陀佛，请问施主有何贵干？”

张大善人上前施礼，急切道：“我乃逃难之人，路过此地，内人快要生了，请师父救人一命啊！”

小和尚闻听此言，紧皱眉头，然后点了点头，赶紧跑进内室禀报。一会儿，从

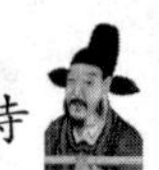

里面又出来一位白须白发的长老，赶紧招呼他们进寺院一偏房内歇息。

随后，长老接过张晓，赶紧打发手下领着他去伙房充饥，又派人冒雨去找接生婆。

不大一会儿，接生婆来了。

此时虽是正当午，但是方圆数百里漆黑一片。接生婆连忙点着几盏油灯，却又连连被风吹灭。接生婆大骇，对周围的人说道："狂风大作，天雷隐现，这孩子乃叱咤风云之人，可了不得啊！"

此时，张大善人却听不见接生婆的言语，他关心的只是夫人和孩子的性命，哪里还有别的心思，毅然道："老天啊，保母子平安吧，母子平安……"

"噼噼啪啪，轰……"又是一道电闪雷鸣，将屋里照得如同白昼，那道雷电从正面轰过，众人见那接生婆脸色大变，嘴巴大张。显然是害怕到了极点。

张大善人走过去，抓住那接生婆的手道："婆婆，这对母子的性命可全在您的手里了，求您保母子平安。"说完，双膝一屈向那接生婆跪了下去。

接生婆叹了口气道："好吧，你们出去吧，这边沾染不得男子的气息，我……我……"接生婆连说两个"我"字，再也难以措辞，抹了一把汗，继续道："我会尽力的，你先出去吧！"

张大善人伏地拜了一拜，没再说一句话，便和长老他们推门出去，在外屋歇息。接着，长老问了张大善人一些家庭情况，诸如从哪里来，到哪里去，从事什么营生，家中还有什么人等等。张大善人一一作答。

等在外屋的张大善人如坐针毡，眼睛不停地转动着，时不时地瞄下内屋，然后站起来，不停地挪动着短促的步子，又坐又立，还不停地呢喃着，他已经坐立难安了。

天还是夜一般的黑暗，一声声炸雷似乎要把天撕裂了一般，张大善人听到屋内的妻子"啊、啊、啊……"地大声呼叫，接生婆一边口里念叨着什么，一边帮妻子顺气。

突然间，又是一声炸雷，"哗哗哗……"雨越下越大，一道闪电过来，妻子身下满是血水，心中更是惊惧交加，妻子痛苦的娇喘声和用力的呼喊声，和着"哗哗哗……"的雨水声，声声撕裂着张大善人的心。空气中血腥之气大盛，弥漫着整个房间。

不大一会儿，只听"哇——"的一声哭啼从里屋传来，张大善人知道又一个小生命就这样降生了，他心中的一块石头终于落了地。他突然笑了，开怀地笑了，他推开房门，一个箭步冲到床边，激动地问道："生了，生了，我夫人可好？孩儿可好？是男孩还是女孩？"

接生婆剪断脐带道："恭喜先生，贺喜先生，母子平安，是个儿子。"

这时，令人感到惊奇的是，大雨慢慢地停了下来，天空中出现了一道道亮光。

张大善人喜极而泣，纳头便拜向接生婆，然后走到外屋拜谢长老。

长老一把扶住张大善人，拍拍他肩膀，安慰一番。然后把身子侧向里屋，仔细端详襁褓中的婴儿，但见这婴儿红扑扑的小脸方方正正，脑门宽大，只是眉头紧皱，小嘴撅着，眼睛泪汪汪地瞅着母亲，哼哼唧唧，抓着衣角使劲地摇，小脚不停地上下蹬着。长老看后，眯着眼，捋捋白白的长须点头道："嗯，看娃观天象，这娃确是能耐之人，危难之际能力挽狂澜，干出大事啊。"说完，长老爽朗地笑了，然后缓了口气，出门而去。

书中暗表，这襁褓中的婴儿，就是后来以六千八百将士抵挡十六万叛军，在内无粮草、外无援兵的情况下，烹妾飨军，十个月内打退叛军四百余次围攻，死守睢阳城（今河南省商丘市）而阵亡的大唐名将——张巡。这是后话。

言归正传。张大善人回头看了看接生婆，只见她正坐在一旁闭目养神，一副心力交瘁的样子。又望了望妻子，见她面如白纸，嘴角之上满是笑意。回想起这一番惊心动魄的过程，张大善人登时百感交集，双目之间两行热泪滚滚而下。

恰在这时，只听寺院大门"咣当"一声，一个满身泥水的青年和尚跌跌撞撞地破门而入，惨叫一声，一头栽进寺院里。众人闻声，赶紧围上前去……

这正是：天无绝人之路，地有好生之德。

花有荣枯之期，水有无尽之流。

欲知眼前发生了什么事儿，张大善人一家是走还是留，且听下回分解。

第二回　大瓦寺里结善缘
法名和尚赐美名

上回书说到，张大善人携家带口流落到南阳大瓦寺，并在这里喜添贵子，心中自然是喜不自禁。恰在这时，只听寺院大门“咣当”一声，一个满身泥水的青年和尚跌跌撞撞地破门而入，惨叫一声，一头栽进寺院里。众人闻声，赶紧围上前去……

只见这个和尚浑身是血，看年纪只二十来岁，右腿上有一条长长的伤口，手里还攥着一把飞镖。张大善人想，肯定是这个和尚在拔出飞镖时，因为疼痛，一时间站立不稳而跌落在此。

经长老和众僧辨认，这个和尚并非本院僧人。俗话说，和尚不亲帽子亲。无论如何，不管他是哪个庙的和尚，救人要紧。

张大善人二话不说，连忙和众人一道，将这和尚扶起，背进寝房，慢慢将这和尚放到床上。然后，张大善人开始给他清理伤口，从腰间取出祖传的刀伤药，为他敷上。经过一阵救治，这个和尚已经没有了生命之危。

话说简短。等这个和尚慢慢苏醒之后，长老环视着众僧人，竖起大拇指夸赞张大善人救死扶伤的善举，众僧人连连向张大善人拜谢。这时，躺在床上的这个和尚已经缓过神来，他欠欠身子，双手合十道：“阿弥陀佛，谢谢施主的救命之恩，善有善报，贫僧日后定会厚报。”

随后，这个和尚又自报家门道：“吾乃嵩山少林寺僧人，法号‘法名’，只因被仇家追杀数日，落难至此，惭愧惭愧啊！”

这和尚一报法号，长老和众僧人大吃一惊。此人法号“法名”，少林寺上“法”字辈的和尚不过才十个人。他竟然是其中之一，那可是少林寺最有名的高僧啊，江湖尊称“西圣”。当时的武林，有四位武功最高的人，被称为“东西南北”四位武圣人。

有人说，是因为他们所在的东西南北方向，所以有此名号。也有的人说东为儒，西为佛，南为巫，北为道，这是从宗教上说的。还有人说，东主仁慈，西主敦厚，南主乖张，北主狂傲，这是从性格上说的。也许，三种说法都有道理，也就不必去细究了。

长老一看，天下著名的武学大师西圣竟落到如此地步，连忙问道:“大师，您伤成这个样子，是何等仇家呀?”

“唉——此事，一言难尽呀!等日后有了机会，我再与您细细道来!”

话说张大善人的这刀伤药非常见效，一个时辰之后就不疼了。法名和尚一时不知怎样报答，赶紧去摸钱袋子，可是张大善人说什么也不要他的钱财。

有了这番交情，法名和尚就和张大善人成了患难之交，可以说是无话不说，无话不谈。

再说，张大善人的善举，也实在感动了大瓦寺的长老和众僧人，他们看张大善人落难此地，都再三挽留。

这时，长老走上前去，当众道:“张施主千里迢迢，逃难于此，无亲无故，无依无靠，看在他为人敦厚、知书达理、治病救人的份上，我们出家人应慈悲为怀，张施主，你们一家就留下吧，一来，你们也有个落脚的地方，二来，你还可以帮忙打理本寺院。”

张大善人闻听此言，更是感激涕零，双手合十，躬行大礼道:“谢过长老，谢过长老……”

就这样，张大善人一家就在大瓦寺安顿了下来。

半月之后，法名和尚能下床走路了，他早就听说张大善人喜添贵子，非要去看看，沾沾喜气不可。

法名和尚怀抱婴儿，喜上眉梢，越看这孩子越精明，越看这孩子越招人喜欢，越看这孩子越感觉长大后会有出息，就乐呵呵地跟张大善人说道:“这孩子天庭饱满，地阁方圆，鼻若悬胆，眼睛乌黑发亮，长大定是可造之才。”

“哈哈，多谢大师夸奖!”

“请问张施主，孩子的名字起好了吗?”

“还没呢，请大师赐名!”

“依我看呀，你们祖上官至巡抚，这孩子的名就叫‘巡’吧，名张巡，这字嘛——字为‘奉忠’，但愿他日后和你们祖上一样，为官清廉，效忠皇上。您看行吗?”

张大善人施礼道:“嗯，好名字、好名字呀，那犬子的名就叫张巡，字奉忠，就这么定了!”

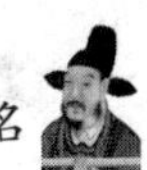

这时，法名和尚再次凝视着小张巡道：“哎呀，张施主！我看这小子可是个练武的好苗子，如不嫌弃，日后，你就让他拜在我的门下，我定然将我全身的武功，包括兵法布阵，全教于他，您看如何？”

张大善人闻听此言，乐得合不拢嘴，连连点头称是。您想呀，这法名和尚可是西武圣人！多少人跪在地上求他数月，他都不肯一见，更不要说教武功、教兵法了。于是乎，张大善人满心欢喜，满口允诺。

三个月之后，由于法名和尚潜运神功，加上张大善人的精心调理，伤势便已基本痊愈，因为有重要的事情去做，法名和尚也就离开了此地，返回少林寺。有人问了，这法名和尚的仇家究竟是谁，为何追杀至此，这是后话。

书说简短。小张巡一天天长大，三岁多的时候，就与哥哥张晓一起，跟着父亲张大善人识文断字，能背诵百余首诗文。五岁的时候，跟随当地有名的私塾先生学习四书五经，开始明晓事理。

张巡的父亲张大善人在大瓦寺结了善缘，人又勤快，在当地口碑很好。

话说当地有一姓叶的大户人家，主人叫叶守文，年近三十，娶了两房太太，可就是生不出个一男半女。俗话说，不孝有三，无后为大。叶守文整天为这事儿愁眉苦脸，唉声叹气。

忽一日，叶守文听说张大善人能治不孕不育之症，就把张大善人请到家中，分别为夫人和自己把脉问诊，最后张大善人建议他们夫妻同治，共同调理。

半年之后，叶守文的妻子就怀孕了。十月怀胎，一朝分娩。第二年迎秋，叶守文的妻子生出一个英俊的女孩，取名叫叶知秋。

叶守文喜得千金，自然是喜不自禁。这天叶守文宴请张大善人一家，酒酣之时，非要把叶知秋许配给张巡不可，两家结为秦晋之好。从此，张巡和叶知秋就订下了娃娃亲。

后来，张家在叶家的帮助下，离开了大瓦寺，在大瓦寺附近购置了田产，干起了磨豆腐的老本行，过着安居乐业的日子。

一天，张巡和哥哥张晓在路边玩耍，忽见一和尚背着一捆柴火从此路过。张巡上前与那和尚搭讪：“师父，请您歇息一下，我要跟你打个赌。”

和尚闻听此言，好奇地停下脚步，放下柴火问道：“小张巡啊，我是看着你长大的，都说你聪明伶俐，你今天要跟我赌什么呀？如何赌啊？”

张巡小手一扬道：“师父，你说我手中的蝴蝶是死的还是活的？你说错了，你那担柴就归我了。”

和尚微笑着，点头同意，猜道：“呵呵，我猜你手中的蝴蝶是死的。”

张巡哈哈大笑道：“哈哈，师父你猜错了。”

张巡把小手张开，蝴蝶便从他手里飞走了。

“好一个张巡啊，这担柴归你了。”说完，和尚丢下柴火，开心地笑了笑，继续道：“哈哈哈……阿弥陀佛，善哉善哉。”便扬长而去。

张巡不知和尚为何如此高兴，但是看到前面的一担柴，也顾不上细想，便高高兴兴地和哥哥张晓一起把柴火挑回家了。

到了家里，兄弟俩把柴火放下，张巡顾不上休息，就向父亲张大善人夸夸其谈，说自己不费吹灰之力，就得到一担柴火。

张大善人问起这担柴的由来，小张巡如实讲了，父亲听儿子说完，忽然伸手给了张巡一巴掌，怒道：“巡儿呀，好糊涂啊！你真以为自己赢了吗？我看你是输也不知道怎么输的啊！”

父亲的话，说得张巡、张晓兄弟俩是一头雾水，父亲让这兄弟俩背起柴火，父子三人一起将柴火送回寺院。

到了寺院，张大善人见到了那位和尚正在扫地，就拱手道：“师父，我家孩子不懂事，得罪了您，请您原谅。”

和尚点头微笑，双手合十道：“阿弥陀佛，善哉，善哉！”接着，和尚默不作声，忙自己的事儿去了。

在回家的路上，张巡说出心中的疑问，父亲叹了口气道：“那位师父说蝴蝶死了，你才会放了蝴蝶，赢了担柴。师父若说蝴蝶活着，你便会捏死蝴蝶，也赢得担柴。你以为师父不知道你心中的小九九吗？人家输的是一担柴，而赢得的是慈悲啊！”

张巡呆呆地站在那里，回头向寺院望去……

这件事对张巡触动很大，从此以后，他经常到大瓦寺听师父们讲经说道，领悟人生真谛，听师父们传授做人的道理。由此一来，张巡受益匪浅，养成了热爱学习、爱动脑筋、心怀苍生、悲天悯人的良好品性，他的远见卓识大大超过了家里人的想象。

张巡家学渊源，从小就受到了较为正规的儒家教育，到了十岁那年，四书五经都背诵如流，烂熟于心，而且出口成章，善于应对，在当地已经小有名气。

这年夏天，张巡、张晓、叶知秋还有其他玩伴在大瓦寺附近一个池塘里嬉戏游泳。正当张巡玩得高兴之时，南阳县令带着随从体察民情，路过这里。按当时的

习俗，有官员经过，百姓要回避在一旁，表示尊敬。在场的大人小孩看当官的过来了，纷纷退避三舍。张晓一边拉着叶知秋，一边喊："巡弟，快上来，藏到一边儿去，当官的来了——"可是，小张巡哪管这些，依然在水中戏耍，还大声唱着歌谣：

父母育我田使君，
精诚为人上天闻。
田中致雨山出云，
但愿常在不患贫。

小张巡唱着，还颇有几分挑逗意味儿。

县令闻听，驻足观看，见是一个孩子，就故意戏弄他，让手下人将岸上的衣服拿走，挂在附近的一棵树上，还派县丞对张巡道："县老爷从此经过，你为什么不回避呢？老爷有个对子让你对，能对出来，就不追究你了，你注意听着。"

张巡从塘中游到岸边，两眼紧盯着县令。县令开口道："千年古树为衣架。"

县令刚说完，张巡马上就回应道："万里长江作浴盆。"

县令一听对得这么快，非常诧异，忙打听是谁家的孩子。得知是张大善人的儿子后，感叹道："后生可畏呀，将来准有出息！"随后，县令又对随从喊道："来人呀，快把张大善人给我请来！"

这正是：有志不在年高，无谋空言百岁。
非学无以广才，勤奋产生智慧。

欲知后事如何，且听下回分解。

第三回　少林寺拜师学艺　显身手初露锋芒

上回书说到，南阳县令出对子刁难小张巡，张巡立马对出，县令夸赞张巡长大后准有出息。接着，又让随从去请张巡的父亲张大善人。

张大善人闻听此事，不知小儿张巡闯了什么大祸，如何冒犯了县太爷，心里像揣了一只兔子，忐忑不安。一会儿，张大善人急急忙忙来到县令跟前，扑通跪倒，行大礼道："在下就是张某，犬子张巡年幼无知，多有冒犯，还望大人恕罪！"

县令连忙把张大善人扶起，安慰道："你就是张大善人呀，久仰久仰，你教子有方，何罪之有啊！"

紧接着，县令询问了张大善人的家庭状况以及张巡的教育情况，张大善人一一作答。

县令面带微笑，满意地点头道："嗯，很好！日后家中有什么难处，你尽管跟我说。"

"岂敢烦劳大人，犬子自幼在大瓦寺结有善缘，曾许下诺言，要拜少林寺法名和尚为师，近期我正准备送他去少林寺，去找法名和尚拜师学艺呢。"

"好事儿啊，少林寺法名和尚是我的同门师兄，我们私下关系甚好，他能文能武，擅长兵法布阵，平素行侠仗义，扶危解困，做下了无数的好事，这几年在武林中很有名气啊，人们都很尊重他。只因他狂傲不羁，又因故得罪了当朝权贵，便归隐少林寺，出家为僧。"接着，县令大人要现场办公，对县丞道："快给法名师兄修书一封，就说我要择日派公差护送小张巡去少林寺拜师学艺。"

县丞遵命。十日后，果然派两名公差把张巡护送到了少林寺，并亲手把张巡交给了法名和尚。

次日清晨，法名和尚来到大厅，又将方丈请来，燃上三炷香，行拜师之礼，张巡向法名和尚磕了三个响头。

方丈正色道："从即日起，张巡就是法名的弟子，望你们谨遵师徒之规……"

张巡接口道："是，多谢两位师父！"

接着，方丈又将他们的诸般门规说了一遍，都是些不得恃强欺人、不得滥伤无

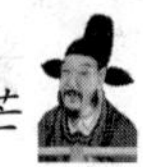

辜之类的话。

法名和尚道："张巡徒儿，为师的武功除了少林根基之外，内功、气功还有丐帮东南两大宗的武功，我都练过，逐步形成了自己的一套拳法，日后我定会把自己的独门功夫，全部传授与你。"

张巡再行大礼道："谢师父知遇之恩。"

礼毕，法名和尚把张巡领进了自己的书房，从书架上拿下一本书来，摊开书本，朗声读道："子曰：学而时习之，不亦说乎？有朋自远方来，不亦乐乎？"原来那是一部《论语》，张巡早就倒背如流了，可是师父一边大声朗读一边扭起身子，手舞足蹈。张巡心中奇怪，也不敢多问，只得跟着师父一边诵读，一边比画起来。

一连数日，法名和尚按照《论语》里的内容，只教他一套动作，张巡有些纳闷儿。

这天，张巡独自在山上闲逛，忽然想起家中的父母不知现在如何，毕竟他还是个孩子啊，思念甚殷。张巡远眺家乡，不禁倒转身子，学着师父诵读《论语》的样子旋转起来。转了一阵，依照师父所授口诀逆行经脉，只觉愈转愈是顺遂，一个翻身跃起，咕的一声叫喊，双掌拍出，登觉遍体舒泰，快美无比，立时出了一身大汗。他可不知只这一番练功，内力已有进展。法名和尚的武功别具一格，实是厉害之极的上乘功夫，张巡的悟性奇高，虽然这几日所学甚少，但如此练去，内力也有所进益。

自此之后，他每日与法名和尚诵读经书，早晨晚间有空，便自行到僻静山边练功，每练一次，全身总是说不出的舒适，到后来已是不练不快。

书中暗表，天才、英雄总是与普通人不同，无论是他的言行举止，还是天资上都要高出其他孩童很多，别的小孩还在父母怀里撒娇、玩耍的时候，他却在勤学苦练，并且这些天才们在成功之前，总会做出一些让人难以想象和理解的事情，这或许就叫预兆。

言归正传。接下来的日子，张巡暗自修炼，法名和尚却毫不知晓。不到三个月，张巡已将《论语》的全部套路练完，接着又练《孟子》和其他套路，而且张巡过目不忘，刀枪剑戟在他手里，可以说是得心应手，运用自如。

法名和尚暗自思忖："此人聪明才智都在我之上啊，如若再习兵法布阵，日后方可堪当大任也。"

当天晚上，法名和尚把张巡叫进书房，关切道："巡儿啊，这是一部《孙子兵法》，你在练武之余，方可习之，将来必有大成啊！"

张巡感念师恩，磕头拜谢。

光阴似箭，日月如梭。转眼之间，五年过去了。

一日傍晚，皓月当空。法名和尚请来十多个武林高手，前来与张巡对阵，也就是相当于今天的军事演习。

法名和尚令两人把张巡的眼睛蒙上，把他领到一座云雾缭绕的空山之中。两人松开张巡的眼罩，躲到一边去了。

这时，一黑衣武士喝道："哎——小子，你到此山恃强逞能，当真是活得不耐烦了，爷爷给你点厉害尝尝！"

说话间，黑衣武士长剑晃动，踏奇门，走偏锋，一招"分花拂柳"刺向张巡腰胁。

张巡暗暗惊奇，夸口道："这是怎么了，我五年不闯江湖，世上的规矩全都变了？"只见张巡一个快闪，侧身让开，待要说话，另外三名武士各挺长剑，将他围在当中。

张巡道："四位要怎个玩法？还不快点让开？不然，小爷就不客气了！"

那黑衣武士喝道："呵呵，小小毛孩儿，乳臭未干，竟敢口出狂言，若要我们走开，除非你将我们手中之剑夺了下来。"

说着，黑衣武士就是一剑，这一剑竟是当胸直刺。自古剑走轻灵，讲究偏锋侧进，不能如使单刀那般硬砍猛劈，他这一剑却是没把张巡放在眼里，招数中显得极是轻佻。

张巡镇定自若，大声道："夺你之剑，又有何难？"眼见剑尖刺到，张巡伸食指扣在拇指之下，对准剑尖弹出，只听"嗡"的一声，那黑衣武士把捏不定，长剑直飞上半空。

张巡不等那剑落下，"铮、铮、铮"连弹三下，"嗡、嗡、嗡"连响三声，三柄长剑跟着飞起，剑刃在月光映照下闪着寒光。

书中暗表，张巡平时出手总为对方留下余地，这时气恼这黑衣武士剑招无礼，才使出了弹指神通的妙技。这门功夫是法名和尚的真传，在张巡身上早已是轻车熟路，游刃有余了。张巡在少林寺五年，已尽得其传，他内力深厚，使将出来自是非同小可。

言归正传。黑衣武士长剑脱手，却还不明白对方使的是何手段，大声嚷道："这小子会使邪法，我们赶紧撤吧。"说着，黑衣武士在乱石中急奔而去。其余的三个武士也紧随其后，片刻间均已隐没在黑暗之中。

张巡第一次被人骂"会使邪法"，不禁好气又好笑，指着送他来这里的两个人道："你们俩，赶快把这剑给我拾起，拿好喽。"

这两人对张巡的武功早已佩服得五体投地，依言而行。

他们三人转了两个弯，前面地势微见开旷，但听得兵刃铮铮相击为号，松林中

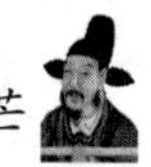

忽然跃出七名武士，也是各持长剑。

张巡见七人的阵势，左边四人，右边三人，摆的是“北斗阵法”，心中一凛：“与此阵相斗，倒有些难缠。”便低声嘱咐身边两人：“你们到后面大石旁边等我，走得远些，以免我照顾你们分心。”这两人点点头，转身而奔，躲到了后面的大石旁。

张巡回头瞧七个武士，那七人背向月光，面目不是看得很清楚，但见前面六人颏下都有一丛长须，年纪均已不轻，第七人身材细小，似乎年岁较轻。说时迟，那时快，只见张巡身形一晃，已抢到左侧“北极星位”。

那七个武士见他一言不发，突然远远奔向左侧，还未明白他的用意，那位当“天权”的武士低啸一声，带动六人向左转将上来，要将张巡围在中间。哪知七人刚一移动，张巡制敌机先，向右踏了两步，仍是站稳北极星位。他们见张巡所处方位古怪，长剑都攻他不到，反而七人都是门户洞开，互相不能联防，每人都暴露于张巡攻势之下，当下左手一挥，带动阵势后转。岂知一武士刚移动脚步，张巡走前两步，又已站稳北极星位，待得北斗阵法布妥，七人仍是处于难攻难守的不利形势。

张巡深知此阵法的奥秘，只是占到了北极星位，便能以主驱奴，制得北斗阵缚手缚脚，施展不得自由。

此时，八人连变几次方位，张巡稳持先手，可是始终不动声色，只是气定神闲地占住了枢纽要位。

一武士年长多智，已瞧出不妥，叫道：“变阵！”七人便分散开，左冲右突，东西狂奔，料想这番倒乱阵法，必能迷惑敌人目光。突然之间，七人又已组成阵势。只是斗柄、斗魁互易其位，阵势也已从正西转到了东南。阵势一成，天璇、玉衡二道挺剑上冲，猛见敌人站在斗柄正北，双掌相错，脸上微露笑容。

这时，另一名武士猛然惊觉道：“我二人若是冲上，开阳、天璇二位非受重伤不可。”

那个年轻武士大声叫道：“攻不得，快退下！”

接着，这七名武士连连变阵，如发疯般环绕狂奔，张巡只是或东或西或南或北地移动几步，七武士始终不敢向张巡发出一招半式。这时，张巡眼疾手快，突然向左疾冲两步。

此时，北斗阵已全在张巡控制之下，他向左疾冲，七武士若是不跟着向左，人人后心暴露，无可防御，那是武学中凶险万分之事，当下只得跟着向左。这么一来，七武士已陷于不能自拔之境。

张巡快跑，则七武士跟着快跑；张巡缓步，则七武士跟着缓步。那年轻的道士内力最浅，被张巡带着急转十多个圈子，已感头脑发晕，呼吸不畅，转眼就要摔倒，只是心知北斗阵倘若少了一人，全阵立时溃灭，只得咬紧牙关，勉力撑持。

七武士立足未定，张巡又是纵身窜上一株松树。他虽与众道相离，但不远不近，仍是占定了北极星位，只是居高临下，攻瑕抵隙更是方便。七武士暗暗叫苦，都想："遇上这个大魔头，我们今日当真是颜面扫地了。"心中这般寻思，脚下却半点停留不得，各找树干上立足之处，跃了上去。

张巡笑道："下来吧！"便纵身下树，伸手向位占开阳的武士脚上抓去，只见这武士"扑通"摔倒，七武士阵法全乱。

北斗阵法最厉害之处，乃是左右呼应，互为奥援。张巡见他们一阵狂奔乱跑，阵法全乱，便乘胜追击。只听那年长的武士有气无力地低声呼哨，七人很快退出阵法，消失在远山之中。

这一幕幕，法名和尚站在高山之巅看得一清二楚，他微笑着走下山来，拍拍张巡的肩膀道："巡儿长大了，功夫见长，不过还不够沉稳，有点骄躁情绪，还需多修炼啊！"

光阴荏苒，岁月如梭。张巡在少林寺又学了五年，也就到了728年。这年三月，大地复苏，春色宜人。此刻雄鸡唱晓，早起的人们深深地吸了一口清新空气，真是全身倍儿爽，困意全无啊！就在这时，只听"咚——，咚——"，两声深邃而悠远的钟声打破了这黎明的沉寂。

随着晨钟的敲响，从嵩山少林寺走下一位英俊潇洒、风度翩翩的美少年。见此人：身高八尺开外，扇子面的身材，鼻若悬胆，面白如玉，天庭宽阔，地阁方圆，两道剑眉斜插入鬓，一双虎目皂白分明，薄唇朱红，牙排似玉，两只元宝的耳朵左右站立。身上是江湖人常穿的短衣襟小打扮，紧绷利落，背后背着一把宝剑。为了显示对少林寺的尊敬，他并未骑马，用右手拽着马的缰绳。走到山下之后，跃身上马，扬长而去。

此人便是张巡张奉忠是也，此时他已是二十岁的大小伙子了，张巡上马之后，直奔南阳老家赶去。

嵩山少林寺离张巡的南阳老家不过六百里，张巡快马加鞭，第三天一大早，便进入了南阳地界。

话说简短。眨眼间，张巡来到了一座集镇之内。由于人多，张巡只好下马而行。突然间，一阵犹如牛吼一般的怪声传来，顺声音一看，只见不远处有几十个人围成了一圈，指指点点，吵吵嚷嚷。

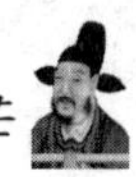

张巡生性爱打抱不平，管闲事儿，便拽着马，来到了人群之后，微微地抬起脚来，驻足观看。只见众人围着两个人，一老一少。老者躺在地上纹丝不动，看样子好像是已经故去了。那个年轻人正在哭喊，刚才张巡听到的怪声，其实就是这个年轻人的哭声。哎呀，这里发生了什么事儿呢?

这正是：人生少年有几春，文武兼修来少林。

兵法布阵深似海，朝夕研练功夫深。

欲知后事如何，且听下回分解。

第四回 张巡巧遇雷万春 英雄相惜结兄弟

上回书说到，张巡在少林寺拜师学艺，兵法布阵、文武兼修，这一学就是十年，十年间他练就了一身的好武艺，可以说是能文能武，堪称奇才。学成之后，张巡骑马直奔南阳老家。当他进入南阳地界，路过一集镇时，见众人围着一老一少正看热闹。张巡牵着马驻足观看，只见那老者已经去世，年轻人正坐在那里哭天喊地。

张巡定睛再看这年轻人，不禁心生爱意。只见此人虎背熊腰，身材粗壮，眉毛粗黑，大大的眼睛，大大的鼻子，大大的嘴巴，乃天地之间一位壮汉也。

诶？这就奇怪了，一个大男人家在大街上哭什么呢？张巡仔细一听，噢——明白了！原来，这个人叫雷万春，自幼父母双亡。四岁那年，八岁的哥哥不知去向。自从雷万春和他的哥哥失散之后，多亏义父他老人家把他养大，其中的苦啊，就甭提了。现如今，义父归天，可雷万春身上一个大子儿都没有。只好卖身为奴，安葬义父。

张巡一听，心中顿生怜悯。伸手想取些银两，可就在这时，只听对面人群背后传出一人的冷笑声："哎哟，这不是雷万春吗！怎么，你爹死了，嘿嘿……"接着，便是一阵幸灾乐祸的奸笑。

众人一听，无不愤然。很多人背过脸去，脑海中都闪现了同样的一个念头："快闪、快闪，赶快闪吧，胡万三来了！"

这个时候，人们早已经将道路闪开，从人群后走来几个人，为首的便是胡万三，张巡不由打量此人：只见他身高九尺，个儿挺高，但却像高粱秆儿一样，从头到脚长成了三道弯儿。头上歪戴着公子巾，身上斜穿着公子氅。只见他，横着个眉，立着个眼儿，歪着个鼻子，撇着个嘴儿，迈动着两只螃蟹腿儿，三步一拐，五步一晃，七步一颠儿，好像天下人都不在他的眼里似的。

书中暗表，此人胡万三是当地无人不知、无人不晓的"天下第一地痞流氓"，他大哥胡老大在本地是方圆百里的第一富户，他二哥胡老二在贺兰府内当总管，有钱有权，钱权交易，便出了胡万三这个货色。

言归正传。只见胡万三摇晃着身子来到了雷万春面前，躬腰说道:“哎呀，雷万春，昨天你刚揍了我，可今天你爹就死了！哈哈……”

话音未落，雷万春霍然站起，双目怒视胡万三道:“怎么着，你还想找茬吗？”

胡万三一看这架势，吓得连忙向后退一步，满脸堆笑道:“哈哈，不不不，我怎么会呢！你四处打听打听，我胡万三是什么人？好人一个呀！我来这儿，没有别的，就是来给你送三十两纹银，好让你打发这老头儿！”

“什么？你给我送钱来了？”雷万春把两只眼睛瞪得大大的，看着胡万三道:“你这是什么意思？我爹说过，野狼走遍天下都吃肉，恶狗走遍天下都吃臭。哼，我看你没安好心！”

胡万三一听，心中暗自盘算：别人都说这小子傻乎乎的，我看一点也不傻呀，心眼儿还真够数！于是就假意大度道:“雷万春呀，你不要这样嘛，我说给你送钱那就是送钱。但是，有一个事儿对你来说，是轻而易举的事情。”

“哼，我就知道你没安什么好心眼儿。”

“贺兰府门前有两只石狮子。其中任何一只，你只要举过头顶，并且让我数到三，我便给你三十两纹银。你看怎么样？”

“真的吗？”

“真的！只要我数到三，这三十两银子就归你了！”

“哼！我还是不信！”

“嗯，那好吧，如果我说话不算数，我就是乌龟王八蛋，行了吧？”

“那好！”

雷万春说罢，起身顺手抓住了胡万三的手。二人正要离去，张巡突然高声叫道:“哎，别走呀！老人家的尸首可不能在这儿晾着呢！”

“唉，对了！把我爹给忘了！”雷万春这才想起了正事儿。

张巡走上前来，对二人说道:“我给你们做一个证人，依我之见，你——”张巡用手点着胡万三道:“你不如先用三十两纹银买个棺木，先将老人家成殓起来！”

“那可不行，他要是举不起来呢？”

“如果他举不起来，你那三十两纹银，我赔了！”张巡说罢，用手拍拍自己的衣兜。

雷万春一看，抱拳拱手道:“多谢这位兄台！”

胡万三一看张巡这穿戴，就知道是个说话算数的主，于是，将手一扬，打发手下人道:“你去，给老头儿买个棺材，先装殓起来！”胡万三说罢，与雷万春继续前行。张巡与众人一样，跟随而去。

没过多久，便来到了一座大宅院前，这宅院真够气派的，一对硕大的狮子在门前耀武扬威，这里便是贺兰府。刚才说了，胡万三的二哥胡老二是贺兰府的总管，胡万三便经常在这里出入，与贺兰府上上下下都很熟悉。胡万三走进府门，与家丁嘀咕了一阵之后，便将手一摆，指向了石狮子。

张巡看着这两座硕大的石狮子，每只至少千斤以上。只见雷万春围着石狮子转了三圈，先用手抓住可以入手的地方，搬了搬，可以搬动。雷万春这才探下身来，大叫一声："起——"这石狮猛地被雷万春提了起来。众人无不为之鼓掌、喝彩。

这时，只听胡万三高声喊道："一……"这个"一"字，他拉了好长好长的音，就是不喊"二"字，众人心中这个骂呀，只见胡万三满脸憋得通红，眼泪直流。

"哎呀，憋死我了，憋死我了！"胡万三用手拍打前胸道。胡万三的举止立刻引起了众怒，众人指指点点，心中暗自叫骂：活该！咋不憋死你呀！

可是，胡万三说完以后，还是不急于说"二"，等了好大一会儿，这下场中的人可都急了。

"你怎么还不喊呀！"张巡说着，走上前，怒视胡万三。

张巡带头跟胡万三争吵，其后又有很多人与之争吵。胡万三见状，极不情愿地说了声"二"。

说完之后，胡万三用手指指一个手下人，然后对他耳语了一番，那人转身离去。

胡万三说完"二"后，仍是不急不火，惹得众人骂声不绝。但胡万三这个人向来脸皮厚，耳垢多，所以满不在乎。场中的雷万春此时直累得是满脸通红，手脚发颤，眼看就要不行了。

张巡见状，勃然大怒，猛然上前，一把抓住胡万三的脖领子，正要质问于他，突然间，可了不得了，只听一声马嘶，一匹惊马拉着一辆车，狂袭而来。众人大惊失色，四散而逃。

张巡丢开胡万三，连忙大叫："雷兄！赶快放手吧。"

但此时的雷万春全身都在使劲，他的心和神都集于了一种幻觉中，在这种幻觉中只有三个字"坚持住"，对于这种幻觉以外的一切，雷万春都不会听见的。

张巡见雷万春没有任何反应，说时迟那时快，一个箭步，飞身上前，脚尖翘起，两手一抓石狮，猛地大叫一声："给我！"从雷万春僵硬的双臂上夺过了石狮子，因为雷万春还僵在那里，马车非撞住他不可，因此，张巡连忙用左肩膀猛地撞了一下雷万春。

雷万春一下摔倒在地，"啊——"雷万春这才被惊醒。

张巡手一甩，将石狮子扔在地上。正在这时，突听一人惊呼。张巡定睛一看，

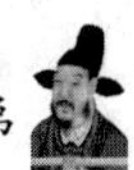

原来那匹惊马直奔一位老大娘而去。这位老大娘吓得惊呼一声，但忘了逃走，再说就凭她的身体，逃也逃不走了。

张巡一看连忙用脚尖点地，跳到了大车的车后，双手猛地一抓大车，使了个千斤坠。

“呀——”张巡一声怒吼，“嘎吱”一声，马车给拽住了，这下把张巡累得大汗淋漓，全身酸痛无比，就像是散了架似的。

张巡一看，马车被拽住了，这才放下心来，将两只手放在车上，支撑住身子，张开大口，喘着粗气。

这时，那匹烈马又是一阵嘶鸣，猛然跃起，差点将张巡拽倒在地，张巡一下子便被拖出了四五丈远。

“哎呀，不好！”张巡心中一阵惊慌。

危急时刻，只见雷万春双臂一伸，托住了马车左侧。与此同时，右肩膀一搭，三股力量齐用，这匹马便被一股强大的力量所牵制住了。突然间，马车行进的速度慢了下来。

张巡一看，心头一喜。他双臂一晃，在马车的后边可就使开了劲儿。两位英雄齐努力，将烈马制服。

这时，雷万春上前，“扑通”一声跪倒在地，张巡连忙用手相搀。张巡抬眼观看这匹马，他纳闷呀！好好的，马怎么又会惊了呀？一看，他全都知道了，在这匹马的左屁股上有一处刀伤，一把明晃晃的匕首还在屁股上插着呢。

“哦，明白了！马匹之所以受到惊吓，是有人用匕首将它刺伤！”谁干的？那还用问！张巡怒目四方，寻找胡万三，但此时的大街上，连个人影也没有了。

话说简短。雷万春和张巡找寻胡万三半天，也未找到他的人影。他们去贺兰府查询，该府总管胡老二百般阻挠，一气之下，张巡和雷万春怒打胡老二，把整个贺兰府闹了个底朝天。

之后，张巡帮助雷万春料理义父的后事，雷万春再次跪倒，口口声声说要今生今世跟随张巡，永世为奴。张巡一听，连忙将他扶起，连声拒绝。最后，二人焚香倒地认作了异姓兄弟，并在香案前异口同声道：“张巡、雷万春八拜之交，愿结为异姓兄弟，不能同年同月同日生，只愿同年同月同日死。天地可鉴！”

书中暗表，二十九年之后，以张巡和雷万春为首的睢阳三十六将，血浴睢阳城，揭开了中国冷兵器史上最为惨烈的一次战役。在日后的传说中，总是张巡居中，手握大枪，拧眉冷目，傲气逼人；雷万春居左，手举盘龙棍，忠心耿耿，勇猛异常。即使是在日后，无论是道教奉张巡为神，还是佛教奉张巡为专管擒魔捉鬼的菩萨，雷万春总是跟随在张巡左右。二人生生死死，永不分离。这些都是后话，此言不赘。

言归正传。张巡和雷万春一切安排妥当之后，张巡在集市上为雷万春买了一匹骏马，兄弟二人打马扬鞭，直奔南阳大瓦寺老家。

这正是：路见不平一声吼，该出手时就出手。

嫉恶如仇忧愤广，兄弟携手闯九州。

欲知后事如何，且听下回分解。

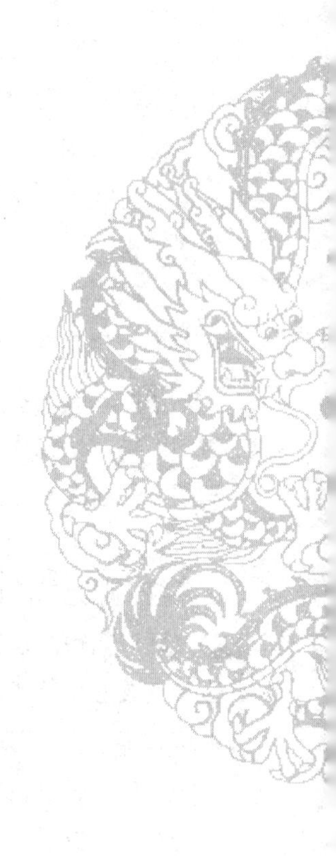

第五回　好兄弟情真意切
父母恩永世不忘

上回书说到，张巡下山进入南阳地界，在一小镇巧遇雷万春受人欺负，张巡路见不平拔刀相助，后与雷万春结为异姓兄弟，两人扬鞭催马直奔南阳大瓦寺老家。

当日下午，他们赶到了南阳大瓦寺，兄弟二人下马而行。再看这里，与十年前相比，变化真是太大了，简直是天翻地覆啊。现在的南阳大瓦寺附近，人头攒动，热闹非凡。街市之上，店铺兴旺，买卖兴隆。

张巡站立街头，思绪万千，心中又惊又喜。相同的街道，相同的道路，相同的房屋，唯一改变的，就是街道上行走的人多了，街道两旁的店主人有很多已经不认识了，不知已经换了几茬。

这时，一个身有残疾的乞丐来到二人跟前，张巡是一个古道热心肠之人，雷万春又有切肤之痛，所以二人都给了这个乞丐一些银两。

张巡十年没回南阳老家了，那是归心似箭呀，便一声不吭，三步并作两步行，直往家奔，雷万春紧随其后。走着走着，雷万春有些迟疑，便放慢了脚步，心里暗想，初次拜望义父母总要买些礼品吧，可是一摸自己的口袋，已经囊空如洗，怎么办呢？

雷万春的这些举动哪能逃过张巡的眼睛，他早已看出了雷万春的心思，便使了个眼色，二人心照不宣，来到一家点心铺，要了些点心和其他的东西，全都是张巡付账。然后，张巡带着雷万年春直奔张府。

话说简短。天刚刚擦黑的时候，二人来到了张府门前。说也奇怪，张巡未到家之前，心急如焚，到了家以后，却又犹豫起来，在大门外徘徊。雷万春一看，对张巡笑道："大哥，你这是怎么了，怎么不进去呀？"

张巡刚要回答，一个中年男人走出府门。张巡一看觉得陌生，这位中年人便自报家门，拱手道："二位兄弟，我叫张通，是张府的管家，请问二位……"

书中暗表，十年前张巡去少林寺拜师学艺的时候，张巡的家里才刚刚起步，张巡的父亲张大善人人缘很好，经过十年的打拼，已经是家大业大，张巡的哥哥张晓，也在前年中了进士。所以，现在张巡的家里是如日中天，人财两旺。

书归正传。张巡连忙上前躬身施礼道:“老兄，我是张巡，我回来了，这是我的结拜兄弟雷万春。”

张通上下打量着张巡，忽然间立刻醒悟过来，惊喜道:“哎呀，这不是二少爷吗！”说完，倒身便要磕头。

张巡连忙上前用手相搀，阻止道:“使不得，使不得啊！”

“诶，二少爷，这礼数还是要讲的嘛。走，我马上派人去禀告老爷和夫人。”

说完，张通又向身旁的家丁道:“这是我们的二少爷，是大少爷的亲弟弟，还不快施礼。”众家丁一听，连忙上前拜见。张通立刻又让一位家丁前去报信，自己则陪同张巡和雷万春慢悠悠前往内厅。

“老兄，我大哥现在何处呀。”

“二少爷，现在大少爷已经在河东做了县太爷。如今不在家中。”

“是吗！我大哥才高八斗，以后必是官运亨通呀！”张巡笑道。

“那是，那是。大少爷自从做了县太爷之后，把整个河东治理得井井有条。听说，不久大少爷还要高升呢！”

“那就好啊！”

“可不是吗，咱们南阳的县太爷听说大少爷要高升了，就差师爷前来贺喜，都来了大半天了，现在还没走，正在内厅叙话呢。”

此时，张大善人正与县衙的师爷说古论今，谈兴正浓，忽见有人来报:“二少爷张巡回来了！”

张大善人闻听巡儿回来了，“噌”地一下站了起来，高兴得眼泪都流出来了，激动道:“回来了，回来了，我的巡儿回来了，十年了呀，快、快让他进来。”

这时，县府师爷连忙站起，搀扶着张大善人。

说话间，管家张通领着张巡和雷万春来到了内厅，张老夫人也从里屋出来相迎，雷万春把点心等礼物交给了张夫人，张夫人又把礼物放到一边的茶几上。

张巡把雷万春拉到了跟前，为二老介绍了一番。然后，张大善人又把县府师爷向张巡介绍一番，众人寒暄一阵，县府师爷转身告辞。

一家人团聚了，相见时的哭泣自然不必去细讲，亲人之间有说不完的话，诉不完的情。直到深夜，众人才各自回屋休息。

第二天清晨，雷万春突然扣响了张巡的房门。一问才知道，雷万春是想给二老再买一件特殊的礼物。张巡一听，自然高兴，虽然花的是自己的钱，可雷万春这份孝心很难得啊。张巡本想跟着雷万春一块去，可雷万春说什么也不让，说是为了保密。

张巡与母亲和父亲在家中叙话，足足过了一个上午，雷万春才提着一个礼盒，

走了进来。雷万春先磕了头，还故作玄虚地对二老说，礼盒内没有什么东西，这一下更使得张巡和二老感到新奇了。雷万春一看，时机到了，站起身来，打开了礼盒。张巡心中好奇之心顿起，连忙上前观看。

雷万春便对二老道："两位老人家，我没有什么东西送给您二老的，就是这玉石也是哥哥出钱买的。"

说罢，雷万春拿出了两块长方体的玉石来，张巡和张大善人夫妇一看，瞬间傻了眼。

此时，张老夫人心中暗想，送玉石是什么意思呀，玉石俱焚？希望我们老两口子一块死吗？嗨，瞎想什么呀，看这雷万春怎么解释吧！

只见雷万春从怀里掏出一些雕琢玉器的工具，"扑通"一声坐在了地上，竟对这两块玉石精雕细刻起来。

起初，张巡和张氏夫妇不明白雷万春在干什么，看着看着，两位老人家是越看越喜欢，原来雷万春正在雕琢张大善人夫妇呢。在场的人都没有想到，这个五大三粗的壮汉竟然有这么巧的手。

雷万春的手在飞快地运动着，"嚓嚓嚓"的声音此起彼伏。过了一个时辰之后，两件栩栩如生的玉器作品便摆在了二老面前。

张巡一看，夸奖道："呵——好！真是太棒了！"

张大善人和老夫人更是喜欢，二老拉住了雷万春的手，真是越看越喜欢。

"你怎么会琢玉器呢？跟谁学的呀？"张老夫人问道。

"嗯——我爹活着的时候，曾经教过我。"雷万春道。

雷万春说完这句话后，突然间哭泣起来，张老夫人一看，连忙问询。原来，雷万春是想起了那位已经故去的义父和不知去向的哥哥了。张老夫人是个热心肠儿，好打听事儿，便向雷万春问了许多过去的事情。听着听着，张大善人夫妇和张巡都不禁落下了泪来。

张老夫人转回头，对张巡说道："巡儿呀！你以后一定要把万春当作你的亲兄弟看待，知道吗！"

张巡一听，连忙跪倒在地道："两位老人家放心，我既然已经与万春八拜结交，就一定会与他有福同享，有难同当。"

此时，雷万春也连忙跪倒在地道："大哥说话算数！我们兄弟虽然不能同年同月同日生，但一定要同年同月同日死！"

"诶——不要说这些丧气话嘛！"张老夫人怜爱地笑道。

这时，张大善人煞有介事地对张巡言道："巡儿呀，明天上午，去村西头你守文伯父家看看，他可是咱家的大恩人呀，她家的知秋可懂事了，经常来咱家帮助收拾家务，还经常提及你呢，哈哈……”

第三天上午，张巡和雷万春如约去村西头的叶府。到了叶府，见过伯父伯母，一阵寒暄之后，叶知秋进来了，她十六七岁，亭亭玉立，肤光胜雪，眉目如画，大眼睛双眼皮，满脸精乖之气，全身着紫衫，秀雅绝俗，自有一股轻灵之气，一双手白玉一般，放在膝盖上，一言不发。

张巡施礼，见过叶知秋道：“你是知秋妹吧，哥哥这厢有礼了！”

叶知秋脉脉含情，还礼道：“巡哥，是我，你终于回来了。”说着，背过脸，默默抽泣。

接着，张巡又向众人介绍了雷万春。随后，张巡和雷万春带着叶知秋去街上玩耍，其乐融融，岂不快哉！

十天以后，张巡带着雷万春前往河东，去看望兄长张晓。他们在河东一连住了三天，好吃好喝好招待，同样是非常的快乐。

到了第四天，张巡和雷万春赶回南阳，正巧从县衙大堂前路过。突然间听到有人击鼓鸣冤，二人便停住了脚步，想看一看县老爷如何升堂问案。

在封建社会，官府有这么一条规矩，有人击鼓鸣冤，县太爷必须要升堂问案。但张巡他们等了很长时间，县太爷才从后堂走来。只见这位知县老爷大腹便便，一脸的富态相，此人已经不是十年前那位体察民情、礼贤下士的县老爷了，这十年间也不知更换了几任县太爷。

这位县太爷懒洋洋地坐在了大堂之上，先打了个哈欠。然后一拍惊堂木，用手点指下跪的妇人。

“啊——嘚，下跪何人？”

“草民王氏。”

“有何冤情啊？”

“禀老爷，三天前，我的丈夫到山上打柴，正好路遇贺兰府的总管胡老二，他不让打柴，说是贺兰府的财产。孩儿他爹便与他争吵，他竟然指使他的弟弟胡万三殴打我的丈夫。现如今，我丈夫正在家中养伤呢。”

知县一听，把惊堂木一拍，“好大胆子呀！竟敢抢占山林，来人呀！把胡老二和胡万三给我抓来。”

正当知县下令之时，突然间师爷走上前，趴在县太爷的耳旁嘀咕了两句。

知县听后，连忙站起身来，对众人说道：“今天我们就先审到这里，等明天将人犯带来之后，再行审问，退堂！”说罢，赶往了后堂。

张巡一看，知道这里面定有隐情。他与雷万春商量好，等到了晚上他们再来探个究竟。之后，他们没有回家，二人直接住进一家客栈。

话说简短。当天夜里，他们穿了夜行衣，蒙住了脸。二人来到县衙，飞身而起，窜上房顶，来到了知县老爷的寝室，只听里边一男一女在说话。

“老爷，这贺兰家的总管胡老二可真是大方呀，一送就是三千两银子。”

“是呀，明天审案的时候，我就要为贺兰家说话了！也别说，贺兰家的人就是聪明，不用我点拨，就知道了此事的轻重缓急呀，这抢占山林可是犯王法呀！”

“是呀，老爷。这贺兰家是我们南阳的大户人家，他们世代为官，我们还得依了他呀！”

在房顶上的张巡和雷万春一听，无不气愤。雷万春也没有打招呼，猛然间跳下房顶，一踹房门，跟着一跃而入。

房中的知县夫妇大惊失色，吓得连话都说不出来了。这时，张巡也走了进来。

“哼，刚才的话我们都听到了。我告诉你们，如果明天你们审案不公，可休怪我们对你不客气。你们到底是要钱，还是要你们的狗命，你们自己看着办吧！”。

知县一听，磕头如鸡啄碎米，连声称是。

说罢，张巡拽着雷万春正要转身离去，住在隔壁的师爷闻声掌灯而来，见是两个蒙面人，不禁倒吸一口凉气，吓得后退两步，可是，这师爷的眼睛多尖呀，尽管他们蒙着面，但蒙得不是很严，从他们的声音和眼睛里，师爷立刻就认出了他们，便结结巴巴地说：“你不是张……张……张大善人的二少爷吗？你怎么……怎么……”

此时，张巡和雷万春二话不说，赶紧脱身而去。

这正是：自古官司需黄金，世事无情最伤神。
　　　　天下多有不平事，人间最难遇好人。

欲知后事如何，且听下回分解。

第六回　一身正气风雷动　惩恶扬善显正义

上回书说到，张巡和雷万春深夜去县太爷的寝房里大闹了一番，正当他们准备离去的时候，县府师爷突然间出现，将张巡和雷万春的身份说了出来。

张巡不是怕自己受到什么伤害，而是怕连累了二老。因此，才与雷万春蒙面而来，不曾想却被县府师爷认了出来。也罢，是福不是祸，是祸躲不过。

张巡和雷万春回到客栈，收拾行李赶回家中，已是天明。他们没敢把这件事告诉张大善人，怕老人家担心。

第二天，县衙升堂之时，张巡和雷万春也来了。二人站立好后，正在等待知县老爷问案。突然听到背后有人冷笑道："好你个张巡和雷万春，竟敢深夜行刺县老爷，你们真是好大的胆子。"

张巡和雷万春一听，赶忙回头一看，但见此人长得一副好相貌，凛凛身材足有八尺，头上戴软便帽，白净面庞，剑眉虎目，高鼻梁，方海口，薄嘴唇，一身蓝布裤褂看起来非常可体，恰似鹤立鸡群。

"请问你是何人？"张巡问道。

"在下，贺兰进明！"

"贺兰进明？"张巡突然间似乎想起了什么，继续道："你就是贺兰府的主人！您家的总管叫胡老二。"

"正是！"贺兰进明笑道。

雷万春一听是他，心中升起一股无名怒火，气愤道："我说哥哥，你休要理睬他，家奴如此，主人也好不到哪里去啊。"

贺兰进明一听，淡淡一笑，没有理睬雷万春，转头对张巡道："张公子，我有几句话要说，等我说完之后，你们再决定对我的态度，好不好？"

张巡一听，对贺兰进明道："既然如此，你就说吧。"

贺兰进明挪了挪身子，跟张巡耳语道："这里说话不方便，我们借一步说话。"

"可我们还要听如何审理此案呢！"

贺兰进明一笑，"这案子不用听了，听我的就可以了。"

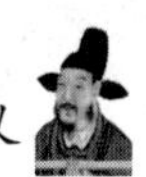

书中暗表，这可真是官大一级压死人呀，你看，这案子还没开始审呢，这位贺兰大人就知道结果了，可见，这行贿受贿，失职渎职，拿国法当儿戏，官官相护，暗箱操作，自古有之啊。

言归正传。张巡也知道贺兰家在南阳的势力非常庞大，他既然如此说，那县令必然已与贺兰家商量好了。

张巡和雷万春在贺兰进明的陪同下，来到了附近的一座茶馆。入座之后，只听贺兰进明道："二位仁兄，你们真是误会我了。这些事情都是家人的过错，我真是不知道呀！昨天我回来之后，听说了这件事情，我便立刻赶到这里。今日一早，我找了县令，我告诉他要秉公处理。我们贺兰家准备出二百两纹银，为这户人家疗伤作补偿。两位公子感觉如何呀？"

雷万春一听，兴奋道："此话当真？"

"真的！若不信，待会儿我们去听堂。"

二人哪里有心情与贺兰进明闲谈呀，茶也不喝了，拔腿就走。贺兰进明一看，也只好陪着二人重新来到了县衙。这时，只见县衙大堂之上有两个男人被打得遍体鳞伤。

贺兰进明指着这两个男人，对张巡和雷万春言道："你们看，这个人就是狗奴才胡老二，那是他弟弟胡万三，都怪我平时管教不严呀！"

这时，县令一拍惊堂木，严厉道："众人听着，本县命贺兰家拿出纹银二百两，为王家治病……"张巡和雷万春这才明白是怎么回事。

王家人磕头谢恩。

之后，雷万春是再三向贺兰进明赔礼道歉。就这样，贺兰进明也成了张巡的好朋友。于是，三个人一同来到张府，贺兰进明在张府住了七天，七天后，贺兰进明起身告辞。

张大善人得知内情，点头道："没想到，贺兰家竟然还有这么好的人。"

书说简短。在张巡和雷万春游玩嬉闹之后，张大善人让张巡赶紧准备一下，参加全国的大考，希望他像哥哥张晓那样，早日获取功名，效忠皇上。所以，张巡这些天习文练武，准备应考。

时光如梭。转眼之间，半年过去了。这天，张巡习文练武之后，和雷万春一起出来散步。突然见街道之上人喊马嘶，有许多官兵在行走。张巡和雷万春不知道怎么回事儿，还以为是在捉拿什么盗匪。没过多久，便听到有人议论说是在捉拿叶府的主人叶守文，张巡一听大吃一惊："哎呀，这是怎么回事呀？"

一打听才知道，原来叶守文赶着马车，带着妻子和女儿叶知秋前去大瓦寺进香，走到半道，正好碰见一队人马，敲锣呐喊，耀武扬威。这下，惊着了叶守文的马匹，马车一路颠簸，狂奔而至，闯入这队人马当中，一连撞伤了几人，要不是队伍中几个护卫拦着，还差一点撞到轿中那个白白胖胖的人，这个人可了不得，他乃唐玄宗李隆基最最信任的宦官——高力士。高力士坐在轿中，看这阵势，一阵心惊肉跳。稍稍定神之后，高力士下令捉拿这个马车上的所有人，一定要重重地治罪，方可罢休。

有人问了，天高皇帝远，这皇帝身边的高力士为何来到南阳这地方呢?

这正是：天下多有不平事，官大一级压死人。

当年若不闯江湖，谁识官场海样深。

欲知后事如何，且听下回分解。

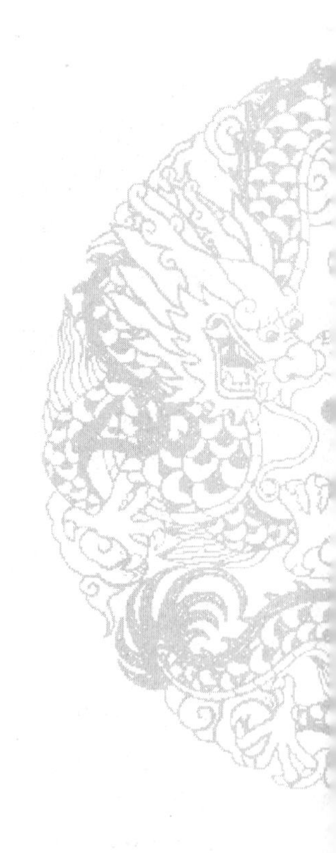

第七回 深夜探访高力士 叶府一家得解救

上回书说到，张巡未来的老岳父叶守文，赶着马车冲撞了高力士的队伍，高力士下令捉拿叶守文全家，非要治他们的罪不可。

张巡觉得奇怪，高力士为什么来到南阳？叶家虽有罪，但那只是突发事件，小罪而已，祸不至全家呀？

张巡和雷万春二人看完热闹之后，回到了家中，总是觉得心情沉重，有些惴惴不安。他总觉得自己不该袖手旁观，眼看着这么多无辜的人身受牢狱之灾。此时，张大善人也知道了这个事情。

张大善人和叶守文已是二十余年的交情了！二人在商场上风风雨雨，互帮互助，这才有了今日的地位，都不容易呀！

今日得知叶府遇难，张大善人不禁茶饭不思，唉声叹气。张巡看了，心中更加难过。于是，张巡和雷万春谋划着，今夜要探访高力士的住处，把事情探个清楚。

到了一更天的时候，张巡和雷万春穿好了夜行的黑衣，直奔高力士住的地方而去。白天的时候，他们就听说了，高力士并没有住在县衙，而是住在城西三十里的一个大宅院内。

话说简短。张巡和雷万春来到了目的地，飞身而起，进入了宅院，等查夜的兵卒过去之后，二人飞身下了围墙。

众所周知，这查夜是有时间限制和间隔的，走过一波，另一波来时要经过一定的时间，这个时间的把捏非常重要，一定要把握好。快了不行，慢了也不行。因此，二人快步而行，直奔后堂而去。

来到后堂，二人发现了高力士和一个女人。看着这女人，那真叫漂亮啊，只见她身穿淡绿色的罗衣，颈中挂着一串明珠，神态娇媚，肤如凝脂，面白如玉，双目流动，秀美纤长，异常的灵动有神，看样子这女人不到三十岁。张巡再看，高力士对这位小女子非常的客气，想必这女子非同寻常。

书中暗表，其实这个女人已年近四十，高力士来此的目的就是为了这个女人。唐玄宗李隆基是个花花帝王，三宫六院七十二妃，他还觉得不够，还要到民间去寻花问柳。二十年前，正巧来到一位侍卫的家乡，李隆基一时兴起，便摆驾到了侍卫的家中。等到了一看，他大吃一惊，这位侍卫的妻子长得太好了。原来，这个侍卫从小便养了一个童养媳。李隆基一看是魂不守舍，便在那名女子面前摆弄起了自己的才学。你想啊，他是当今皇上，他想要的女人，可以说是易如反掌，很多女人对这等机会都是梦寐以求啊！

这个社会，许多人都想不劳而获，一夜升天，休说这个小女子了，就是七尺男儿也经不住这样的诱惑啊，终有一天，在高力士的撮合之下，李隆基随心所愿了。为了长久之计，也为了此事不被众人所知，李隆基立刻将这名侍卫调往边关，来了一个明升暗降，后来，又找了一个机会想治他于死地。无奈，这名侍卫只好归隐少林寺，当了一名和尚。

后来，李隆基让高力士在这里私买了一处房产，让这个女人住下，李隆基每年都来此一两次。但是李隆基的女人太多了，这几年他便不来了。这个女人也不是个省油灯，立刻给皇帝修书一封，李隆基一看，大惊失色，立刻派高力士前来安抚她。可是，张巡不知道这些事呀！

言归正传。正当张巡和雷万春不知如何去见高力士的时候，突然间，他们发现有五名黑衣人正与大内高手们打拼。这些黑衣人个个武功高强，那些大内高手们一个个被斩杀，片刻工夫，黑衣人便来到了内堂。

高力士一看，吓得浑身颤抖，那个女人也是惊恐异常。只听其中一人道："贼贱人！你与那昏君私通，竟然还想杀我。真是老天爷有眼，才使我不死。堂堂七尺男儿，怎能受此欺辱！今日，我先杀了你们，再去皇宫找那昏君玩儿命！就是死了，我也不能让你们安生！"

高力士闻听，大惊失色。他非常纳闷，战报上不是说这个侍卫已经死了吗，怎么又活了呢？

这就与前文书接上茬了。高力士所指的这名侍卫，也就是二十年前被仇家追杀数日，落难至大瓦寺的那位少林寺僧人——法名和尚是也，后来成了张巡的恩师，其他四个蒙面人都是法名和尚当年的结拜兄弟，如今都归隐少林寺当了和尚。他们得知高力士的行踪，便一路跟踪，特意来这里报仇雪耻。

高力士本以为这个女人的丈夫早就死了，今日一见他还活着，心中燃起了万丈恐惧。高力士吓得连连后退，急忙道："郑侍卫，你且慢来，有什么话好说好说。"

"哼，没有什么好说的，今天我只有取你项上人头，并杀了这个贱女人，才解我心中恶气！"说罢，郑侍卫手持大刀直奔高力士而来。

张巡闻听，只觉得这蒙面人的声音好熟悉，可就是看不清这人面孔。张巡一门心思只想救叶府一门，暗想，最好的办法就是将这个女人和高力士救出，然后让这

个女人向高力士求情，只有这样，才能救叶氏一家。

于是，张巡与雷万春一阵耳语，然后二人一个闪身，直奔那名姓郑的侍卫和其他四个黑衣人。

此时，郑侍卫早已经杀红了眼睛，谁拦他，谁就得死。他抡刀直奔张巡，张巡赤手空拳，低身躲过，双拳猛击郑侍卫的小腹。

张巡双拳打来，郑侍卫飞身而起，从张巡头上掠过，与此同时，右手刀从上往下斜劈张巡，张巡侧身躲过，右腿飞出，直踢郑侍卫的腰眼儿。

郑侍卫冷冷一笑，身形在空中旋转，躲过了张巡的右腿。“招！”一声呼喝，一刀砍向了张巡的右腿。张巡一看，身形一低，来了个大跨，坐在了地上。呵，二人都是好功夫，便打在了一处。此时，雷万春也和一名蒙面人打在一起，其余的蒙面人纷纷上前，围住了张巡和雷万春。

上文书说了，雷万春其实不会武功。虽然这些日子里，张巡也教了他一些武功，但是此刻也用不上。但是他有一个别人没办法比的特长，那就是有使不完的力气，大棍一抡，呼呼声响，竟然把围着他的四名黑衣人逼得一时不能靠前。

话简为妙。张巡、雷万春与郑侍卫他们五人战在一起，打了个棋逢对手。郑侍卫定睛一看，大吃一惊，他越看这对手越像自己的徒儿张巡。此时，张巡也明白过来了，他越看也越像自己的师父法名和尚，可是，师父在自己面前从未提及此事呀！于是，张巡停下拳脚，试探性地喊了一声：“师——”

这时，郑侍卫也稍稍地停了下来，暗示张巡住口，两人心照不宣，来到一个隐蔽之处，师徒相认，各自泪流满面，张巡说出了来这里的缘由，师父让他不要声张，更不要暴露自己。

就在这时，喊杀之声震天，原来高力士的援兵来了。郑侍卫一看，自知今天的使命完不成了，自己死了没有关系，可这四位兄弟怎么办呢，不能害了他们呀！

因此高声喊道：“各位兄弟，多谢了！今日未能如愿，贼人救兵已到，尔等速速离去。”

“大哥，我们来这里，就是为了替你报仇！我们决不离开，要走我们一起走！”

张巡小声劝师父道：“师父，赶快走吧，再不走就来不及了，好汉不吃眼前亏，君子报仇十年不晚！”

郑侍卫心中一阵难过，用手点指着那女贱人，高声痛骂。然后，张巡给雷万春使了个眼色，暗暗护着师父安全离去。

临分别，郑侍卫心中一阵难过，沉吟片刻，泪流满面。忽然间，一声呼啸，飞身而起，消失在茫茫夜色之中。

张巡一看，师父率领四人离去，忐忑的心才放了下来。

高力士不知其中缘由，问及张巡和雷万春为何深夜来此，张巡道："深夜路过此处，听见这里杀声一片，就来此拔刀相助！"

高力士信以为真，要对张巡和雷万春表示感谢。一看张巡面色英武，仪表堂堂，是个不可多得的人才，非常地喜欢他。因此，给了他一面令牌，告诉他日后有什么事情可到长安来找他。

张巡一笑，答道："公公，我张巡自信以自身之才，也可以达到为社稷出力的目的。"高力士一听更高兴了，平日里他见到的那些人，都是对自己逢迎拍马。今天遇到的这么一位，他觉得非常的稀奇，不知为什么，他非常高兴。

高力士给张巡钱财，张巡说啥也不要。这就更让高力士更是吃惊了，不禁问道："那你到底想要什么呀？"

"我只想请高公公饶了叶府一家。"张巡脱口道。

高力士一听，转头对那个女人道："贵人，您的意思呢？"

高力士这一问，张巡就听出来了，他是同意了。因此，侧过头看着这位女人。

"全凭公公定夺。"那个女人答道。

高力士笑了笑，点了点头。突然间，他似乎想到了什么。一脸正色，对张巡言道："我来问你，你与那叶家有何关系？竟然与之求情？"

张巡一听，连忙道："我家与叶家乃是世代交好，而且我与叶府的小姐叶知秋自幼定有亲事！"

高力士闻听，面带喜色，点头答应。

书中暗表，高力士是有意培养自己的势力。他知道，自己身边的人其实全是些酒囊饭袋，真有什么事情，逃得比兔子都快。真是应该找一些有真本事、能干事的人了！所以，从那时开始，高力士便对张巡进行了重点培养。因此，后文书中张巡几次遇难，都是高力士出手相救。那是后话。

言归正传。高力士又与张巡说了些话，问了一些问题，这一问呀，高力士更喜欢了。张巡不但武功高，而且文采颇深，因此更生爱意。

"张巡，俗话说，学得文武艺，货卖帝王家。你文武齐备，不如趁着明年科考之时，得些功名。现如今，天下太平，重文轻武，你不如去考个文状元吧，以你的才学肯定得中！"

张巡一听，心中明白高力士的意思。高力士言下之意就是，你张巡去科考，我保你得状元！

霎时，张巡的心中升起一股无名之火，心想，我张巡要文有文才，要武有武功，去科考就要凭真本事，好男儿，怎会倚仗门路！

高力士好像看出了张巡的心思，便不再说什么。张巡告辞，带着雷万春匆匆离去。不久，叶府全家便被放了出来。

叶府全家被放了之后，全家人首先来到张府答谢，张大善人赶忙迎接，二人落座后，张大善人对叶守文道："兄弟呀，你这样就见外了，你家的事情就是我家的事情，自家人不必多礼。"

叶守文闻听，苦笑道："呵呵，张兄不必客气。"

叶夫人和女儿叶知秋拜见张大善人夫妇，不必赘言。

且说张巡来到客厅之内，倒身下拜道："侄儿张巡给伯父、伯母行礼了！"

叶守文赶忙用手相搀，感激道："贤侄呀，若不是你，恐我全家……"说完，倒身便拜。

这一举动，吓得张巡连忙搀扶叶守文，他见叶守文不起来，只好也跪在地上，"伯父，此话言重了。这是侄儿分内之事。想我张家与叶家乃是世代交好，说这些话就见外了。"

叶守文这一跪，叶夫人和叶知秋也都跪下了。

一番真情诉说之后，众人相扶而起。

之后，张大善人又与叶守文谈了一会儿，叶守文主动提及女儿和张巡的婚事，张大善人夫妇看着两个年轻后生，便满口应允。

叶守文一家起身告辞，张大善人夫妇和张巡、雷万春出门相送。张大善人命张巡再送一程。

这一路上，叶夫人不知是惊魂未定，还是看着张巡和女儿这天生的一对儿，高兴的，就是一个劲儿地哭，叶守文走在旁边一语不发，雷万春是一木讷之人，所以只有张巡一人在劝叶夫人。就这样，他们走到了村头，再往前走就快到叶府了，所以张巡拱手施礼道："伯父伯母，侄儿我就此别过了。"

叶夫人闻听，连忙对张巡说道："贤侄呀，我想跟你商量件事儿。"

"您说吧，尽管吩咐。"

"知秋与你自幼有亲，你们要好好珍惜呀！如今，我们这般田地，我也没有什么奢望的，只求你将她留在身边，好好伺候你，如果做错了事情，打也打得，骂也骂得！"

这正是：皇上取悦红颜人，误国误民埋祸根。

　　　　张巡情定叶知秋，门当户对好婚姻。

欲知后事如何，且听下回分解。

第八回 天地之间逞英豪 乾坤造就好机缘

上回书说到，张巡救了叶府一家，叶府上下感激不尽，主动提及小女叶知秋和张巡的婚事。俗话说，男大当婚女大当嫁。封建社会，父母之命，媒妁之言。那婚姻大事，自然是父母做主，自己可做不了主。

这样一来，两家人一拍即合，择日便把他们俩的喜事儿给办了。

常言道，人生有四大喜事：久旱逢甘露，他乡遇故知，洞房花烛夜，金榜题名时。张巡洞房花烛之夜，按理说，应该高兴才对呀，可是，张巡坐在书案前，一直是眉头紧皱，愁眉不展。这是为啥？难道他对眼前的新娘子不满意吗？还是怎么了？不是。此时此刻，张巡在思前想后，考虑自己的前途呢！他自从十岁时跟随师父闯荡江湖，十年来，他目睹了许多人间悲剧。这侠客，再厉害也不过救救数人而已。如若为官，清明廉洁，方可造福一方，那要比作侠客有用多了。

这时，张巡转过身来，对娘子微微一笑，道："娘子，人各有志，两年以后就要科考了，我张巡还要坚持习文练武。不过，我不依靠任何人，我要从最低的乡试开始，靠自己的真才实学来考取功名！"

叶知秋一听，也是微微一笑，道："夫君，大丈夫当提三尺剑，立功万里外，岂甘伈伈伣伣，老死牖下，以腐儒而终其身啊，以后家里的事儿由我来掌管，你就安心习文练武吧！"

一句话说得张巡心里暖洋洋的，一把抱住了眼前这位知冷知热、知书达理的新娘子……

一日，贺兰进明来访，和张巡谈古论今，赋诗饮酒，并在张巡家小住了几天。几天下来，张巡非常佩服贺兰进明的才学，心知，若赴京赶考，贺兰进明必是榜上有名。

果然，第二年赴京赶考，贺兰进明高中榜眼。那张巡呢？呵呵，张巡没去！为什么？前文书说了，他不想借助高力士的力量，要凭自己的真本事考取功名。张巡要一步一个脚印，从最低的乡试开始往上考。

同年，张巡和叶知秋生出一个大胖小子，取名叫张亚夫。暂且不提。

书说简短。两年之后，也就是唐玄宗开元末年（741 年），又是个大比之年，此时的张巡已经三十三岁了，他收拾行囊，和雷万春一道，跨上骏马，踏上了进京赶考之路。张巡与家人依依话别，按下不说。

且说张巡和雷万春一路奔驰，当他们路过少林寺的时候，张巡带着雷万春前去看望师父，因为那晚在高力士的住处匆匆一别，不知师父安好，心里特别挂念师父。

两人见过师父，一阵寒暄。张巡又特别介绍了雷万春，法名和尚很是欣慰，便抬起头对张巡和雷万春说道："我的事儿毕竟是私人恩怨，不是不报，时候未到。阿弥陀佛，既然二位有心辅佐社稷，老衲也是高兴呀！你们救了我，我无以相报，我想教万春一套棍法，不知可否？"

"好啊，那可要多谢大师！"雷万春连忙下跪答谢。

书中暗表，法名和尚原来是宫中侍卫，为武学大师，同时也是一位好老师。这好的老师，就会因材施教，不会用一个方法教所有的学生。他根据雷万春的特点，为雷万春特别设计了一套勇猛刚劲的"八八六十四路降魔棍"。雷万春日后就是凭着这套棍法扬名天下，被人称为"唐朝八大猛将"之一。这是后话，此言不赘。

且说法名和尚教完雷万春武功之后，两人在少林寺里又多练了几日，方才快马加鞭，踏上进京赶考之路。

雷万春手提大棍跟随张巡入了长安城。一到长安城，可真是开了眼了。这里简直太繁华、太热闹了，各色人等摩肩接踵，有年轻姑娘，花枝招展，招摇过市的；有年轻小伙，推车拉货，劲头十足的；也有慈祥老人，看着琳琅满目的商品，跟老板讨价还价的；还有可爱的孩子，由大人牵着手，穿梭在人群当中的。

张巡和雷万春牵着马，走着走着，突然间听到一阵惊呼："救命呀——救命呀！"

张巡和雷万春循声一看，只见不远处有一人，正右手抓住一名女子，面露奸邪之容。

张巡的性格不用说了，别看他长得英俊潇洒，像个书生。其实，他内心深处却极为暴躁，极为狂傲。

张巡看此情景，勃然大怒，额头上的青筋都露出来了，便跃身上前，直奔那个地痞流氓而来，高声怒道："嘚——天子脚下，光天化日，你竟敢强逼良家女子！"

张巡二话不说，上前就是一拳，打得那小子"哎呀"一声，摔倒在地。那人一看，用手点指，"小子，你是何人？敢报上姓名吗？"

"哼！好男儿坐不更名，立不改姓，本人姓张名巡，字奉忠。张巡张奉忠是也！"

“好——好你个张巡张奉忠，你等着，我非得报复你不可！”说罢，扭头就走。他干什么去？找人搬救兵呀，还未等他走几步呢，只听“咚”的一声，撞在了壮汉雷万春的身上。

“干什么去？想跑，你小子跟胡万三一样，就是找揍！”雷万春说罢，大巴掌一挥，“呱唧、呱唧”两下，重重地打在那人脸上，只听那人“哎哟——”一声，“啪叽”摔倒在地，顿时口鼻流血，鼻青脸肿。

雷万春走上前去，大脚一抬，踩在那小子的身上，抡起拳头，“啪啪啪”一阵痛打。打得他哭爹喊娘，高声叫道：“好汉爷爷，好汉爷爷，饶命呀，饶命呀！我以后再也不敢了！”

张巡一看，连忙上前阻止道：“万春，住手！不可再打了，再打就打死了！”雷万春一听，这才住手。

书中暗表，在雷万春狠揍这人的时候，那女子瞅见雷万春身上的玉佩和自己的一样，觉得有些惊奇，再听张巡喊雷万春住手的时候，那女子露出了惊喜而又兴奋的面色。

书归正传。张巡上前扶起挨揍之人，对他言道：“你这个人怎能如此无理，谁家没有姐妹？望你记住这次教训，日后不要再犯了！”

那人不敢再说别的，连连点头道：“好，张大爷，您是好样的！在下杨国忠有礼了，我一定痛改前非，重新做人！”说着，向张巡和雷万春一拱手，施了一礼，拐着腿离开了。

原来，雷万春打的那小子竟然是杨国忠，张巡不知道这一下他可就闯上大祸了。

书中暗表，这位杨国忠日后可了不得，他的妹妹杨玉环，就是杨贵妃，是当朝四大美人之一。这杨国忠确实是个地痞流氓，青史留有记载。张巡揍权贵也不是一次两次了，别看他像个书生，但性格太刚毅了。所以，张巡此人只可生于乱世，而不可生于太平。若不是在他人生岁月的最后两年发生了安史之乱，张巡起兵千人，横扫叛军，那么，以他的性格，恐怕只会老死在七品县令的官位上。日后，张巡官居四品，春风得意时，却把秦琼的后人给揍了一顿，被贬为六品官员。刚刚官居五品，又把皇上给得罪了，这一下官降为七品，成了外放的知县。由于官声甚好，做了几年县令，皇上准备让他当纵三品的节度副使，偏偏又把李林甫和杨国忠给痛骂了一顿，结果，再次沦为七品县令。后来，安史之乱爆发，张巡跨马持枪，带着三十六名好汉，左冲右杀，成为平叛安史之乱唯一的常胜将军。

闲言少叙，书归正传。张巡和雷万春救了这个女子，但令人奇怪的是那名女子非但不上前答谢，反而转身仰头而去。张巡还没什么，并未言语。雷万春一看，急

了！对那女子怒道："我说，你这个丫头，俺救了你，你怎么连个客气话儿也不说呀？真不知礼数！"

"哼，听口音，你们是南阳人，对吗？"

"嗯——是啊！"

"你姓雷，叫雷万春，对不？"

"诶，真邪了，你怎么知道呀！"

"哈哈——我能掐会算呀！"

"哼，你要是能掐会算，怎么没算出来有人要非礼你呀！"

"你怎么知道我没有算出来呀，我之所以敢出来，就是知道你会来！"

张巡听他们说话，是一头雾水，心里有些纳闷儿，吃惊地看着他们。正在迷惑不解之际，只见那女子猛然间从脖子上取下了一块玉佩，递给了雷万春。

雷万春接过玉佩，取出自己的玉佩，两个玉佩一对，抬眼观看，"啊——"雷万春愣住了，两只眼睛看着这个女子，突然间，雷万春又笑了。

"哈哈，是你呀，柳倩妹妹！"

那女子一听，也"扑哧"一声笑了。

"没想到，你还真记得我！"

"怎么会忘记你呢，你是我的妹妹呀！"雷万春笑道。

书中暗表，原来雷万春小的时候，有一个姓柳的邻居，雷万春的父母没有女儿，就认了她为干女儿。没想到，世事多变故，几年后，柳家因为生意之事，举家搬到了长安城。从此音信皆无，这一别就是十多年。那个玉佩是他们小的时候，雷家和柳家双方父母有意成全他们，让他们长大后结为恩爱夫妻，那是双方父母赐予他们的定情之物。

言归正传。话说他们兄妹相认以后，张巡和雷万春也就不用住在客栈了，他们二人跟着柳倩往家中走去。

张巡和雷万春来到柳倩家中，不禁大吃一惊，这个家非常破败，见了柳倩的父亲柳老汉之后，他们才知道，原来柳老汉生意场上失利，破产了。为了给父亲治病，柳倩实在没有办法，只好去春香阁当了一名歌妓。

张巡和雷万春闻听此言，心中难过，张巡给了柳老汉五十两纹银。听柳老汉说，柳倩在那里过得非常的清苦，整个春香阁只有她一个人是真正的歌妓，卖艺不卖身，所以，那里从上到下的人对她很是排挤。

张巡一听，二话不说，和雷万春一起，带着柳倩来到了春香阁，给了老鸨三千两纹银，算是赎了身。

尽管如此，柳倩还是一脸的不高兴，她不是因为张巡赎了她的身不高兴，而是柳倩再三提醒张巡，给主考官送点银两，哪怕不为自己赎身，也心甘情愿。可是，张巡却置若罔闻。

之后，张巡和雷万春商量，还是住进了客栈，省得给柳家再添麻烦。于是，他们在柳家附近找了一家客栈，安顿了下来。

经过一段时间的接触，柳倩发现张巡这个人太好了，能文能武，人又善良，身上有一种大无畏的正义感，如果将此生托付给这样的人，自己一生无忧呀。柳倩将心里的想法压在了心底，因为眼前还有一位义兄雷万春，她不好开这个口，所以柳倩一直在等待时机。这是后话。

几天后，张巡参加了科考。他心中蛮有把握，觉着自己虽然自幼闯荡江湖，但一直习文练武，从未懈怠，虽没有进三甲的把握，但是金榜题名还是信心满满的。

这正是：相逢好似初相识，到老终无怨恨心。

宁恋本乡一捻土，莫爱他乡万两金。

欲知张巡能否金榜题名，且听下回分解。

第九回　张奉忠名落孙山
高力士慧眼识才

上回书说到，张巡在京城参加了科考，他对金榜题名信心满满。然而，令他意想不到的事情却发生了，发榜的那一天，柳倩经过数十遍的仔细查找，竟然没有找到张巡的名字。

张巡闻听，不禁惊愕，沉吟不语。此时，柳倩默默道："巡兄啊，我曾提醒过你，让你给主考官送些银两，可你就是不听，你看，这便是你一意孤行的结果！"柳倩说过，无奈地两手一摊。

张巡冷笑一声，道："哼，大丈夫顶天立地，光明磊落，我张巡绝不低声下气地去贿赂考官！"

柳倩一听，摇了摇头，不再多言。

既然已知自己名落孙山，张巡反倒是更加坦然了。他与雷万春二人便在长安城内，游玩起来。

这天，正好是一个集会的日子，长安城内各色人等全都赶往集市。张巡和雷万春也一样，想去集市逛一逛，凑凑热闹。逛集市可不能拿着兵器，所以，张巡和雷万春把佩剑、大棍都放在了客栈。此时，恰巧柳倩也来了，正好，三人共同前往了集市。

集市之上人山人海，搞杂耍的卖艺的，跑江湖的算命的，招蜂引蝶的花魁，不学无术的纨绔子弟……各式各样的人多了去了。在张巡他们不远处，有两队人最为特别，其中一队是一个三十来岁的公子带领的，后边带着几十名奴仆。只见这个带队的撇着嘴，耷拉着腿，前文书说的那个胡万三是什么德行，他就是什么德行，只不过比胡万三气派百倍。细打听，还真的了不得，这个带队的叫罗云，他的祖上就是北平王罗艺，罗云是罗艺最小的重孙子。另外还有一队，更是引人注目，这队人不多，中间一个五十岁左右的长者，衣着华丽，精神矍铄，身旁有一位白白胖胖的干净老头儿，说话细声细语，下巴上干干净净的，这二位一个是当今万岁爷李隆基，一个是大宦官高力士。

花开两朵，各表一枝。且说罗云，带领着人走着走着，猛然间看到了柳倩，他的眼睛可真毒，一眼就看出来了："哦，那不是春香阁的柳姑娘吗？自从去了一趟那里之后，我是魂不守舍呀，听说这个女人非常特别，在那里竟然能够守身如玉，哈哈，我喜欢。没想到，第二天再去，呵呵，她竟然被人赎了身！谁呀！这么大的胆子，竟敢跟我抢女人！不行，我看看，有没有男人陪着她。要有，准是那个人，我非得好好教训教训他不可！"罗云歪着头，仔细察看柳倩周围的情况。

罗云这一看，便发现柳倩身旁有两个男子。一人长得五大三粗，浑身好像有使不完的力气，这人便是雷万春。另外一人长得非常精神，一脸英武之气，柳倩对他也非常亲近，不用说，这人是张巡。罗云一看，勃然大怒，率领家奴直奔张巡而来。

张巡和雷万春正陪着柳倩买东西呢，猛然间发现四周的人对自己虎视眈眈。张巡一拽雷万春，二人侧头观看，这才发现三人已经被这帮人给包围了。

"唉，我说，你姓甚名谁？赶快报上姓名字，竟然敢跟我抢女人！"罗云对张巡怒道。

张巡瞅他一眼，没有理睬。这时，柳倩看势头不对，心中一紧，赶紧赔着笑脸，上前打个招呼："啊，罗公爷！"

罗云头一歪，"哼！"了一声。

柳倩知道这位罗公爷可不是好惹的，前段时间，他在春香阁点名要柳倩陪酒，当时就被她拒绝了。为此，她还被老鸨痛骂了一顿。今日一见，心中一阵紧张，一时不知如何是好。

张巡不知道还有这样的事情，一看罗云的装束，他便知道此人并不简单。

这时，柳倩言道："罗公爷！你不要误会，他们都是我的兄长！"

"哼，我才不信呢，男女授受不亲，你什么时候多了两个哥哥？这个我不管，我是公爷，我是护国公的后人。我想要什么，就能得到什么，我看上了你，你就得跟我走！"

张巡一听明白了，北平王罗艺的后人。

"哼！哈哈哈……"张巡一阵冷笑。

"你为何发笑？"罗云怒道。

"想你祖辈罗艺起，三代英烈，真是我大唐的擎天玉柱，架海金梁。万没有想到，其后代子孙，竟然如此。"

话音刚落，正好李隆基和高力士也来到这里。高力士一看，"唉呦，这不是张巡吗？他咋来了，我怎么不知道呀？"高力士站在那里自言自语。

"力士！我怎么听那小子儿说，他是罗艺的后人呀，是真的吗？"

"回主人话，此人确实是北平王罗艺的后人，他的名字叫罗云！"

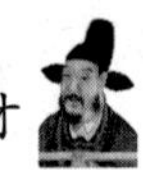

“现如今，官居几品呀？”

“回万岁爷，因为他平日里不学无术，毫无本领，并未封官！”

“嗯，呵呵……”李隆基冷冷一笑。

“这些功臣之后，就知道坐吃先祖的功劳饼，想当年，武氏一族祸乱中华的时候，我没见到过这些开国功臣之后有什么作为！”李隆基狠狠说道。

高力士早已猜透了李隆基的心，在旁道：“是呀，万岁！这帮人就知道高喊‘若无我的祖先，这大唐江山能有吗？’殊不知，这与他们有何干系！真是令人气恼。唉，万岁爷呀，对面的那个小伙子，我看可不是一般的人呐！”

“哦，你也看出来了！”李隆基笑道。

“依我看，别看罗云人多，禁不住那人一个招式！”

高力士话音一落，忽听张巡大叫一声“啊——”，只听“嘭”的一声，一拳打在罗云的胸口。就张巡这一喊，吓得高力士一哆嗦。李隆基在旁一看，反而乐了。

罗云被张巡一拳击出，打得他连连后退，扑通一声，坐在了地上。

“哎呀，痛死我了，痛死我了。来人呀！给我打！狠狠地打！打死了有赏！”罗云高声叫道。

雷万春一看，刚要上前，张巡阻止道：“万春！这些人不用你管，你只需保护好柳倩即可！”

张巡说罢，飞身而起，“啪啪啪”三掌打出，将三名仆人击倒在地，又飞身而起，一脚踹躺了一位。只见张巡行走之处，毫不费力，将那些仆人们打得哭爹喊娘，一阵慌乱。

罗云一看，傻了。平日里这些仆人们一个个不是挺能耐的吗？今天怎么就像豆腐块儿似的，太不禁揍了。

正在罗云慌张之际，张巡猛然来到了近前，手一伸，劈头盖脸，一阵怒打。这罗云哪里受过这样的打呀，叫得犹如鬼哭狼嚎一般。

张巡边打边说：“想你祖辈，驰骋疆场，为黎民，为江山，也为自己，抛头颅洒热血，马革裹尸。而尔等，在今日，不思仿效，反而与那亡国隋杨子弟一般。若尔等先祖，活于世间，怎会留此余孽？现如今，皇上圣明，而尔等却不思报君恩，不思为社稷，只为一人快乐，而贻害天下，天下百姓，怎能容尔等苟活！今日我张巡，非得教训教训你们不可！”

李隆基在旁一听，频频点头道：“嗯，打得好，打得好！”李隆基早就看这些功臣之后不顺眼了，他们平日里总是趾高气扬的，一说，就是我的祖先如何如何。你的祖先是你吗？李隆基真想把他们一起全都废了，但一想，不行呀，自己的江山还得靠这些人呢！

因此，李隆基即位之初，非常重视人才的选拔，哪怕最低等的知县，到任之时，李隆基都会亲自召见，对之一阵教诲。虽然这些年不曾再行召见之事，但依然重视人才的培养，而那些功臣之后却又有些抬头，所以，李隆基现在也有些顾虑。今日见张巡如此痛打功臣之后，他的心中也是非常高兴，那个解气呀，好像就是自己在鞭挞那些数典忘祖之人一样。

高力士一看李隆基对张巡非常喜爱，连忙上前，在李隆基耳边低声道："万岁，这个张巡不但武功高强，而且文才出众，我看是个可塑之才呀！"

"嗯，对！你说得很对。咦？今年是大比之年，前日就是科考的日子，这个张巡是不是前来应试的呀？"

"很有可能！"

"可我怎么没有看到他被录取呀？"李隆基沉吟道。

高力士一看，连忙上前低声道："万岁！我听说有两名主考官，可能是收受了人家的贿赂，那没有能耐的得了功名，这有能耐的，例如这位张巡，却没有得到功名啊！"

李隆基闻听，脸上立刻露出了恼怒之容。一转身，带领高力士等人离去。张巡打完罗云，撤身而退，不禁抬眼观看，忽然间，他发现了高力士。只见高力士微微向他一笑，用手指了指李隆基。张巡一看，大吃一惊。从高力士对此人如此毕恭毕敬的样子，可以看得出来这个人就是当今皇上无疑了。

张巡想，这就是当今皇上吗？这就是夺走师父妻子的那个人吗？张巡心里一阵纠结，但无论如何，他毕竟是当今皇上，张巡刚要上前施礼，高力士偷偷地摆了摆手。张巡会意，并未上前。

柳倩一看打了公爷，那还得了，连忙劝张巡离开此地。张巡一想，也是，便与雷万春一同离开了此地。

张巡和雷万春回到客栈不久，突然一名伙计跑了进来，神色慌张道："客爷——客爷，不好了，不好了，外边来了两名公差，说您以小犯上，殴打公爷，要将您绳捆索绑，拿到县衙问罪！"

雷万春一听，高声叫道："哼，我看谁敢！谁敢动我大哥，我就让他的脑袋开瓢！"

这正是：纨绔子弟太猖狂，光天化日戏倩娘。

张巡怒打功臣后，是福是祸命里藏。

欲知后事如何，且听下回分解。

第十回　张巡有幸中进士　辅佐太子惹祸端

上回书说到，张巡在京城集市上打了北平王罗艺的后人——少公爷罗云。这件事情正好被当今皇上李隆基和大宦官高力士撞个正着，李隆基对张巡产生了好感，再加上高力士从中使劲儿，张巡的命运肯定会有一个好的转机。不料，就在这个时候，长安知府却突然令两个公差前来捉拿张巡。雷万春一听，勃然大怒，手提盘龙棍，直奔门外走去，要找那两个公差玩儿命。

雷万春一副凶神恶煞的样子，这两个公差哪里见过这阵势，不由得连连后退。张巡连忙紧随其后，出了房门，高声道："万春，你给我站住！"

雷万春一听，这才停住脚步，应声道："大哥，他们要抓你呀！"

"天子脚下自有说理的地方，我怕他作甚！"说罢，来到了两名官差面前。这两个人一听张巡说话，就知道此人是个正人君子，安分的良民。

一公差对张巡一笑，言道："这位英雄，我们也是上支下派，没有办法，还望恕罪啊！"

说罢，"哗啦啦"锁链声音响动。这当差的人，耍这东西最是拿手，这也是他们的本分，双手一抖，锁链一飞，说套哪里，就套哪里。

这一下子就套在了张巡的脖子上，张巡不躲不闪，两位公差刚要带着张巡走，突然间，门外又闯进两名武将。

"站住！放手——赶快放手啊！"其中一名武将高声喊道。

"大胆！你们是什么人？敢在这里高声喧哗，妨碍公务！"一名公差问道。

"我们是左拾遗张镐张将军的手下！"另一名武将怒道。

张巡一听，立刻就明白了。原来，张镐与自己的哥哥张晓是最好的朋友，看来是他们闻讯后，派人来搭救自己的。

书中暗表，前不久，张晓刚刚升任为副御史，他知道张巡进京赶考，一打听，方知兄弟没有考中，他心里便纳闷了：以我兄弟的本领，再不济，考个进士也没问题呀？怎么连榜也没上呀？这里边一定有问题！

当天，张晓正准备前往集市散散心，突然听张镐手下的两名副将谈起张巡暴打罗云的事情。张镐的两名副将为什么在张晓这里呀？原来，他们是护送张晓进京任职的，怕半路上遇到什么事情。

因为张晓为官清廉，常与豪族对抗，惹翻了不少权贵。张镐怕有人对张晓下手，特别将手下两名亲将派来保护他。二人早晨去赶集，正好看到那一幕，回来的时候就跟张晓说了。

张晓一听大吃一惊，连忙告知："那是我弟弟呀！"

二人一听，一拍脑门，大喊"不好！"其中一将禀报张晓道："罗云这小子去知府衙门了，看来，张巡要吃亏！怎么办？"

另一将接道："我们能坐等着让他们把张巡带走吗？得了，咱俩把张巡劫走算了，有种的让他们到军营去要人！"

张晓点头默许。二人迈步出了御史府，一路打听，直奔张巡住的客栈。

言归正传。谁知，这刚一到客栈，便发现张巡已经被人绳捆索绑，二人上前拦阻，两名公差各抽兵刃，就要与两名武将动手。

"呀——呵，好大的胆子呀！竟敢跟军爷动手！"其中一武将怒道。

四人刚要比试，就听门外一人高声道："谁是张巡呀？谁是张巡呀？"

张巡侧头一看，原来是一名黄门官，连忙道："在下正是张巡！"

"传陛下口旨！"黄门官高声道。这一声，吓得众人连忙跪倒在地。黄门官继续高声道："传张巡明日早朝之时与众家进士一同上殿，共同进行殿试！任何人不得以任何理由阻拦。"

两名公差一听，吓得腿肚子直转弯儿，赶忙上前把锁链拿下。两名武将一听，满心欢喜，相互道："张巡没事儿了，皇上圣明！"

接着，两名武将连忙上前，与张巡客套一番。张巡一听，这两个人一个叫冯颜，一个叫张至诚，又听说兄长高升了，哪有不高兴之理。就这样，张巡和雷万春收拾好行囊，到柳倩家中与之道别，便赶往了哥哥张晓家中。

第二天清晨，张巡来到了金碧辉煌的皇宫，同众进士一道登上八宝金殿，唐玄宗李隆基一个个与之对答。

书说简短。通过与张巡的对答，李隆基对他非常欣赏，钦点张巡为进士第三名，封张巡为"太子通事舍人"。这个官虽然不大，但因他可以经常跟太子接触，再加上其兄的关系，所以许多官员都极为重视他。但是，张巡却对朝廷内的许多大臣不屑一顾，就连李林甫他也不爱理会。整个朝堂之上，张巡只对丞相张九龄非常钦佩。所以，便被李林甫等人看作了异党，按现在的话来说，就是被实权派贴上了"标签"。

张巡行事，有个规矩：凡事本着有利于大唐，有利于百姓，有利于皇上的原则

去做。也正因为他不事权贵，再加上他辅佐的这位太子过于任性，毫无帝王之城府，所以，很快便得罪了许多王公贵族。

太子殿下与李林甫非常不和，而李林甫又深得皇上的宠信。众所周知，李姓乃天下第一大姓，人口最多。其实，唐朝以前，姓李的人并不是太多，只不过到了唐朝，由于皇上姓李，皇上又将许多功臣良将封为了李姓，比如徐茂公，还有一些人，本来不姓李也改作了姓李。因此，唐朝姓李的人一下子增加了许多。在这些姓李的人中，共有八个地方的李氏家族势力最为庞大，人们称其“八大郡望”。

对于唐朝，有些人这样评价“陕西的皇帝，河北的相”，为什么这么说呢？因为李渊和李世民是今天的陕西人，他们是皇帝。“河北的相”是说当时朝中的许多丞相都是出自河北李氏家族。两大李氏家族共同掌握着唐朝的命运。李林甫乃是河北李氏，再加上他善于见人说人话，见鬼说鬼话，这口蜜腹剑之人，却深得皇上李隆基的信任。

起初，张巡也是如此，数次与太子和张九龄等人一道，与李林甫进行正面交锋。几次下来，张巡等人被弄了个遍体鳞伤。张巡这个人，别看他脾气暴躁，但是他非常的聪明，一看硬的不行就来软的，哪知这位太子爷太过狂妄，依然我行我素。

这一下，可惹恼了李林甫，李林甫勃然大怒，命手下刺客行刺太子殿下。结果被张巡救了，行刺没有成功。张巡等人一看，这是扳倒李林甫的好机会！

谁料想，这李林甫的政治权谋太厉害了。他买通了主审官，杀了刺客，反而嫁祸给了许多无辜的人。这下，张巡和太子等人立刻陷入了孤立状态，成了众矢之的。

其实，李林甫早就在皇上面前上了眼药，再加上皇上早就看这个太子不顺眼，于是就趁这个机会将太子废了。张巡是太子的人，这一下，也受到了牵连。

后来，多亏高力士从旁帮忙，张巡的官职才没有被免。这一次的变故，终于让张巡知道了什么叫“官场如战场”，什么叫“小人得志便猖狂”，这是人生之不快，于是他每日以酒做伴，借酒浇愁。

一天，张巡与七个好友李翰、萧昕、李纾、董南史、张建封、樊晁、朱巨川在东来顺酒楼饮酒。这八个人号称“太子党八大虎将”。现如今，太子被废，除了张巡以外，另外七人全都官降三品，有的人都没品了。

张巡等人边喝边叹息，愁苦自己的命运。正在这时，只听楼下人声鼎沸，李翰顺着声音向下一看，只见有一伙人，簇拥着两个人走上了酒楼。

一个便是曾经被张巡痛打过的北平王罗艺的后人——少公爷罗云。另外一位，便是秦琼秦叔宝的后人少公爷秦秉龙。

书中暗表，在开国功臣的后人里面，比较有些能耐的还得说是秦琼的后人秦秉龙了。但是，若与自己的祖先相比，那就差远了。早在秦琼他们活着的时候，瓦岗寨的人就形成了一个小团体，对诸如三元李靖和门神爷尉迟敬德等人也排挤过。到后来，薛仁贵出世，尉迟敬德和程咬金等人都拉拢薛仁贵，其中一个很重要的原因，就是培植自己的势力。如今，一百多年过去了，开国功臣的后人们没有继承自己祖先的能耐，却继承了祖先们排斥异己的基因。

到了李隆基的时候，功臣的后人们已经形成了一个庞大而错综复杂的人际关系网络，你只能依附到其上，否则你难有作为呀。可偏偏张巡等人不买那些功臣良将后代们的账，偏偏要独辟蹊径，所以，不受排挤那才怪呢！

言归正传。今日罗云和秦秉龙来这里就是为了庆贺太子被废，二人上楼，一眼就看到了张巡和李翰等人。

这时，罗云摇晃着身子，走到了张巡的这张桌子前，嘿嘿一阵冷笑，言道："这不是张舍人吗，哎呀呵，太子八虎全在呢，哈哈哈……"

张巡一侧脸，强压怒火，不去理会罗云。李翰微微一笑，拿起酒杯独自饮过。

罗云一看，冷笑一声，侧回头对秦秉龙道："秦兄！你可知道这样一位同僚吗？"

"啊？怎样一位同僚？"秦秉龙道。

"这个人，平日里总是高唱圣人言论。其实，他就是当人一面，背后一面，还总说别人不思报效国家，总是拈花折柳，殊不知，他竟然整日与春香阁的妓女鬼混在一起！"

"啊？还有这样无耻之人！"秦秉龙故作惊讶状，又问道："请问，这个禽兽不如的东西是谁呀？"

"嘿——这还用问吗？就是那自认为比任何人都正派的张——张——张——"

"啊——"张巡闻听，脸上青筋暴跳，只听"咣当"一声，霍然站起，愤怒道："罗云，你——你欺人太甚，竟敢血口喷人！某岂能容你！"说罢，张巡飞身而起，一拳打向了罗云。

罗云一看，连忙闪身躲到了秦秉龙的身后。秦秉龙一看，脸色一沉，"砰"的一声，一把抓住了张巡的拳头。

"张巡，你竟敢以下犯上？这还了得！"

"哼，我张巡，士可杀不可辱！你们竟然如此诬蔑于我，来来来，我听说，秦家的锏法已到了出神入化的地步，今日，某要领教领教！"

秦秉龙一听，嘿嘿一阵冷笑，闪外衣，向背后一抽手，将那熟铜双锏取出，言

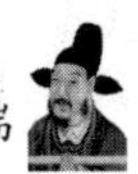

道:“张巡，你还不赶快抽取兵刃！”

“哼，若是当年秦公爷在，借我十个胆儿，我也不敢赤手空拳。可今日，与尔等这样的窝囊废，某赤手空拳，夺你的双锏！”

秦秉龙一听，勃然大怒，手中双锏，猛然一递，点向了张巡的双肩。张巡一踏身，身形躲过。此时，那些好看热闹的人，已经将楼上的桌子椅子全都搬到了一处，让出了一片空当。

酒楼掌柜的一看这阵势，早就吓趴下了，哆哆嗦嗦躲到了一边儿。

“打——”秦秉龙右手锏击向了张巡的右肩头，张巡的身子向左一挪。

“打——”秦秉龙的左手锏一横，横扫千军，再次打向了张巡的右肩头。张巡的身子一低，闪身躲过。

“打——”张巡的双拳，直击秦秉龙的小腹。秦秉龙一看，飞身而起，两腿叉开，双锏从上往下，由裆部走过，直击张巡的后脑海。

张巡丹田一股气，身形右撤，便从秦秉龙的身下边跑到了秦秉龙的右侧。

“打——”张巡在跳出秦秉龙身影的同时，左拳抬起，打向了秦秉龙的左肋。

秦秉龙的身子不能总在空中待着呀，此时他双腿一并，身子下撤，双锏落空的同时，胳臂已经往回收了。一看张巡的拳头打向了左肋，秦秉龙连忙将左臂猛地一抬，加快了上走的速度。

这时，只听“嘭”的一声，秦秉龙的左臂与张巡的左拳相碰，秦秉龙眉头一挑，身子一颤，左臂“吱流”一声，全麻了。张巡撤左拳，定身形，笑着看了看秦秉龙。

此时，秦秉龙已经双脚落地，一看张巡在笑，不知道是什么意思，言道:“你笑什么？”

“哼！我在笑，想当年，秦琼秦叔宝手举双锏何等威风！万不想，他的后代子孙竟然如此不堪一击！”

“啊——你胡说！你并没有战败我秦秉龙！”

“哈哈——秦公爷，看看这时你的香囊！”

秦秉龙一听，连忙低身查看。这一看，秦秉龙的脸就跟大红布似的。原来，张巡左拳击中秦秉龙左肋的时候，顺手将秦秉龙的一件东西给摘了出来。也就是张巡手中的香囊，也叫荷包。

秦秉龙一看，荷包在张巡的手中，早被吓得魂飞出窍。原来，这个荷包的主人可不是一般的人，乃当今皇上的一个女儿所赠，那可是公主呀！而且，这位公主早已许配了人家。

这件事如果让别人知道了，那还得了。所以，秦秉龙吓得出了一身的冷汗。这些事情张巡自然不知，他只是想逗一逗秦秉龙，可他万万没有想到，这一下，可闯了大祸了！

秦秉龙狗急跳墙，说时迟那时快，双锏一举就要与张巡玩命。罗云在旁一看，也赶紧助阵，一声呼哨，手下的打手们便蜂拥而上……

这正是：龙门一入似海深，万里江山万里尘。

处世须防开口错，清高孤傲不入群。

欲知张巡性命如何，且听下回分解。

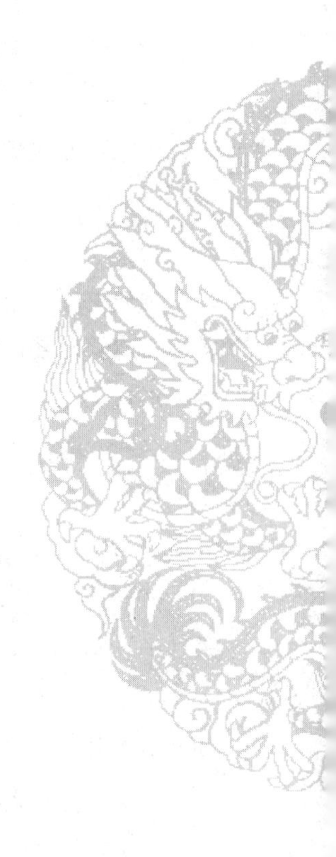

第十一回　张巡打死功臣后　力士化险巧周旋

上回书说到，张巡和秦琼的后人秦秉龙在打斗之中，无意中摘取了秦秉龙身上的荷包，别小瞧这荷包，这可是当今皇上的一位公主私下里送给他的，况且这位公主早已许配了人家，这要是让外人知道，宣扬出去，那可是死罪呀！秦秉龙一看张巡摘取了这个香囊，那脸“唰”的一下就变了，他举起双锏就要与张巡玩命，一旁的打手们也蜂拥而上……

呵，这下可乱了阵了。跟张巡一起前来饮酒的李翰等人，不像张巡那样会武功，他们全都是文官。一看张巡被围，也不能这样干看着，七位朝廷文官，扑上前来，不是咬，就是抓，打斗一团。

“砰砰砰”再看李翰，呵，成熊猫了。

“当当当”再看朱巨川，趴在地上起不来了，尾巴骨让人家给踢裂了，嗷嗷直叫：“呵，疼呀！不行，我得报仇。”朱巨川趴在地上左瞅瞅，右瞧瞧，正好身边有一只鞋，他奋力一扔，只听“啪——”的一声，正好砸在罗云的脸上。

接着，就相互扔开了，什么酒壶、茶壶、酒杯、茶杯、桌子腿儿等全都扔了出去。

俗话说，无巧不成书。此时，雷万春以及冯颜和张至诚三个人也来了。三人是前来找张巡的，一看这里打起来了，三人一声怒吼，冲上前去。

这三个人一来，就更是热闹了。只见雷万春盘龙棍一举，“啪啪啪啪”，这些人是七滚八跌，滚成了一团。

秦秉龙和罗云双战张巡，张巡虽然赤手空拳，但是竟然逼得二人连连后退。张巡腾空一脚，正好揣在罗云的前胸之上。

“砰——啪”罗云横飞而起，被踹出了酒楼。脑袋从上往下，摔落而下。只听“扑通”一声，摔了个万朵桃花开。

“啊——”张巡此时酒意全无，浑身上下一凉，探头一看，人死了！俗话说，人命关天，更何况，死的可是罗艺的后人，少公爷罗云。这一下，李翰等人不禁呆住了。秦秉龙一看，罗云摔了下去，赶忙撇下张巡，跳下酒楼，来到了罗云的身旁。

秦秉龙一看，完了！没得救了，脑袋都碎了，还救什么呀！这时，秦秉龙咬牙切齿，高声呵斥道："张巡啊张巡，你好大的胆子，竟敢将罗公爷打死！你等着吧，我非到金殿之上告你不可！"秦秉龙说罢，扭头便走。

李翰一看，连忙对张巡说道："巡兄！我看你赶快离开这里。此事若让皇上知道了，那可了不得！你不如先逃走，然后我们再想办法周旋！"

"不可！我张巡一人做事一人当！若逃走，那你们怎么办？若逃走，那必然要连累我的兄长和父母，万万不可！"张巡语言坚定，掷地有声。

"这……这可如何是好？"李翰和雷万春等人急得团团转。

张巡一看，坦然一笑，言道："你们不必着急，也不必担心，我想万岁圣明，必然会秉公而断，我们还是各自回府吧。"说完，张巡就像没事儿的一样，打道回府。众人一看，也没有什么好办法，只好散去。

张巡刚回府上坐下，板凳还没坐热呢，就听到府外人声鼎沸。原来，御林军开道，高力士领人前来，捉拿张巡。雷万春一看，飞身出了屋，回到自己的房间，拿起盘龙棍就要往外冲。张巡一看，连忙阻拦，一阵训斥之后，雷万春这才放下。

简短解说。张巡被御林军捉住，押到了金銮殿。金殿之上，罗云的父母和众亲戚等全都来了，金殿之上挤满了人，哭声、骂声此起彼伏。此时，皇帝李隆基闭着眼睛，用右手撑着自己的脑袋正犯愁呢。

原来，秦秉龙前来告御状，向李隆基一说，李隆基勃然大怒，要将张巡斩首示众。高力士在旁一听，连忙将李隆基请到旁边，小声言道："万岁爷，张巡打得好，打得好！"

"啊？你这是什么意思！"李隆基大吃一惊。

"万岁爷！这些功臣之后，平日里就知道作威作福，对圣上、对社稷毫无建树，想这些吃人饭不干人事儿的家伙，死了就死了！那张巡可是一位人才呀，十个罗云也不如一个张巡呀！"高力士在旁劝道。

李隆基闻听，一想也是这个理儿呀。但他也知道，这些功臣之后，虽然没有什么能耐，但是他们的门生故旧甚多，他们之间关系错综复杂，一荣俱荣，一损俱损。遇到这种情况，他们一定会联合起来，给朕出难题呀！

书中暗表，也正因为李隆基内心有些偏向张巡，而对方的势力又非常的庞大，所以他处理起这事儿来，感到非常的头疼。

言归正传。且说张巡被带到了金銮殿，李隆基瞥了一眼张巡，心中一阵恼怒："张巡，你竟敢打死了罗公爷，这还了得！快说，这是怎么回事儿？"

张巡一听，便将此事的经过向皇上禀明。

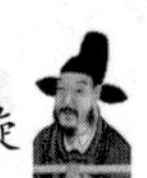

此时，站在身旁的高力士突然见到一个小太监向他招了招手，连忙走出殿外。

高力士问道："什么事情啊？"

"回公公，您让我查的事情，我查出来了，公主果然与那秦秉龙勾搭连环，有违圣命！"

"哦，哼！秦秉龙呀秦秉龙，我看你今天还敢告张巡吗？"高力士心中一喜，又问道："我再来问你，程家、尉迟家还有薛家等人如何说呀？"

"公公，程家、尉迟家还有薛家他们都说了，全凭公公您的话，没有您的话，他们绝不多说！"

高力士一听，冷冷一笑道："嗯，你去，把秦秉龙给我叫出来！"

小太监一听，连忙跑进了金銮殿。不一会儿，秦秉龙跑了出来。高力士将秦秉龙叫到面前，秦秉龙不知道是怎么回事，心中不免一动。高力士冲他微微一笑，言道："秦公爷，瞧你干的好事！"

接着，高力士对秦秉龙一阵耳语之后，秦秉龙的脸"唰"的一下变得惨白，然后"扑通"一声跪倒在地："公公，公公饶命，饶命呀！"

"哼！你既然有胆子做，就该有胆子承担后果！你既然知道公主已经许配了人家，你就不该如此！此事已经查明，我要禀告万岁！"

"公公慢来，公公慢来！您千万不要禀告万岁，我秦秉龙日后定然视公公为再生父母！以后公公有什么事情，尽管说来！我一定誓死效命！"

高力士是何等的聪明呀，心中暗想：哼，誓死效命，就你？我有什么事情，你一定会落井下石的，指着你们，什么事情也干不好！想归想，但是这眼下棘手的事儿还要从秦秉龙身上打开缺口。于是，就跟秦秉龙说："哎呀，秦少公爷，你这样做，可就折煞我了！我目前就有一件事情，有求于秦少公爷。"

"公公，您有什么事情，尽管吩咐！我……我一定答应！"

"那好，我请你，放过张巡。"

"啊——这——唉，好！就听公公之言！"秦秉龙言道。

高力士趁机把秦秉龙搀起，又在他耳边言语一番。之后，二人携手揽腕，共同步入了金銮殿。

此时，金殿之上，张巡正与罗云的家人据理力争，双方口枪唇剑，互不相让。恰在这时，秦秉龙走上前去，一口咬定罗云在与张巡的打斗之中，是自己不甚跌落而下。这一下，罗家人大吃一惊，罗家本想倚仗功臣之后的势力，哪曾想，秦秉龙突然半路撤了梯子。

再一看，其他的功臣之后，像什么薛仁贵的后人呀，尉迟敬德的后人呀，三元李靖的后人呀，全都一个个溜了出去。这一下，罗家知道大势已去。

李隆基一看眼下的局势，心里暗自高兴，不管怎么说，人死了，谁也没办法再让他复活。常言道，顾活不顾死，于是就借坡下驴，给罗家一个台阶，这样不仅护住了张巡，也给了罗家一个交代。因此，李隆基下旨：贬张巡为七品县令，外放到清河县，并且让张巡出资一万两纹银，为罗云出丧和补偿。

张巡没有那么多银钱怎么办？高力士出点儿，李翰等太子七虎出点儿，张巡的御史哥哥张晓连忙把家中最金贵的东西全都卖了。就这样，凑足了一万两纹银送到了罗家，这事儿才算平息。

这次张巡又是有惊无险，要不是高力士从中运作，恐怕张巡连性命都难保啊！那么，有人要问了，皇上李隆基为何就那么听高力士的话呢？

书中暗表，高力士虽然有这样或那样的缺点，但是他对李隆基的忠心却是真的。他深知，李隆基对那些功臣之后早就不满了。想当年，武则天称帝，将天下李氏皇族杀的杀，贬的贬，他们这些忠臣之后都干什么去了？李隆基小时候，什么人都看不起他，嘲笑他，戏弄他。唯有高力士对他百依百顺，高力士为李隆基受的苦太多了。所以，李隆基和高力士之间的情感非常的复杂。

凡是李隆基痛恨的人，就是他高力士痛恨的人。可以这样说，全天下，对李隆基最忠心的人那就是高力士了！李隆基这一生，对高力士的宠信几十年不变，不管是对李林甫还是对日后的杨贵妃，宠信不过是一时，他的心腹之人还是高力士，难怪李隆基私下里说："只要高力士在我身旁，我就敢鼾声如雷，能睡个好觉。"

闲言不赘，书归正传。一个月后，张巡就要离京了。在离开京城之前，张巡带着雷万春再次来到柳家，给了柳老汉一些银两，跟柳倩依依道别。之后，又专门拜访了"太子七虎"李翰、萧昕、李纾、董南史、张建封、樊晁和朱巨川。当他们挥泪告别时，李翰背起包袱，执意要跟随张巡前往清河县，张巡拗不过，只好带上他和雷万春一起赶往了清河县。

随后，张巡和雷万春、李翰又到左拾遗张镐的府衙拜别。前文书说了，张镐乃张巡兄长张晓的同年进士，又是同学，二人关系非常要好。冯颜和张至诚以前就是张镐的手下，自从打死了罗云之后，张巡怕二人受到牵连，便让二人回去了。二人一到，便将张巡这几年的事情跟张镐说了。

张镐一听，非常高兴。他也是一位性情耿直的人，数年前他就是左拾遗，现如今还是，就是因为张镐不擅长逢迎拍马，不理睬李林甫。所以，张镐对张巡有一种"英雄相惜"的情感。

二人见面，一阵寒暄之后，张镐忽然侧头对张巡道："张大人，不知你对为官之道有何看法呀？"

"张将军，在下以为：为官者当以三者为天。"

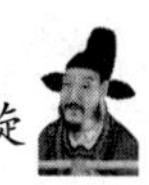

“哦？哪三者呢？”张镐问道。

“一者百姓，二者朝廷，三者皇上。为官不为民，不如不为官，愧对养育之父母；为官不为朝廷，愧对国家栽培之恩；为官不为皇上，愧对知遇之恩。”

“嗯，言之有理。那你认为怎样才能让三者都满意呢？”

“某以为，对百姓而言，以出行平安，生活富庶，快乐无盘剥为要义；对朝廷而言，以选贤杀贪，勤政爱民为要义；对皇上而言，昌时能提逆耳之直言，逆时能振奋帝心，战时马革裹尸乃为要义。”

“好，好，你言之有理。我想你若按此行事，必有一番大作为呀！”

二人又闲谈了一会儿，张镐突然又道：“我与你大哥乃同年进士，如今他已是监察御史。前些日子，他还给我来了一封信，让我好生照顾于你。”

张巡闻言，立刻便站起身来对张镐道：“张大人，万不可听我大哥之言。”

“啊，这是为什么呀？”

“张大人，我家兄长，没当官时，也是壮志凌云。如今，不思进取，做事畏首畏尾，生怕丢了那顶乌纱帽，我对他早有意见。但也无奈，他是我家兄长，请张大人切不可听他之言，若在下有什么不对之处，请按照朝廷的典政去处罚便是，万不可看在同年同窗之义上放纵于我。”

张镐一听，极为满意，赞赏道：“张巡呀，你果然名不虚传，你到任上，可一定要小心呀！”张镐说此话时，故意将声音加重，以示重要。

张巡一听，甚为奇怪，很想再问一问。但此时，张镐已经端起了送客之茶，张巡没有办法只得起身告辞，就此赴任。

此时，冯颜和张至诚向张镐双膝跪下，拱手恳求道：“张将军，我们二人愿跟随张巡一同前去清河，也好有个照应，因为清河县太过凶险，请将军恩准！”

这正是：自古仕途难善终，伴君伴虎古今同。

劝君切忌争名利，留得一生铁骨铮。

欲知后事如何，且听下回分解。

第十二回 张巡被贬清河令 无名酒楼遇险情

上回书说到，张巡因受不了功臣之后罗云等人的无端侮辱而与之展开了激战，无意中失手打死了罗云，高力士从中巧妙周旋，张巡顺利脱险。之后，张巡被贬清河县令，在前往清河县的途中，拜访了左拾遗大将军张镐。张镐的手下大将冯颜和张至诚愿跟随张巡一同前去清河县，张镐点头应允。

此时，冯颜和张至诚二人骑上快马，立刻追赶张巡一行，不多时，他们五人会合，一同赶往清河县。

书说简短。他们一路风尘仆仆，赶到了清河县。到了清河县城，张巡不禁大吃一惊，小时候他与法名师父云游时，曾经路过此处，那时候的清河县城非常繁华。可今日一看，这清河反倒不如从前了，大街上几乎是路静人稀，偶尔见到一个人，也大多是衣不遮体，面黄肌瘦，许多人的脸上都带着怒气。

张巡一看甚为奇怪，便下马询问一个年轻人："请问这位小兄弟，清河县城现如今怎么这样萧条呀？"

这个年轻人一见张巡身穿着官衣，身后还跟着四个人，吓得他全身直哆嗦。张巡连忙道："小兄弟，你不要害怕，我又不是老虎，吃不了你，哈哈……"

那年轻人见张巡甚为和蔼，便壮了壮胆子走到了张巡跟前道："回大人的话，只因近几年来，本地干旱，粮食颗粒无收。县大老爷又催捐纳税，所以本县的百姓都是面黄肌瘦，许多人都因此饿死了！"

"哦？竟有饿死人的事情出现？"

"是呀，前些日子，俺村就一连饿死了六个人啊！"

"那，本地的官员可否知道？"

"哼，当官的官老爷，他们只会装聋作哑，知道也说不知道！"

就在这时，一位老者正好走过来，一看年轻人正与一个官员模样的人说话，赶忙上前，一把揪住年轻人，高声骂道："你这小子，又犯神经病了，敢在这里胡言乱语，看我非打死你不可！"说罢，举起巴掌便打。

张巡一看，连忙阻拦，赔着笑脸，阻止道："这位老人家，不可不可。"

“哎呀，大人呀，这孩子他有神经病，他说的话全是疯话，您可别当真，可别当真。”说完，硬是拉着那个年轻人走了。

张巡见状，只得重新再找百姓，进一步了解情况。哪知这些百姓一见张巡叫他们，不是一问三不知，就是像见到了瘟神一般，撒腿便跑，唯恐躲闪不及。

冯颜和张至诚长期跟随张镐，见过世面。一看到这种情况，就知道是怎么回事了，连忙对张巡道："张大人，您这样问，是问不出什么名堂的，不如到了县衙再说吧。”

张巡一听，摇头说道："不可，若到了县衙之后，恐怕许多事情就更问不出来了。”

“大哥，你是县太爷，在这里你的官儿最大，到了县衙还有什么问不出来的呀？”雷万春在旁言道。

张巡一听，笑道："刚才那个年轻人不是说了吗，本地官员必定知道饥荒之事，而他们瞒而不报，这里边肯定有文章！”张巡若有所悟，又道："我看呀，老百姓躲着我们，全是这身官衣闹的，我们应该化装成老百姓，去民间探访。”说罢，张巡脱下了官服，换上了一身素服。

一会儿，五人来到一座无名酒楼跟前。之所以说它是无名酒楼，是因为整个酒楼不见写有任何名字和任何招牌，看到门头上飘有“酒”字的幌子，方知这里是座酒楼。

“呵呵——酒楼，那可太好了，我正好要喝一些酒呢！大哥，我们进去喝上几杯，解解乏吧！哈哈……”说完，雷万春抑制不住地大笑起来，惹得旁人驻足观看。

五人到了酒楼之上，定睛一看，这个酒楼虽然看上去豪华气派，但里边的食客却没有多少，看样子大多都是外地路经此地的人。店伙计一看来了五个人，连忙上前搭讪道："哎哟，客官您吃点什么呀？本店无论是天上飞的，还是地上跑的、水里游的、草棵里蹦的样样都有啊！”

张巡一听，微微一笑。店伙计非常热情，带着他们找了一个好地方坐了下来。这个酒桌处于饭庄的正中央，正好能听清楚这些食客所讲的话。

张巡问这个店伙计，道："请问小二哥，这里的生意怎么如此清淡呀？”

“唉！您一看就是外地来的朋友，还不知道，我们这里一年四季，除了金县尉的寿诞之日，那几天热闹之外，全是这样。”

“哦？那这是为什么呀？”

“本县穷呀，尤其是这几年，连年灾荒，可是官府的苛捐杂税不但没减，还一年比一年多呀，害得百姓都快活不下去了，哪里还有钱来馆子吃饭呀！”

张巡一听，心中觉得奇怪，暗想：这个店伙计怎么有这么大的胆子？竟然说出这等话来。

若是别的官员一听这话，非得将这个伙计抓起来不可。张巡没有这么做，因为他知道这个店伙计说的可能都是真的。

“我想朝廷一定是不知道这里发生的一切，如果知道了，一定会管的！”张巡道。

“哼！我们可不管什么朝廷不朝廷，我们只管把这清河县的县衙当作朝廷，反正县衙是不管。”

张巡闻听，对店伙计道：“清河县都成了这个样子了，当地的官员就不管吗？”

“他们这些当官的，哼，哪有这闲情逸致呀！他们若有时间，就会去定香阁逍遥呢！”

“哦——定香阁？定香阁是什么地方呀？”

“那是本县最有名的妓院。”

“妓院！那它在什么地方？我倒很想去看看！”张巡笑道。

“啊，好找呀，只要你问一下，这县衙在哪里？你就能找到定香阁了。”

“什么？”张巡闻听，不禁大吃一惊，心想：这县衙与妓院有什么联系吗？

“那定香阁离县衙只有几丈远，那些当官的天天往那里钻，这真是哪里拉屎，那里就招苍蝇，哈哈……”

“哼，真是胡闹！听说你们新任县令张巡就要来了，他可是一个正直的人啊！”张至诚在旁还未把话说完，店伙计早就笑得前仰后合起来。

“你笑什么？”张巡问道。

“你呀，别提那什么新县令了，他在几天前就该到任了，可是，到如今都还没来，你知道这是为什么吗？”

“为什么呀？”张巡问道。

“我听说，我们刚刚上任的知县大老爷张巡，其实啊，早在几天前就来了，他一到这里，哈哈，你猜怎么着，就在那定香阁待上了！现如今，还与那一品红在一起呢，哈哈……”

“岂有此理！”张巡闻听，勃然大怒。一下子便将手中的酒杯摔在了地上，惹得为数不多的食客们纷纷将目光都投到了张巡他们这里。

“诶，客官，你生什么气呀？”

冯颜在一旁指着发怒的张巡，向众人解释道：“他就是刚刚赴任的清河县县令，张巡，张大人！”

那店伙计一听，连忙笑道：“哎呀，原来是知县大老爷！您看我这嘴，真是没

把门的，怎么把您都给得罪了，真是该打、该打！”

张巡对店伙计说道：“你可知那定香阁是何人开的吗？”

“那还不知，那是本县的县尉大人金威武，金大人家所开呀！”

“什么？朝廷官员竟然开起了妓院，大胆！真乃气煞我也！我张巡焉能饶得了他！”

此时，雷万春在旁言道：“大哥，这小子也太不是东西了，不如让我先去宰了他！”说罢，雷万春便问那伙计，道：“唉，我来问你，那姓金的在什么地方？”

店伙计一听，向外指了指道：“由此往北，走上七百步。”

雷万春一听，提棍在手，迈大步就要去找县尉金威武。张巡一看，连忙一把拽住了他。

书中暗表，雷万春为什么这么痛恨妓院呀，前文书说过，原来雷万春的义妹柳倩，就是被卖到了妓院的，幸亏张巡给赎了身，如今他们与柳倩天各一方。所以，他才这样痛恨妓院。

言归正传。此时，张巡连忙对雷万春道：“你切不可莽撞，如果情况属实，仅凭这一点，只能将金县尉的官职免掉。你若杀了他，你也要丢掉性命的。”

“哦，这个罪状只能使他丢掉官！我这里还有他残害百姓，致使十人死亡的罪证！并且还有他杀害前任卢知县的罪证！”店伙计肃然道。

张巡闻听，心头不禁一惊，心里暗暗思忖：这个金县尉，真有这么多罪状？最令张巡吃惊的是，这个店伙计说，三年前卢知县被杀，竟然是金县尉所为。

书中暗表，张巡早就知道清河县的卢知县被害的事情，他是从兄长张晓那里得知的，那卢知县可是公认的好官呀！当时，他还慨叹，一个知县竟被这样不明不白地给杀死了，这里面一定有问题。

言归正传。店伙计对张巡道：“我说张大人，我若能拿出证据来，你敢把金县尉给抓起来吗？”

张巡冷冷地一笑，严肃道：“你所说的若是真的，即使是王公贵戚，我张巡也敢抓！”

那人一听，连声道：“那就好，那就好，不过，话又说回来了，你怎么抓他呀？”

张巡一听，不禁对这个店伙计疑问道：“你怎么知道这么多事情呀？难道你就不怕我是金县尉的同党吗？”

那店伙计朗声大笑道：“哼，我不怕，因为即使告诉了你们，你们又能奈我何！”

“你是什么人？”

“我？行不改名坐不改姓，我叫石承平。”

此言一出，在旁的冯颜和张至诚一听，大惊失色，对张巡说道：“大人，此人是一个江洋大盗，朝廷捉拿的要犯啊！”

店伙计石承平一听，冷冷地一笑，道：“不错，我是江洋大盗。但我敢拍着胸脯子说，我石承平没杀过一个好人，可你们这些所谓的官员呢？表面上是正人君子，其实满肚子全是男盗女娼。”

张巡一听，将脸一沉：“你说的，恐怕也太绝对了吧，我张巡也敢拍着胸脯子说，我从没有做过一件对不起良心的事情。”

石承平一听，不禁心中一喜。

“你来到这里到底想要干什么？”张巡问道。

“我？我就是来杀这个金老贼的！”

“啊？你万万不可！”张巡在旁劝道。

“这个不要你管。”

“这个我非得管，无论谁有罪过，都必须接受王法的审理。”

“什么王法？狗屁！我不信有什么王法！你若阻拦，今日就是你的死期。”

石承平话音刚落，只听“嚓嚓嚓”声音响动，张巡等人向四周一看，原来，这里的食客们都不是平常之人，个个手握兵刃，虎视眈眈，正要行刺张巡。

这正是：初来乍到清河县，微服私访到民间。
　　　　体察百姓万般苦，贪官污吏浮水面。

欲知后事如何，且听下回分解。

第十三回 设计捉拿金县尉 桩桩冤案得昭雪

上回书说到，张巡被贬到清河县，当了一名七品县令。当他看到清河县的百姓们衣不遮体，食不果腹，甚至还出现了饿死人的现象，感到很奇怪。为什么朝廷不知道这事儿呢？为什么这苛捐杂税如此沉重呢？于是，便与雷万春、李翰、冯颜、张至诚五人乔装改扮，深访民间。他们到了一个无名的酒楼之上，知道了金威武金县尉的所作所为。店伙计石承平等人在此守候，想等金县尉从此处经过时行刺于他，被张巡当即阻拦，石承平等人拔刀在手，就要强行刺杀。

张巡一看这阵势，冷冷一笑，言道："如果你们所说全是真的，我必然要管。其一，我乃朝廷官员，无论金县尉是否该杀，都要经过典政审判。其二，我身为本地知县，怎能眼睁睁地看着许多良民为了杀一个本该杀的人而丢掉性命不管？"

那店伙计打扮的石承平一听，不禁愣住了。他常想，天下的乌鸦一般黑，可他万万没有想到，天下竟还会有这样好的官。

张巡对石承平道："兄弟，只要你说的全是实话，我以项上人头起誓，若不将金威武绳之以法，我的这颗脑袋随你取去。"

石承平一听，想了想，便向周围众人喊喝道："众位兄弟，没想到今天又来了一位卢大人，我们暂且相信于他。"

石承平举手施礼道："张大人，我信你刚才所说的话，在这里请先受我一拜，这是为冤死的卢大人磕的。"

接着，那几个人也跪倒在地："这是为我的姐姐给您磕的""这是为我的妹妹给您磕的。"

张巡一看，连忙用手相搀。将众人扶起之后，张巡便与众人交谈起来。此时，张巡将这些日子查访的事情和众人的言语一比对，他全清楚了。

原来，清河县的县尉金威武确实是个欺男霸女、无恶不作的主儿，前任知县卢大人到任之后，待查明原因，欲向朝廷写奏章，没想到，却先被金威武给毒害死了。

那么，无名酒店里的这些人都是谁呢？在这些人当中，共有三个头领，大头领石承平，二头领宋若虚，三头领李辞，这三个人以前都是清河县的差役，不用说，其他若干人等都是他们的亲信。

有一次，宋若虚的姐姐和李辞的妹妹前往县衙找他们，二人没在，金威武淫心四起，竟然将二人逼死。这一下，石承平、宋若虚、李辞三人大怒，与金威武大战，结果被捉，关进了牢房。石承平是清河县的衙役班头，平日里待人不错，因此，他们三人被狱卒设妙计给放了。自此，这三人就扯了大旗，拉了山头，但他们却从来不抢老百姓和合法的商人，专抢与金威武勾搭连环的败类。

张巡听三人介绍完之后，沉吟片刻。点了点头，对石承平等人说道："若照你们所说，目前的清河县全在金威武的把持之下，抓住他恐怕很难，只有智取。"

石承平等人一听，连声问道："不知大人有何妙计？"

"你们几位过来。"张巡向石承平等人招招手，跟他们耳语一阵，如此这般、这般如此，然后石承平等人频频点头，转身而去。

两天之后，只见清河县城外人头攒动，全县上下各级官吏和富商都来到了离城三十里外的地方，迎接新任知县张巡张奉忠。

远远望去，只见张巡的大轿由四名轿夫抬着，前边有三十多个衙役，还有数十名吹鼓手和各式各样的牌子，像什么肃静牌、避让牌之类的，甚为气派，后边也是非常气派的布置。

张巡一行来到近前，清河官吏和富商们赶忙上前施礼。

"卑职清河县县丞刘学礼参见大人，卑职业已与城中各人等来此迎接大人，请大人下轿，容我等参见。"

过了很久，张巡这才用脚踹踹轿子。轿夫明白，赶忙放下大轿，掀开了轿帘。

众人一看，这才放下忐忑不安的心。方见张巡身上穿着一件极为华丽的官服，金边银线，一看就知道是件价值连城的物件，再加上张巡那高傲不逊的表情，一看便是一位少年得志之人。

书中暗表，张巡从那无名酒店出来之后，就命两名差役回去禀告了张镐，请张镐给他找一件好的官服。正巧张镐查了一名贪官，正欲将之上缴国库，一听张巡有用，便将这件赃物借给张巡一用，所以张巡才有了这件华丽的官服。

言归正传。且说清河县的各级官吏和富商们一看，心里就揣摩了：就凭这身衣服，再看这份儿表情，便可断定这个县大老爷是一个既贪财又爱耍威风的人。因为他们知道，不怕长官脾气不好，只要长官有喜好，自己便可投其所好，逢迎拍马，从而达到各自的目的。

这时，张巡对县丞刘学礼道："刘大人，全县的官吏都来了吗？"

"禀大人，只有金威武金县尉因有公事在身，抽不出身来，所以未到。"

书中暗表，其实金县尉没有什么公事儿，只是因为他不想被新来的县令压下头去，所以故意不来。按官职分，县令是七品官，县尉是从七品官，县丞是八品官。县尉主管军事，县丞协助知县主管政事。但是，这个金威武已在清河县当县尉二十多年了，根基深厚，党羽众多，从不把各届县令放在眼里。所以，清河县的县令在三年内换了五任。金县尉起初一打听，张巡才四十来岁，在他眼里还很嫩，根本没有把这位新任县令放在眼里，因此还泡在定香阁里嬉笑打骂呢！另外，他还有一个打算，那就是看看这位新任知县如何，如果还像前任卢大人那样，他再也不会轻易上当了。前任卢大人表面上对自己非常尊敬，暗地里却调查自己，结果把自己弄得非常的被动，这种事情决不允许再次出现。

为此，金县尉早有预谋，他得到消息，石承平等人已经潜入了清河县，准备刺杀自己。那为什么不及早动手捉拿石承平等人呢？金县尉早就听说张巡是个不好惹的主儿，就是想在这个节骨眼上，以剿灭石承平等人的名义，趁乱杀死张巡。然后，给朝廷一个奏本，就说新任知县张巡是被石承平等人杀害。所以，金威武暗中将清河县的衙役和一些军卒全都调动起来，伺机而动。

书归正传，话回张巡这边。县丞刘学礼一看张巡生了气，赶忙上前道："请张大人息怒，金县尉正在为石承平等匪徒祸害百姓之事而忙碌，不能到此迎接，请大人谅解。"

"哦？当今乃是天下太平之时，怎会有匪徒？他分明是看不起本大人，你命人告诉他：若不赶快来见我，日后就不要见了！"

说完，张巡"唰"的一下便将轿帘放下，再也不理清河县的各位官员了。无论刘学礼如何解释，张巡就是一语不发，连轿帘也不掀起。

正在这时，只听一女子在旁娇滴滴，笑盈盈道："张大人息怒，小女子有话要说。"

令众人吃惊的是，此女子一出，张巡又"唰"的一下猛将轿帘掀起。

张巡一看，点着头，默默道："嗯，此女子太漂亮了。"此时，许多人都看见了，张巡的脸上露出了灿烂的笑容，两道异样的目光在闪烁，亲切道："哟呵，这位小妹，你有什么话要说呀？快快请讲。"

"张大人，刘大人此言极是，金县尉为了清河百姓的平安，整日里都在想着剿灭草寇的事情，请大人不要因为这一点小事，便与金大人产生不睦呀，这对日后清河县的百姓可没有丝毫的好处，请大人三思啊！"此女伶牙俐齿道。

"好，小妹此言极是！"说完，张巡转头对刘学礼道："刘大人，刚才我说的话收回，请你立刻派人将金大人请来。我们一起与城中各位官员交谈交谈，也许还能给他出出什么好主意呢！"

这话刚说完，便又转回头对那位女子道："哦，不知小妹家住何处呀？你这一言，可点醒了我，若不然，我便将一位一心为朝廷辛劳的清官给误会了。"说完，两眼时不时地端详那位女子。

只见那女子款步上前，来到了张巡的面前道："小女子家住定香阁，名叫玉莲。"说罢，倒身便拜，故意脚下一滑，跌倒在了张巡的怀中。张巡一看，连忙故意装作惊讶的样子，扶起女子，连声问候，可那手却迟迟不肯松开。

众人一看，心中暗想：嘿，我们这位新任县大老爷，一看就是个好色之徒。

书中暗表，张巡这是故意在演戏，可是演技再高，那也是假的，这一举动可没有骗过那位女子。此女一看张巡的双眼，张巡虽然目视此女，但眼神中却有着逃避。女子一看，心中不禁一喜，心想：我看这位县大老爷，是一位正人君子，一定不会和那些贪官腐吏一样。

言归正传，简短接说。刘学礼一看张巡是这样的一个人，心中的石头这才放了下来，便命手下的一个亲信去请金县尉。

金县尉一听张巡是一个贪财好色之人，不禁大笑不止，自信道："哈哈……我就说过，天下能逃过财色的人，真是太少太少了，只要他有这个嗜好，我就不怕他不听我的话。"

就这样，金县尉认为张巡和他一样，也是个好色的贪官，便毫无防备地独自一人前往城外。

到了城外，来到张巡的轿前，微微礼道："不知大人来到，卑职真是过错啊。"

张巡见状，大喝一声："嘚，胆大的金威武，你竟敢如此目无本大人，万春，给我将他绑了！"

话音一落，雷万春上前一把便揪住了金威武，使金威武动弹不得。金威武一看有人要绑他，他可不干了，一个老牛大憋气，一声怒喝，想跃身而起，结果被雷万春使劲儿一摁，厉声道："别动！"

这金威武还真听话，竟然还真的没动。

话说这金威武也非等闲之辈，他身高足有九尺，力大如牛，很少有人能敌。据说，当年他还是个放牛娃的时候，有两头牛打架，他走上前去，双臂一较力，竟然将两头牛拨开，那力气可大了。如果让他走脱，前往城中调动军队，那可就完了。这些事情，石承平早就都跟张巡说了，所以张巡才命令雷万春上前去绑。

此时，金威武大吃一惊，心知不好，只好就范，连忙大叫道："大人呀，卑职只是迎接来迟，恐怕罪不至此吧，请大人原谅，全是卑职的过错！"

张巡闻听，冷笑道："金威武呀金威武，你的罪还小吗？你在县衙门前开妓院，仅此一条便可罢了你的官。除了这些，其余之罪，都可定为死罪！"

“哎呀，大人呐，那妓院是我家兄弟所开，不是我开的。若要追查，顶多定我个失察管教不严，也罪不至此呀！至于，您说的其余之罪，我可万不知晓，我真想不起来，难道我还有什么必斩之罪吗？”

“哼，你还敢在此瞒天过海？我问你：李辞的姐姐是否被你所杀？宋若虚的妹妹是否被你所杀？前任知县卢大人是否被你所杀？”

金威武闻听，头上不禁露出了冷汗，心想：他刚到此，怎么就知道这么多的事情呢？看来这下完了，一定是他早就盯上我了。金威武又转念一想：我可千万不能承认，若承认了，这可就都是死罪呀！想到这儿，金威武高声喊道：“大人，您这是受了别人的蒙骗，绝无这些事情啊！”

张巡厉声道：“金威武，我看你还能威武到何时？我劝你还是尽快承认了吧！”

就在这时，县丞刘学礼知道要坏事儿，想脚底下抹油——溜之大吉，去搬救兵，只听一旁的石承平忽然喝道：“刘大人，你要到哪里去呀？”

话音刚落，刘学礼就被石承平手下死死地按住。

张巡冷笑道：“呵呵，刘大人，我可真没想到，你也是个读书之人，孔孟之道你都读到哪里去了？来人呀，把他的官帽摘下来！”

“是！”李翰应声道，摘取了刘学礼的乌纱帽。

张巡又对金威武道：“你还是说了吧，我这里有人证物证！”

“什么人证？什么物证？”金威武狡辩道。

这时，只见宋若虚分开众人，来到张巡跟前，拱手道：“张大人，仵作已经到了。”

“好，李翰，你来做笔录。”张巡道。

“是，大人。”李翰说着，拿出了笔墨纸砚，开始记录。

“仵作，我来问你，前任卢知县是怎么死的？”张巡肃然道。

“回大人话，是……是被……被毒害死的。”

“那你为何在当年说是正常死亡呢？”

“这……这不怪我呀，那都是金县尉逼我这么说的！”仵作看看张巡，又瞅瞅金威武，浑身直打哆嗦。

“你、你这是一派胡言！”金威武在旁指着仵作怒道。

“住口！金威武，本县并未问你，你再多言，我就不客气了！”张巡厉声道。

“大人，我说的都是真的，您若不信可以开棺验尸。卢大人待我们非常好，三年来，每天我都是寝食难安，觉得愧对卢大人对我的恩情！今天，张大人秉公审理，我怎能再贪生怕死。所以，我全说！”

说完，仵作便将金威武如何威逼自己，自己如何保存卢大人的尸体等全都说了。

金威武一看，知道大势已去，再多说已经没有意义了。因此想道：不如等他们将我押回清河时，我设法通知我的兄弟和亲信，前去搭救于我，等我们杀出清河县，去当个山大王也好啊。

金威武正想着退路呢，此时一阵大乱，有十几名差役在李辞的率领下，推推搡搡地押着三个人到来。金威武一看，心中一阵长叹：我命休矣！原来，金威武的弟弟和两个亲信都被抓到此处。

书中暗表，原来张巡分兵四路：一路回张镐处，秉明缘由，请张镐赦免了石承平等山大王的罪过，并要来了绝对的处置之权。第二命李辞去盯着金威武的死党。第三路命宋若虚去请仵作，并且还要劝服更多的清河差役改恶从善。等二三路办完之后，共同捉拿金威武的两个弟弟，因为二人本来就是衙役，人少了不行。这一说，许多人都同意。他们假意请金威武的两个弟弟和死党吃酒，因为金威武去见张巡了，他们也就大意了，因此，都顺利被抓。第四路命石承平和雷万春找吹鼓手，并作现场的保卫防守工作。等一切就绪之后，张巡这才大大方方地赶往清河县赴任。

言归正传，继续接说。金威武见事情败露，一下子瘫坐在地上。张巡继续审问道：“金威武，你还有何话要讲？”

金威武一言不发。他在想，自己多说已经无益。就在这时，只见刚才那位女子猛然间抽出一把匕首，直向金威武刺来。

在场的人都因这女子的行动惊呆了，谁也没有想到这个女子竟然要杀金威武，张巡则手疾眼快，一把便将匕首夺了过来。原来这个女子的父亲也是被金威武所害，为了报仇，这才委身在他的身边。

后来，在这女子的带领下，张巡等人到了金威武的家中，搜出了五十万两纹银和三十名女子。张巡一看，知道这事重大，连忙让李翰修书一封，派人交给了张镐。

张巡抓住金威武之后，第一件事情是先将县衙旁的妓院给封了。第二件事情便是发出布告，告诉百姓：谁若有冤，尽可到县衙来告状。

起初，许多人都被金威武的淫威所吓，不敢前来。但此时就是仅凭张巡手中的罪状，都可将金威武判处凌迟了。所以，张巡上书朝廷，很快复议下来，布告清河县的百姓：金威武秋后问斩。

这一下，老百姓的胆子才大了起来，纷纷前来告状。等到了秋后问斩之时，与金威武做伴儿的还有清河县的县丞刘学礼、金威武的弟弟和五名死党。金威武这一死，清河县的民风为之一变。

光阴荏苒，岁月如梭。不知不觉，三年过去了，张巡把清河县治理得井井有条，再加上三年来清河县风调雨顺，粮食连年丰收，百姓则安居乐业，夜不闭户。

有道是，国有良相，民之幸也。论张巡的才学，来当这清河县的县令，本来就是大材小用，治理一个县绰绰有余。因此，在闲暇之余，张巡经常和雷万春一起切磋武艺，研究兵法。

忽有一天，张巡接到朝廷命令：命张巡带领清河县的人马前往清远县，配合当地官兵剿灭云峰山上的一伙响马。

这正是：上任伊始展雄才，报国安邦志慷慨。

　　　　为民除恶张正义，天地同辉壮我怀。

欲知后事如何，且听下回分解。

第十四回　三县联合剿山匪　张巡大战南霁云

上回书说到，张巡到清河县上任伊始就设妙计捉住了无恶不作的县尉金威武，真可谓是为民除害，造福一方啊，清河县的民风为之一变。三年之后，清河县被治理得井井有条，百姓安居乐业。

忽有一天，朝廷下令：命张巡速带人马前往清远县，配合当地官兵去剿灭云峰山上的一伙响马。张巡领命，连忙带领雷万春、石承平以及宋若虚、李辞、冯颜、张至诚和一千名兵士前往清远县。

张巡一行到了清远县才发现这是三县联合剿杀山匪，有清远县的县令令狐潮，陈县的县令许远，三名县令合兵一处，共有五千人马。

三位县令来到了清远县的大堂之上，张巡问道："请问令狐大人，这山上的匪患为何如此猖獗呀？"

清远县县令狐潮闻听觉得有些惭愧，摇头道："唉，张大人呀，这山上共有五百喽啰兵，人倒是不算太多，可是那里易守难攻啊，皆因他们的寨主太厉害了，听说这个寨主叫南霁云。"

张巡一听，皱起眉头，若有所思。

这时，陈县县令许远在旁道："一提起这南霁云，我倒是早就听说过。此人甚为了得，若能将之降服，必然是朝廷的一件幸事。"

"哦，许大人，看来你对此人有些了解，不知能否说一说呀。"张巡道。

"当然，当然。这南霁云是魏州顿丘（今河南省清丰县）人，祖辈以务农为生，因排行第八，人称'南八'，平时最喜欢打抱不平，曾经做过苦力，后因打伤了当地的一名权贵，浪迹天涯，这个人在江湖上仗义豪气是出了名的。"

"我非常的奇怪，这样的人怎么会占山为王呢？"张巡不解道。

"这有何奇怪，莽撞之夫天生便是草寇之命。"令狐潮不屑一顾道。

三位知县老爷又在一起谈论了一番，布置好了之后，三人各自回帐休息。

张巡觉得这两位知县都是了不起的人物，特别是许远，此人虽然出身官宦人家，但却没有罗云和秦秉龙等人的恶习。

说起来，这许远的出身很是了不起，其曾祖父乃是当过副丞相的许敬宗。一权贵欲将女儿嫁给他，许远说什么也不要，权贵暗中使坏，许远被贬高要尉。

那令狐潮也是位博学多才之人，但张巡却总觉得跟他接触好像有些别扭，究竟别扭在哪儿，张巡也说不出来，反正是觉得，此人不可深交，因为此人城府颇深。

第二日，张巡和许远以及令狐潮三人按照战略部署，率领五千人马来到云峰山。只见云峰山地势险要，山坡上衰草萋萋，一片荒芜。他们在山脚下扎下营寨，讨敌骂阵。不一会儿，山上便下来一哨人马。

领头的那人，正是南霁云。张巡和雷万春一看，心头一惊，因为这个南霁云太威风了，只见他：面色黑中透亮，粗眉大眼，狮鼻口阔，颏下一捋短胡须，头戴八角冲天盔，赤缨飘摆，前后护心境亮如秋水。身上穿皂征袍，内衬八宝驼龙铠。脚下蹬的是牛皮战靴。胯下那匹马，浑身上下，从头到尾，全是黑毛，就好像一朵乌云一般。一看到敌阵的人马，便综尾乱扎，好不吓人。这匹马可了不得，是南霁云新得的，他管这匹马叫作“乌云兽”。

这时，清远县的县令令狐潮沉不住气了，高声对众人说道：“哪位将军出阵，替本县将贼人抓住？”

话音一落，一名差役说道：“令狐大人，我愿意出阵！”令狐潮一看，此人乃自己的手下，名叫马上王。马上王催马提枪直奔南霁云而去。南霁云见状笑道：“来了一个不怕死的，嘚，来将报上姓名。”

“呵呵，你好大的口气，我叫马上王，马上之王也！”

“哦，哈哈……今天我就成全你，叫你马上死亡！”说罢，只见南霁云摆刀便剁，马上王举枪一扛，二人马打对头，便战在一处。没战两个回合，南霁云手起刀落，将马上王劈于马下。

马上王的兄弟马上帝一看，急得催马上前，喊道：“哥哥呀，兄弟我要为你报仇雪恨，来呀，看刀！”

南霁云见状冷笑道：“呵呵，又一个要死之鬼！”说着，向着马上帝大声喊喝道：“啊——嘚！”就这一声喊，震得官兵耳膜似针扎一般刺痛，马上帝还以为是天上打雷呢，不禁一时停马驻足。就在这时，南霁云马到、人到、刀也到，手起刀落，只听“啊——扑哧！”一声，将马上帝斜肩带背，劈于马下，这一回，他真的马上去见了上帝。

顷刻间两人被杀，见这阵势，众官兵无不骇然。石承平、李辞和宋若虚他们见状，刚欲上前，张巡在旁阻拦道：“你们切勿轻举妄动，你们的武功绝不是他的对手，雷贤弟你去与他战也一战！”

雷万春闻听，催马举棍直奔南霁云而来。南霁云循声望去，就这一看，心中一凛，心想：此人厉害，我可千万不能轻敌，想到这儿，南霁云将大刀一挥，“嘚，你可是雷万春吗？”

“嘿嘿，正是我，雷万春。”

“好汉，你跟随张巡，我早有耳闻。”

“我说南霁云呀，你少跟我套近乎，你占山为王，打家劫舍，沦为草寇，我岂能放过于你？”

“雷万春，此言差矣！我是被逼无奈才上山的，从来没有抢过平民百姓的任何财物，所劫之人皆是些贪官污吏，或者与官府勾结的奸商，我这是在替天行道！”

“你说的比唱的还好听，可是，谁信你的呢？”

“好哇，既然你不相信于我，也是奉命捉拿于我，我南霁云在此恭候，看看我手中的家伙什愿不愿意！”说完，南霁云把马一勒，举刀迎战。

雷万春双脚一踹蹬，双手一举盘龙棍，便朝南霁云的天灵盖上砸了下来。南霁云用大刀一扛，只听“当啷啷”的金属相撞之声，南霁云被镇得在马上摇了三摇，晃了三晃，两膀阵痛，虎口裂开，胸膛似被重锤一击，两眼发黑。

此时，雷万春也被震住了，只听“扑通——”一声，从马上摔落在地。在身后观战的张巡见状连忙喊道：“万春，切不可造次，你可要小心呀！”

雷万春赶紧从地上爬起，心想：反正我也骑不惯马，就在下边打吧！想到此处，雷万春举棍再次上前，闪展腾挪，把一条盘龙大棍挥舞得如一条棍网一般，将南霁云围在了当中。

这马上马下各有利弊，马下者机动灵活，既可打马腿，又可打骑马之人。缺点就是处在下风头，易于被攻击。南霁云坐于马上，摆大刀护住马和自己，一刀接一刀，一刀连一刀，将战马和自己捂得是风雨不透，他沉着应战，时刻在找雷万春的破绽。

南霁云论力气与雷万春不相上下，论武功可要高出一些。因此，二人打斗到六七十个回合之后，雷万春渐渐有些支撑不住了。

张巡在旁一看，连忙喊道：“兄弟，你快回来，待愚兄与他战上一战。”

奇怪的是雷万春并未归队，原来雷万春此时已经杀红了眼，根本未听到。张巡心里这个气呀，连忙对手下人道：“快，快，鸣金收兵！”

战场之上，闻鼓必进，即使前边是刀山火海；鸣金必退，即使是战胜敌人之时。雷万春一听，不敢违抗，赶紧一撤身形，退了下来。他大声喊道：“南霁云，非是我怕你，我大哥鸣金叫我回去，我可不敢不听。待我归来之后，再与你一战！”

南霁云闻听，微笑道：“你自便吧，我在此等你便是。”

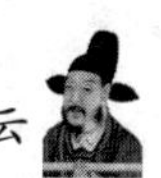

雷万春翻身跃马，直奔本阵。张巡面沉似水，斥责道："我刚才唤你回来，你为何不回，如有下次，定不饶你。"

雷万春闻听，吓得一头冷汗，忙道："大哥，哦，不不，禀张大人，我战得正酣，未听到您的命令，下不为例。"

书中暗表，张巡也是为了在将士们面前保持自己的威严，这才斥责雷万春的，不然的话，以后谁还听从自己的命令呢？

书接上文。且说雷万春向张巡低头认错，张巡狠狠地瞪了雷万春一眼，重申道："嗯，军令如山，下不为例！"

说罢，只听"嗝愣"一声，张巡取出大枪，"啪啪啪——"拧了个枪花，跃马上前，欲大战南霁云。

二人马打对头，张巡拱手道："南壮士，我乃张巡，我张某人是什么样的人，你可以四处打听打听，如果南壮士肯于归降，朝廷一定既往不咎，而且定会有所赏赐。"

"张巡，我尊您一声张大人，我对您早有耳闻，您是一位难得的好官，我对您也有几分敬仰，可是当朝昏庸无道，我岂能归降！"

"南壮士，那只不过是少数奸佞在败坏朝纲，有些事情不便在此详述，听说您当年也是位劫富济贫的英雄，今日竟然占山为王，落草为寇，岂不让人惋惜，只要你能归降，一切听便！"

"哼！朝廷以百姓为刍狗，百姓就以朝廷为草芥。俗话说，官逼民反，民不得不反。您去清远县看一看，各处百姓饥寒交迫，命在旦夕，而朝廷赋税却一加再加。你再看一看，这清远县有多少个山寨，清远县每家每户又还有多少成年男子在家？因为什么，你知道吗？因为他们都跑到山上来了。那些做官的，就知道官官相护，清远县的百姓无处申冤，无处告状，不扯旗造反，还等什么？想我南霁云浪迹天涯，也是因为贪官不查，逼我而成。"说完，南霁云仰天大笑。

张巡闻听，大吃一惊，肃然道："南壮士，您所说的都是真的吗？如果是真的，我定要上奏朝廷，朝廷一定会为民做主。但是，你们这样做，又有何用？朝廷大军数十万，剿灭你们又有何难？依我看，你们不如解散人马，好有个归处啊！"

南霁云闻听，朗声大笑道："张大人，你现在说得好听。如果我们现在便放下人马，那么你若派人剿杀，我等该如何是好？"

"南壮士，我张巡说话决不食言！"

"哼！张大人，此乃战场，不是你我叙话之地，来来来，你我大战三百回合，你若赢我，一切听从发落！"

说罢，南霁云举刀便砍，张巡将长枪一摆，将大刀磕了出去。二人二马一错蹬，便战在一处。张巡这把枪，使得上下翻飞，枪花闪动。真可谓：金枪一动，千朵梅花绽；枪枪精怪，直把鬼来陷；一扎眉头二扎口，三扎面门四扎肘，五扎前胸六扎手，七扎两腿八扎马，九龙翻尾冲天吼；九扎枪法，这枪枪锁血又封喉。

南霁云一见这阵势，大吃一惊，心想：真没想到张巡的枪法竟如此精妙，万万不可大意啊！想到这儿，南霁云刀刀慎重，丝毫不敢怠慢。二人打斗到六七十个回合之后，不分输赢。

许远一看，连忙对手下道："来人呀，快给张大人擂鼓助威！"

南霁云手下的人一看，官兵助上威了，自己这儿不能不助威呀，于是，五百喽啰兵扯着嗓子呐喊助威。

张巡和南霁云一听，各自抖擞精神。张巡一看，知道自己的力量不如南霁云，时间长了，肯定是要吃亏的，若要赢他必须要使个悬的。所以，张巡打着打着，来个马失前蹄，"扑通"一下摔倒在地。南霁云不知有诈，上前便是一刀。

其实，张巡并不是真正摔倒，而是这战马训练有素，前腿弯曲，骑马之人也并未倒地，而是将腿支地。所以，张巡听到背后有恶风来袭，猛一闪身，南霁云一刀落空，紧接着，张巡又猛一回身，提枪直刺南霁云的咽喉。

这正是：刀锋耀眼剑光芒，一身正气震四方。

打铁还须自身硬，云峰山上擒虎将。

欲知南霁云性命如何，且听下回分解。

第十五回 敕贬真源当县令 怒杀恶霸华南金

上回书说到，张巡带人马前往清远县剿灭云峰山上的山匪，匪首叫南霁云，这人武艺高强，杀富济贫，也是不可多得的人才。这次是清河县、清远县和陈县三县联合行动，三县的人马来到阵前，叫敌骂阵，南霁云率五百喽啰兵前去迎战，清远县县令令狐潮手下的两名官兵是一对亲兄弟，一个叫马上王，另一个叫马上帝，立马成了南霁云的刀下之鬼。紧接着，清河县县令张巡的手下雷万春跟他大战七十个回合不分胜负。后来，张巡亲自出马，又与南霁云大战七十个回合，之后仍然不分输赢。最后，张巡假意摔倒，南霁云举刀就砍，张巡猛一闪身，南霁云一刀落空，张巡又猛一回身，提枪直刺南霁云的咽喉。

张巡这一枪根本不想杀他，南霁云一看这枪没法躲过去了，将眼一闭，心想，随你去吧。但是，他只觉耳边一阵风声，睁眼一看，张巡含笑立马，南霁云面色一红，将马一勒，拱手对张巡道："多谢张大人不杀之恩，我南霁云输得口服心服。"

"南壮士乃武艺高强之人，若能回心转意，实乃国之幸、民之幸也！"张巡劝道。

"张大人过奖，我有一事相求，请求官府上书皇上赦免于我，以及跟随我多年的这些弟兄！"

"我张巡一口唾沫一个坑，一言九鼎，说话算数，我回头就上书皇上，表明你的冤情，还你一个公道！"

"好啊，再谢张大人，此愿若能实现，我愿意归顺朝廷。"

陈县县令许远看到此情此景，心里早就乐开了花，忙插话道："上奏皇上的事情就交给我了，请南壮士静候佳音！"

南霁云双手抱拳道："那好，我们后会有期！"

话音一落，南霁云率五百喽啰兵跃马扬鞭，一溜烟儿似地回山寨去了。

书说简短。没过多久，陈县县令许远把南霁云的冤情一五一十地写成文书，如实奏请皇上，皇上阅后大赦了南霁云，并把南霁云五百喽啰兵收归许远的帐下，享受官兵待遇，按今天的话来说，从此以后，南霁云也就吃上了皇粮。此事按下不提。

且说张巡，因为收服云峰山有功，加之在清河县任期已满，被皇上李隆基召见，回到了京都长安。众人猜测，这次回去，他定能飞黄腾达，官运亨通。

然而，当时正值杨国忠当权，是非颠倒，黑白不分，卖官鬻爵，民怨沸腾。按今天的话来说，就是不跑不送原地不动，跑步进京官运亨通。张巡看不惯这些人的所作所为，岂能与之为伍。任监察御史的兄长张晓和众多的同僚都多次劝他投靠杨国忠，因为当时杨国忠也很待见张巡，假以时日定会重用。但他想起黎民百姓，哪里还听得下去这样的规劝，他暗暗发誓：绝不贪图个人的荣华富贵，也绝不会攀龙附凤，依然拒绝兄长和同僚们的规劝，每每推辞杨国忠的召见，并坚定地回答："是方为国怪祥，朝宦不可为也。"意思是说，这正是国家不正常的表现，这京官做不得。于是，杨国忠又向皇上进了谗言，龙颜一怒，张巡再次敕贬为县令。

天宝十二年（753 年）一开春，张巡带随从一路风尘，来到道家鼻祖老子（李耳）故里——河南真源县（今河南省鹿邑县），继续做他的县令。

话说张巡一行来到了真源县，在北门口，张巡就远远望见有一行人，在此列队迎接他们。张巡下轿，走到近前，一中年官员迎上前去，拱手道："真源县县尉鲁奇，参见张大人！"

接下来，县尉鲁奇和一行官员全部跪倒在地，高喊："参见张大人！"

"众官员请起，不必多礼。"张巡连忙搀扶鲁奇等人。

鲁奇平身道："张大人，你们一路鞍马劳顿，请先回府衙歇息吧！"

张巡一行来到县府衙门，看到这里的房屋已经年久失修，很多房间露着天，已经无法居住。张巡稍稍安顿，顾不上休息，就和县尉鲁奇倾心长谈，了解县里的各种情况，同时让县丞李翰走访百姓，感知冷暖。

经了解，当地有个叫华南金的大吏，平日里飞扬跋扈，欺男霸女，祸害一方，从来不把县大老爷放在眼里，所以这里一连换了五个县令，要么与他狼狈为奸，要么就是被排挤欺压而走，天高皇帝远，无人管制于他，在当地流传有"南金口，明府手"的歌谣。

俗话说，冤家路窄。几天以后，张巡带着雷万春、石承平以及宋若虚、李辞、冯颜、张至诚、李翰和鲁奇等随从下乡体察民情。时值春耕季节，百姓不在地里农作，都围在街道上，冷冷地看着一行迎亲的队伍，这迎亲的队伍煞是壮观，唢呐声声，鞭炮齐鸣，好不热闹。原来，华南金正在迎娶第七房小妾，迎亲队伍路过此地，正巧与张巡一行碰个正着。

同时，张巡也注意到，此时老百姓也在用冰冷的眼神看着自己，看着他这个新来的县令，然后又冷冷地回头看向迎亲的花轿。

只见华南金骑着高头大马，在前面乐呵呵的，那神态简直就是不可一世，还不时地哼着小调："走呀走，乐呀乐，众乐不如我独乐，独乐不如我独乐……人生在世就是乐，哎——就是乐……"

这时，华南金看到前面有队人马挡道，一打听，才知道是新来的县令，便催马向前，走到张巡面前拱手一拜，道："华某当是谁呢，原来是新任的县大老爷，哈哈，失礼失礼，待华某娶回娘子之后，再去府衙一叙，哈哈……"

"呵呵，岂敢岂敢，华大吏声名远播，本官鼻子甚灵，不闻别的，就是能闻到一股臭味儿，这不，就顺着这股臭味儿赶来了，耽误大吏迎亲了，恕罪恕罪。"张巡含笑道，瞄了一眼两侧的百姓。老百姓纳闷儿呀，这新任县令所说的臭味儿是啥意思呀？

再看华南金，闻听此言脸色儿都变了，强压心中的不快，强颜欢笑道："呵呵，无妨无妨，县大老爷远道而来，下官本应亲自接应，只因家事忙得走不开，高堂逼着华某成亲，想再抱几个小孙子，不想两事撞在一起，看来，今儿真是个好日子啊，哈哈哈，走，县大老爷先行回衙，某片刻就去。"说罢，华南金抓住马绳，就想溜之大吉。

"且慢。"张巡阻止道："金郎年过四旬，如今才娶妻室，真是兢兢业业，为国忘家，张某曾闻听一句话，不知何解，另请赐教。"

"哦，何话？请讲。"华南金觉得不对劲儿，心里有些忐忑不安，但当着这么多人的面，只能装成一副不在乎的样子。

"南金口，明府手！"张巡一字一句道。

此话听得华南金心头一颤，随即哈哈大笑，得意道："这还不简单，如此说明华某一心为国，明府勤政为民呀，哈哈哈……"话音刚落，所有老百姓怨恨的目光都盯在华南金肥硕的脸庞上，华南金的脸瞬时煞红。

俗话说，公道自在人心。这下，华南金陷入了两难的尴尬境地，老百姓一腔怒火烧着了脖颈，恨不得喷了出来。

"原来如此，原来如此啊，哈哈哈，那生民应当感恩戴德，如此，张某也应向朝廷禀报，为金郎升官调派，他日管理一方百姓，更能为国尽忠，金郎觉得可行？"张巡含笑道。

"呃、这……"华南金一时语塞，他自知几斤几两，生就的地南瓜——上不了台面，如今被这么一捧，不知如何言语，心想：就先跟你扯淡吧，看你能奈我何？

"呵呵，如此，那就多谢县大老爷，他日定感激不尽，为国为民，共创业绩。"华南金还是想把话拉回来，给自己一个台阶下。

"好！金郎清正廉洁，敢于进言，与本县令共创业绩，实在太好了！可是，张某想要上报，真是择日不如撞日，生民在此，张某想让他们说说你的政绩如何。若金郎深得人心，张某就当众取材，以作上报之据，也可画押为证，如此，一举两得。”张巡说着，就命身后的李翰拿出笔墨纸砚，予以记录。

此时，华南金身下的马匹突然嘶叫一声，两只后腿打颤，华南金预感不好，心一下子凉到了谷底，可回头一想，谅这些刁民也不敢乱说，便恶狠狠地瞪着他们。

还别说，这招挺管用，前面的百姓都收下怨恨的目光，不敢与其对峙，可身后的人都侧头相看，他们可不怕，换句话说，在人群里，谁也不知道谁，又有什么不敢说的，若县令当真清廉，那就是出头之日。

“好。”张巡看着两旁的百姓，鼓劲儿道：“金郎没有言语，那说明同意，众位乡亲，有话直说，县丞李翰，洗耳恭听，记录在案。”

张巡语气一下就变了，听得华南金心头一紧，看样子是玩真的了，不行，自己得开溜。可是，一看张巡身边的雷万春、石承平等人，一个个都在虎视眈眈地注视着自己，心里直打颤，然后回头再看看自己的手下，一个个面露犹豫和怯懦之色，华南金的心里一下子凉了半截，心想：这下完了。一时间，华南金两腿打颤，神色慌张。

“县大老爷，狗贼胡说八道，一派胡言。”这时，人群里响出一个中年汉子的声音，张巡“哦”了一声，立即问道：“那歌谣是什么意思啊？”

“所谓‘南金口，明府手’，那是我们老百姓嘲弄官吏与恶霸相互勾结的歌谣，平日里华某人欺压百姓，无恶不作，我们都是敢怒而不敢言啊，贱民在此发言，本就没打算活过明日，若县大老爷真想为民做主，就听听我们老百姓诉诉苦衷吧。”说到这里，这个中年汉子怅然泪下，很多人也都呜呜地哭了起来，一下跪倒大半。

张巡连忙阻拦，高声道：“快快请起，快快请起，大家直言相告，张某定为民做主！”

华南金这下更慌了，手忙脚乱，勒紧了马绳，可他身下的马就是不走，一时间急得他直冒虚汗，身后抬花轿的壮汉也撑不住了，放下了轿子，里面发出呜呜的哭声，轿帘上摆时，隐约看到一位少女被塞住了嘴巴，手脚都被绑着。

“县大老爷，华南金为官四年，横行霸道，私增税赋，百姓苦不堪言，他上与官府勾结，恶判冤案，县里很多正直的善良人被他害死狱中，要想活命充军，还得大量金钱，我们早就被剥削殆尽，凑足银两，才救得两人，现如今发配上路半月，只怕是被害死了啊。”

“县大老爷，为我们做主啊。”所有人潸然泪下，呜咽的哭泣声直冲云霄。

此情此景，让张巡心痛不已，他握紧缰绳，怒视着华南金，愤怒道：“华南金，你可知罪！”

“哼！华某何罪之有？仅凭一面之词，证据何在？”华南金嘴上这么说，可是心里一直发虚，但还是很强硬，他知道自己现在不能软下去，一旦被抓，必将死路一条，这新来的县令哪来的证据？没有证据，能奈我何？

“呵呵。”张巡冷笑道：“证据！哈哈哈，华南金，这不是证据？轿里的女子为何被塞住口？又为何五花大绑？你欺压百姓，横征暴敛，强占民女，无恶不作，人证物证俱在，来人！给某抓了他！”

“呵呵，你管得着吗？当朝天子尚且如此，怎能让官兵放火，不让百姓点灯？”

“嘚，放肆，岂有此理！”张巡大臂一挥，怒火万丈，华南金见事情破败，猛地一抽马屁股，马匹受惊，猛地向前冲去，他想冲出人群，只要出了县城，凭他与其他官员的关系，自然保得性命，张巡只不过是一个小小县令，到别的地方，他自是管不着。

紧急关头，雷万春猛然一个转身，纵身一跃，抡起盘龙棍，用力一个圆抡，直接砸在华南金的耳门上，马嘶长鸣，华南金从马上重重地摔了下来。

这正是：为人自爱莫猖狂，天地公道有玉皇。

　　　　善恶到头终有报，人间正道是沧桑。

欲知华南金性命如何，且听下回分解。

第十六回 张县令造福真源 安禄山蓄意谋反

上回书说到，张巡来到河南真源县当县令，下乡体察民情之时，巧遇当地恶霸华南金迎娶第七房小妾，张巡发现华南金花轿里的小妾被五花大绑，还塞住了嘴巴，便当众审讯，欲将华南金抓获归案，不料华南金勒马欲行逃跑，紧急关头，雷万春抡起盘龙棍，直砸其耳门，华南金从马上重重地摔了下来，只见一簇鲜血从口中喷出，便一命呜呼。

见这阵势，所有当场的人都懵了，华南金被就地正法，张巡一腔怒火也释放殆尽，看着华南金的那些随从，个个像筛糠一样颤抖着身子，跪在地上爬不起来。

此刻，张巡也不想再追究下去，初来乍到过于杀生也不好，更何况这些人本性不坏，按现在的话来说，只不过是跟错了领导，站错了队，便加以严厉训斥，最终下了判决："尔等罪状已记录在案，待回衙之后，张某会酌情上书朝廷，让尔等戴罪立功，若有不改者，杀无赦！"说到这里，张巡停顿一下，清了清嗓子，继续道："当然，戴罪立功期间，俸禄照发。"

华南金的随从们个个感恩戴德，一个劲儿地磕头谢恩："谢张大人不杀之恩，我等要洗心革面，重新做人，为张大人效犬马之劳。"此情此景，也感动了在场的老百姓，那个胆大的中年汉子率先"扑通"一声给张巡下跪道："小民叩谢青天大老爷！"他这一跪，后面呼啦啦跪倒了一大片，叩头拜谢，高呼："青天大老爷为民做主，小民叩谢青天大老爷！"

张巡的做法可谓是国法严明，恩威并施，深得人心，老百姓拍手称快。张巡回到县衙，顾不上休息，连夜将真源县的民情记录下来。

第二天一大早，张巡就召集县丞李翰、县尉鲁奇以及雷万春、石承平、宋若虚、李辞、冯颜、张至诚等人前去堂前议事，听取他们的意见。

县尉鲁奇耳闻目睹张巡和雷万春的做派，可以说敬佩得五体投地，拱手行礼道："张大人，雷兄怒杀华南金，可以说是为民除害呀，鲁某早就对他看不顺眼，只因官军不斗，鲁某也是有心无力，今日被雷兄斩杀，真是大快人心！"

张巡闻听，脸色沉了下来，长叹一声，说道："唉，杀了华南金，是张某一气

之下所为，虽说他罪有应得，可张某也没按规办事，他的人自是有所分说，也罢，张某就算在真源县待不了多久，也定要为民除害！”

这最后一句，张巡说得铿锵有力，鲁奇听了心里一颤，心想：耳听为虚，眼见为实，这张巡岂是等闲之辈，真有超强的魄力啊！

“无妨，鲁某看谁敢找张大人滋事，定灭了他的老宅，张大人只管放心去做，其他事有我，这真源县的治安，鲁某还是有几分把握的，鲁某说你无事，那便无事。”鲁奇说得义愤填膺。

“那好，以后鲁县尉负责全县治安，雷万春负责官兵操练，你们要相互配合，各负其责！”

鲁奇和雷万春齐声答道：“是，请张大人放心。”

随后，张巡谈了自己的想法，他要免去老百姓当年的税收，开荒种地，扶持和发展家庭副业。这一想法得到了县丞李翰和县尉鲁奇等人的赞赏和支持。

之后，张巡上书朝廷，他的想法得以实施。此言不赘。

且说张巡自从到真源县就任，闲暇之余，就认真研读起了老子的《道德经》。这天，张巡在书房默诵道：“天下万物生于有，有生于无。”“无”和“有”相生相克，相辅相成，人生即是如此，活了一辈子，无非就是“有”和“无”，可这俩字看似简单，实则是酝酿这一生的智慧和精华。当你一无所有的时候，你奋发图强，所以你拥有了“有”，可你不懂得中和，便走向了极端，直至有中生无，一切化为幻影，这些都是不定性的事物。生命便是最好的体现，我们拥有了生命，所以我们开始走向了“无”，化为一抔尘土。

张巡曾研读过《孙子兵法》，他觉得老子的《道德经》与《孙子兵法》有异曲同工之处，孙子不求胜，老子的用兵之道也是不求胜，可他们的智慧却让自己的军队屡战屡胜，不战而屈人之兵。所以，鬼谷子感叹：圣人之言不可不察，他们用自己一生所悟的智慧书写了这些书籍，最终找出人性中和的一面，难能可贵！

张巡从《道德经》中得到了升华，总觉得自己一无所有，处于“无”的状态，所以他有忧患意识，当心中的“无”沉淀到一定的时候，便化成了“有”，所以后来他拥有了本质不想要的一切，名誉、地位等，他得到了大有。

“是以圣人犹难之，故终无难矣。”这是一个得道者的境界，更是一种大格局。张巡的格局和境界在沉韵中缓缓提升，为他以后的征战起到了关键性的作用。当然，这是后话。

张巡在府里研究《道德经》和兵法，励精图治，韬光养晦，似乎总觉得有能用上的时候，真源县本来松散的军队，在张巡和雷万春赏罚分明的管制下，各个恢复了往日的气象，如狼似虎，干活训练都很卖力。

渐渐地，张巡走进了这些官兵的心里，成了他们的主心骨，队伍也逐渐壮大起来，由原来的五六百人发展到近千人。老百姓谁家有困难，张巡就主动带人去帮助谁家，真正做到了官民一家亲，许多人都受到了他的恩惠，誓死跟随张巡，为老百姓谋福祉。

两年之后，真源县恢复了以往的宁静与祥和，老百姓安居乐业，各行各业蒸蒸日上，许多外出逃难的百姓也陆续回来了。

且说这年二月十五，正是太上老君、道教始祖老子的诞辰之日，张巡见真源县风调雨顺，便带着县里的大小官员，前去老子的诞生地——真源县城东十余里的太清宫老君庙祭拜。据说，当年李渊曾带兵打仗来到这里，住在了隐隐山上这座道观里。大唐建立后，李家为了匡扶民心，便以老子为祖宗，因此这座庙宇也得到了兴盛，曾经香火不断，但后来这里官匪横行，渐渐没落了。张巡觉得这是一个国家灵魂的代表，不能让其没落，便率众重新修缮太清宫，延续香火，弘扬道家文化。

张巡心里装着老百姓，百姓冷暖挂心间，使得真源县的面貌焕然一新，出现了少有的安泰祥和之景象。

一日，真源县众多百姓齐聚府衙，要给张巡修建一座祠庙，以作供奉，被张巡婉言拒绝，并告知百姓："圣主承德，张某只不过江河之小流，不可提及。"

然而，谁曾想世事难料，多年后风云突变，这位一心为民的好官，最后用自己的生命做了最好的诠释，老百姓也终为他立祠颂扬，永垂不朽。当然，这也是后话。

花开两朵，各表一枝。真源县的老百姓刚刚过上好日子，谁知，战乱的序幕即将拉开。在离真源县不到四百里的陈留（今河南开封）城门下，突然间来了三千匹精壮的宝马，这是兼任平卢（今辽宁朝阳）、河东（今山西太原）、范阳（今北京）三镇节度使的安禄山敬献唐玄宗的，每匹马都有两人护送，由以察哈尔为首的二十二位番将押送，经过这里时，被河南尹达奚珣扣留。

为什么扣留？因为达奚珣怀疑安禄山图谋不轨。在此之前，达奚珣早就听朝野议论，奸臣杨国忠也纷纷弹劾安禄山，说他重兵在握，迟早兵叛谋反，唐玄宗不信，但安禄山现在又带来这些兵力，可谓是司马昭之心，路人皆知。

达奚珣将马匹全部收押，由官府交给马夫，建议入冬再送，而这里有河南节度使军，拥兵四万之众，番将只得隐忍返回。达奚珣将此事快速奏请唐玄宗："谕安禄山以进车马宜俟至冬，官自给夫，无烦本军。"于是，唐玄宗稍悟，才感触到安禄山别有用心。正巧辅璆琳因受安禄山贿赂策反，做了双重间谍，回来之后报喜不报忧之事败露，借故把他处死，即派中使冯神威持手诏告谕安禄山冬天献马，并说："为卿新作一汤池，十月于华清宫待卿。"冯神威到那以后，安禄山肥胖的身子

微坐在大殿之中，不起身接见，只淡淡地问了句："圣人安好？"

冯神威屈居，便说道："圣上懿旨，命安节度使入冬再献宝马。"安禄山不予理睬，吃着水果，半天才散漫一句："马不献亦可，十月定灼然京师。"之后就不再见他，冯神威以为安禄山不明白意思，便一直等待接见，直到数日后，被安禄山强行送走。

回来之后，冯神威憋屈之极，在朝堂之上哭着说："臣几不得见大家。"唐玄宗李隆基闻听，大为震怒，简直不敢相信自己的耳朵，更不敢相信安禄山会反叛，在他心里，此人一直是一个憨厚淳朴之人，也深得杨贵妃宠信。杨国忠告之，他总以为是将相不和，所以屡次撮合，希望内外和睦。

书中暗表，安禄山乃营州（今辽宁朝阳）人，本姓康，名轧荦山。其父是康姓胡人，其母阿史德氏是个突厥族巫婆。安禄山之父死得早，他从小随母在突厥人部族生活，之后，其母改嫁于突厥将军安波注之兄延偃。开元初年，其族破落离散，他与将军安道买之子孝节，安波注子安思顺、安文贞一起逃离突厥，遂与安思顺等约为兄弟，从此即冒姓安氏，名禄山。

安禄山本是一个不安分的商人，一直在边疆混迹，经历风土人情，吃了不少苦，也渐渐积攒下许多钱财，识人情冷暖，懂阿谀奉承，他一直也是靠这张嘴吃饭，认识了不少中原人与胡人，用现在的话说：通吃黑白两道。

不甘平庸的他见边疆战乱不断，而他又十分了解地形地貌，对作战有很大帮助，便在三十岁时投靠参军，之前的财务全部用来巴结上官，加上他懂得用兵之道，屡建奇功，每每利用地形，以少胜多，战功卓越，四年之内，就坐上了平卢将军之位。

天宝元年初，刚满四旬的他，一跃成为边疆藩镇朝阳古城的一级最高军事统帅——平卢军节度使。在此后的十几年中，他飞黄腾达，在唐朝严格按照任职年限资格任官的体制下，创造了和平年代边疆军帅仕途腾达的神话。天宝十载二月，也就是他四十九岁的时候，已是身兼三镇节度使，同时兼领平卢、河北转运使、管内度支、营田、采访处置使。

重兵在握的他，曾多次到长安参加宫廷和官场的活动，每次入朝经过龙尾道时，总是南北侧目窥察，很久才进殿去。可见他心中对大唐的锦绣河山已经开始有蠢蠢欲动的念头，感到天下可图，朝廷可欺，不免暗生异志。

于是，便暗中派其心腹部将刘骆谷常驻京城长安，又与皇室结亲，对朝纲了如指掌，了解玄宗喜好，便送上珍禽异兽，珠宝琳琅，巴结杨贵妃，甚至以自己五十岁的高龄拜三十一岁的杨贵妃为干娘，深得玄宗宠信。

玄宗给安禄山一家人的加官晋爵使得他踌躇满志，更加骄恣。他招降纳叛，极力扩充势力。他续用一批有才学的文臣如高尚、严庄等为幕僚，成为自己的心腹。

同时又从行伍中提拔了一些智勇兼备的将校如史思明、安守志、李归仁、蔡希德、崔乾祐、尹子奇、武令珣、田承嗣等为自己的爪牙，委以重任。在他的周围聚集了一批文臣武将。

同时，还从同罗、奚、契丹降者中选拔精壮八千余人，增加自己的势力，当年初，安禄山遣副将何千年奏表朝廷，请求以番将三十二人代汉将，玄宗同意，仍不信其有谋反之心。此时的安禄山心想：现在不反，更待何时！

书归正传。安禄山宝马献计失败后，就开始与他的几个心腹密谋此事，知其内情的也只有孔目官、太仆丞严庄，掌书记、屯田员外郎高尚，将军阿史那承庆三人，其余将佐尚一概不知。

从八月起，安禄山常常犒劳士卒，秣马厉兵，似做战前的准备工作，不知内情的人还感到十分奇怪。十一月六日，安禄山突然召集大将们举行宴会，在酒酣耳热之时，拿出了事前绘制好的地图给大家看，图上标明了从范阳至洛阳沿线的山川形势、关塞要冲，向将领暗示了他的进军路线。宴会结束时，向每人赏赐了金帛，并授予一张地图。

安禄山叛乱的准备工作一切就绪。

十一月八日，恰巧奏事官从长安回到范阳，安禄山很快伪造了诏书，立即召集诸将，把假诏书展示给诸将看，并说："有密旨，令禄山将兵入朝讨杨国忠，诸君宜即从军。"

诸将听后，面面相觑，没有一人敢有异议。接着，安禄山命范阳节度副使贾循守范阳，平卢节度副使吕知诲守平卢，别将高秀岩守大同，其余将领皆随他出战。除调动本部兵马外，又征调了部分同罗、奚、契丹、室韦人马，总计十五万，号称二十万，连夜出发。

次日凌晨，安禄山出蓟城南，检阅了军队，并举行了誓师大会，以讨杨国忠为名，在军中张榜说："有异议煽动军人者，斩及三族！"安禄山乘铁甲战车，亲率十五万大军挥师南下，以锐不可当之势，很快就横扫整个河北，正可谓"步骑精锐，烟尘千里，鼓噪震地"。至此，影响后世几百年的安史之乱全面爆发。

当时，大唐上下过惯了太平日子，官府库房里储存的铠甲、兵器要么朽烂，要么锈钝，已经不堪使用，正可谓天下承平岁久，以致官民不识兵革。所以，突然听到安禄山范阳起兵的消息，不少官吏吓得魂飞魄散，弃城四逃。叛军所过州县，有的弃官逃命，有的望风瓦解，有的提前自杀，有的束手就擒，有的开城出降，安禄山一路所向披靡，进兵迅速。

这正是：玄宗故纵藏隐患，岂知胡马欲谋反。
范阳起兵乱朝纲，狼子野心已昭然。

欲知后事如何，且听下回分解。

第十七回　安禄山自称武帝 杨万石暗降叛贼

上回书说到，安禄山起兵范阳，亲率十五万大军挥师南下，以迅雷不及掩耳之势横扫了整个河北。至此，安史之乱全面爆发。

叛乱开始七天之后，正在华清池逍遥享乐的唐玄宗才得到消息，他勃然大怒，便匆匆返回长安，下诏给安禄山，严厉责备，命他率军返回驻地。安禄山傲慢地加以回应，继续进军。唐玄宗下令，悬赏求购安禄山的人头，各处张贴榜文，同时下令处死了安禄山的长子安庆宗，刚嫁给安庆宗的荣义郡主被赐死，安禄山的原配夫人康氏住在长安，也被赐死，安禄山的族弟安思顺因为事先向唐玄宗告发安禄山的谋反图谋，因此没有被唐玄宗问罪，只是罢免了安思顺的朔方节度使职务，后被陷害致死。

与此同时，唐玄宗封常清为范阳、平卢节度使。郭子仪为朔方节度使。王承业为太原尹。张介然为河南防御使，驻守在水陆交通的要道陈留。金吾将军程千里为潞州长史。荣王李琬为征讨大元帅，高仙芝为副元帅，征募河陇一带士兵，驻守陕郡，准备迎贼。

安禄山的叛军一路南下，于十二月三日抵达河南道灵昌郡（今河南滑县）的黄河北岸。此时正值隆冬，但黄河还没有封冻。他们就搜集大量渡船，用大绳子联结起来，排向对岸，船中间丢下草捆和树木，结果一夜之间都被冻在河中，形成一条过河的大路，大军因此得以顺利通过黄河。

河南防御使张介然匆匆赶往陈留，组织城防。陈留人口众多，男儿也不少，但是，真正能够披甲执器、充当守城之士的人并不多。张介然谨慎筹算，但不善用兵之道，素不习战，只得死守城池，眼睁睁地看着安禄山从灵昌（今河南滑县东）渡过黄河而不阻。五日之后，安禄山的大队人马兵临陈留城下，吹角鼓噪，气焰嚣张。

这天凌晨，张介然看着黑压压的大军，个个面色凶狠，凝重的血腥气息弥漫整个城池，许多将士疲软害怕，在张介然的强令下，坚守阵地，战斗一触即发。

城池之下，叛军一位军使大喝道："张大人，吾王特赦开封，命你即刻投降，官职依旧，否则杀无赦。”

张介然忠勇一生，玄宗待他不薄，多次顺其意，直至被调至他的老家陈留，此时若是投降，不仅对不起父老乡亲，更是愧对圣上，而且安禄山生性残暴，河北兵破诸县，无不烧杀抢掠，所过之处，一片狼藉。他自是投降，也不会有好下场，或者说，压根就没这个念头。

于是，张介然高声喝道：“忤逆贼子，逞兵革之勇，就想夺得天下，痴人说梦，众将士听令，本使与你们浴血奋战，为了身后的黎民百姓，此战必胜！”

接下来，双方展开激战。然而，陈留地处平原，安禄山十万大军将城池四面围得水泄不通，每面城门都有几十架云梯，一次性就可上去几百人，不时云梯摔下，砸进人群里，所有人都因这血腥的战场变得麻木。城池上胆怯的士兵哪曾见过这样的阵势，立刻吓破了胆，不久城墙攻破，此时守城将士早无战意，死的死，降的降，有些甚至直接塞钱，希望能饶其一命。

整军之后，安禄山走进府邸，看着张介然的书房，几案上还有字未写完：

“臣不知几，臣定俱身相战，此战必捷。”

安禄山看后哈哈大笑，下令将未死的张介然带来，一口水喷醒了他，见他要大骂，一脚踩在他的脸上，让其不能说话，随即又一脚踩在他的伤口上，道：“然、大命，可是应天意降之？”

“呸！”张介然向面前的地面喷出一口血，咬着牙挣扎，誓死不降。之后，张介然被斩于军门，并传送首级于河北。

一日，安禄山之子安庆绪无意之间在陈留的城门外看到了张贴的皇榜，正是大哥安庆宗被杀的通告，安庆绪慌忙跑去哭报父亲。安禄山坐在官邸，又惊又痛，两手抚胸大哭几声，道：“我儿子为何被杀？他有何罪？唐黄狗，某不灭你，誓不为人！”眼泪刷刷地往下流，安庆宗是他最爱的儿子之一，也是最信任的，所以留在了朝堂，却没曾想是自己害了他，深感愧责。

书中暗表，安禄山一共有 11 个儿子，大儿子安庆宗，官至太仆卿。二儿子安庆绪是鸿胪卿，另一个儿子安庆和为秘书监。

二儿子安庆绪原名安仁执，唐玄宗赐名为庆绪，他精通骑射，但一向性格懦弱，言词无序。安禄山偏爱这个二儿子，不到二十岁就给他弄了个鸿胪卿，兼任广阳太守。安禄山反叛之后，任命他为都知兵马使。

言归正传。且说安禄山得知大儿子安庆宗被杀的消息，盛怒之下，他把怒火发泄到投降的官兵身上。他命令这些官兵夹道站立，让他们用刀互相砍杀，六七千人因此丧命，一时间血流成河。

面对如狼似虎的安禄山叛军，各地官吏全无斗志，不堪一击，遇敌必败，灵

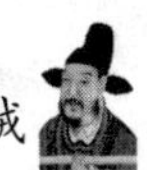

宝、洛阳等地相继失守。公元755年十二月十日清晨，狂傲不羁的安禄山站在洛阳城头之上，双手高举，仰天大笑道："哈哈……哈哈……皇帝轮流做，今年到我家！"

天宝十五年（756年）正月初一，安禄山自称雄武皇帝，国号大燕，改元圣武元年，设置丞相等朝官，封其子安庆绪为晋王，安庆和为郑王，叛将达奚珣为左相，张通儒为右相，严庄为御史大夫，张通晤为睢阳太守，杨朝宗为陈留长史，定都洛阳，以范阳为东都。

之后，安禄山命睢阳太守张通晤和陈留长史杨朝宗向东攻城略地。随即，弘农、临汝、濮阳、济阳和云中等郡相继陷于叛军之手。东平太守嗣吴王李祗、济南太守李随起兵抵抗，这才压住叛军东进势头。但是，叛军回首又在河南及临近的安徽诸县肆虐。

叛军长驱直入，眼看就要攻打到离真源县相邻的雍丘（今河南省杞县）和睢阳一带，这可是南北通衢，国之命脉呀，一旦雍丘和睢阳失守，就等于国家的南大门被打开了，大唐也就断了物资供应，那大唐真的要完蛋了！

真源县的县令张巡和雷万春、鲁奇、李翰、石承平等人在县衙干着急，只得命人出去打探消息，他们属于最基层的兵力，必须要经过上司同意，不然很有可能被当作叛军剿灭，因为此时关键之极，河北诸县就是如此逃亡与投降的，这简直是国之耻辱啊。

张巡和雷万春等人在商讨防兵布阵的事情，他们无不咬牙切齿，恨不得马上就去绞杀叛贼。

这时，忽闻一声："报——"

张巡急切道："可有要事？"

"报告张大人，谯郡（今安徽省亳州市）太守杨万石，命张大人即刻前往，商讨战事！"

张巡激动不已，一把抓过特令，仔细一看，果真如此，急忙道："雷万春，你们少安毋躁，某先去谯郡，待了解情况之后，定和你们征战于天下。"

雷万春等人心里明白，张巡不打无把握之仗，而且这数万百姓还需要他们保护，怎能离去。于是，他们回到几案前，急忙察看地图。

张巡走出门外，飞身上马，快速往东方五余多里的谯郡奔去。

张巡快马来到谯郡府衙，只见谯郡所辖大小诸县的县令均已到位，在大堂之下排站整齐，太守杨万石坐在大堂之上，首先通报了当前的战况，官腔十足道："前几天，睢阳太守张通晤已经攻陷曹（今山东曹县西北七十里），直逼谯郡，虽然被吴王李抵挡了回去，可他的爪牙已经探到这里……唉，大唐亡矣！尔等还是早做打算吧！”

谯郡太守杨万石晓之以理，动之以情，说得头头是道，其目的，说白了就是让他所管辖的诸县投降！

殊不知，杨万石一见安禄山大军攻占洛阳称帝，他就心灰意冷，而且中年之时，他曾被唐玄宗排挤，被调到这穷乡僻壤，所以一直耿耿于怀，可以说身在曹营心在汉，当一天和尚撞一天钟。当张通晤快要打到这里时，他就跟其通了气儿，保证在半月之内，让谯郡诸县均归叛军，与其一起对抗大唐。所以，他就火急火燎地召集诸县县令，对其做思想工作。

杨万石稍作停顿，对诸位县令察言观色，见有人点头附和，就继续道："俗话说，识时务者为俊杰。如若不降，到时则无人能救啊！"

闻听此言，诸县令度量权衡之下，便唯唯诺诺，只得点头称"是"，只有真源县县令张巡和城父县县令姚訚站在一旁对视一眼，摇头叹息，沉默不言，如木桩一般，一动不动。

其实，张巡心里早就暴怒不已，要不是他只是一个小县令，他真恨不得一巴掌抽过去，然后再一剑刺下去，拿去杨万石的狗命。此时，张巡心中骂道："杨万石呀杨万石，你拿着朝廷的俸禄，还说大唐亡矣，真乃不忠不义之辈！"

杨万石发现张巡面色不对，就站起身来，走到张巡面前安慰道："张大人，你能文能武，是个不可多得的人才，一腔热血，满身抱负，可大唐君昏，奸臣当道，不用圣贤，不然怎会让安乘虚而入？而安重用贤能，才是天下归之的好去处啊！"

随后，杨万石当众宣读任命状：命张巡为长史（相当于现在的副市长），让其带真源县若干兵力，先去接应张通晤。

张巡心中明白，此种情形，不能来硬的，只能沉默不语。

三日之后，张巡从谯郡回到真源县府衙。只见他脸色阴沉，气急败坏，一下马就指着东方（谯郡的方位）大骂一通，连声喊道："叛贼、狗贼……"人人见之，无不胆寒。人们纳闷儿呀，这张大人从谯郡回来，发的哪门子火呀，看起来像是受了委屈，而且是大委屈。雷万春走上前去，问起缘由，只见张巡对雷万春耳语了一阵。

"什么？杨万石让你率军投降？这个狗杂种！"雷万春气愤道。

张巡递给雷万春一张任命状，这是张巡的第一次升官，升为长史，却没想是以叛国丧德为代价，这简直是对他的侮辱。

"奸臣当道，贼子忤逆，唉，何以生此事端。"张巡仰头看着房梁，真想一头吊上去，有这样的上司，让他感到羞愧不已，他火冒三丈，一想起自己在谯郡时的唯唯诺诺，真乃羞愧难当啊，关键时刻却毫无作为。然而，话又说回来了，当时他

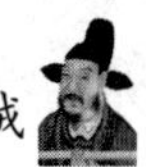

不那样做，又能如何？万一被太守杨万石知其居心，恐怕就回不来了。

“张大人，此事已经发生，得想个好办法呀！”雷万春来回踱着方步，束手无策。此时，他们都明白，仅凭真源县千名官兵能干什么呢？叛军动不动就上万人啊！

“现在上不及力，下无兵源，这如何是好啊，这、这——”张巡思虑片刻，两人沉默良久，只得同时一叹，唯一之计只能如此、如此这般，彼此对视一眼，商谈几句，便一脸惆怅地走出大堂，各自回房休息。

这正是：胡马铁蹄踏中原，腥风血雨巨浪翻。

　　　　张巡正欲展伟业，驰骋疆场挽狂澜。

欲知后事如何，且听下回分解。

第十八回　祭拜老子佑大唐　养精蓄锐抗安贼

上回书说到，张巡从谯郡回到真源府，得知谯郡太守杨万石暗中勾结叛贼，早已归降了安禄山，便气急败坏，恨不得一刀剁了他，可是为了大计，他只好忍气吞声，明修栈道，暗度陈仓。

翌日清晨，一轮朝阳从东方隐隐山上喷薄而出，太阳的光辉洒在身上，让人感觉到暖乎乎的，心中充满了希望。

张巡把府衙大小官员分派到各村，挨家挨户，口口相传，道：国家危临之际，各家各户都要到真源县东十里太清宫祭拜老君庙（老子道观），以保佑大唐，保佑真源的老百姓！

二月十五这天一大早，真源县隐隐山一侧的山脊上排着长龙，三千人浩浩荡荡涌向太清宫老君庙。张巡走在最前面，他也只能用此等办法，虽然可能是带他们去送死，可这是唯一能做的，不然那点兵力岂能御敌？他必须组织一支队伍对抗叛军，而且他还想去其他地方抗敌，所以跟雷万春商量之后，他们决定用拜老君庙做引子，号召全县百姓抗击叛军。

老君庙位于隐隐山顶的东侧，正好对着太阳，此时在阳光的耀映下，阁楼一角青烟屡起，显出几分神韵，却不失真朴。一股晨风袭来，一行人鼻子一紧，浑身有些发凉，虽说听完号召后，各家各户都出人祭拜，可在生死面前，这些老百姓还是胆怯，等待着张巡的安排。

张巡走进老君庙，找到一位老道，交代了一番。此时，众人已经站在庙宇前面的广场处，看着初升的太阳，心里渐渐燃起了希望，就像那干柴等待星火，点一把，就可燃起熊熊烈火，他们注视着张巡。

张巡望着质朴的百姓，心里一阵酸楚，堂堂大唐何时要用百姓征战了，他也听说了洛阳守军封常清就是这样做的，白白送上了几万人的性命，所以此次号召，他必须要做到万无一失，不然他绝不行动，生命虽然在战争面前不值钱，但每个人的生命都是珍贵的。

张巡深深吸了一口气，大声道：“真源的百姓，乃吾衣食父母。今日令父母前

来，是合计真源县守城之事，想必大家都知道，安贼反叛，他已在洛阳称帝，这中原大地，必然是他要践踏的地方，尔等愿意否？”

“不愿意！”众人齐声呐喊，响彻云霄。

这几年，自从张巡当了真源县令，老百姓的日子一天比一天好过起来，所以，他们不愿失去这美好的生活，对大唐和君主都很敬畏，他们知道，安禄山反叛，只是奸臣当道，圣上绝对没有抛弃他们。

“对！不愿意！尔等不愿意，张某也甚是不愿！”张巡仰天长啸，又道：“皇恩浩荡！圣上一生励精图治，缔造开元盛世，万邦来朝，重用贤臣，圣上一直心系百姓，百姓安居乐业也是他毕生所愿，他始终不忘，只因奸臣压迫，阿谀奉承，圣上被蒙蔽了双眼，导致此战爆发，想必圣上已经明白，他现在懊悔不已，让黎民百姓陷入战乱当中，这不仅是他之责任，也是吾等每个为官者之责，张某在这里请求，众父母拿起兵革保家卫国，誓与安贼对抗到底！”话毕，张巡深深地拜了下去。

“忠君爱国，誓抗安贼！”雷万春声音呜咽地高喊着，但心中更加坚定，大唐有此忠臣，国不危矣，便举起武器号召百姓。瞬时，“忠君爱国，誓抗安贼”的呐喊声响彻整个真源县。

此时，只听张巡大喝一声：“国家兴亡匹夫有责！愿跟张某戎马战裹者，向前一步，走！”

“唰唰、唰唰！”所有人瞬时往前一踏，一脸坚决，张巡双眼湿润，看着男女老少，小则豆蔻年华，老则花甲白发，这些都是各家的代表，有些人孤独一人，一生受尽凌辱，到老了依旧不忘家国，一股由灵魂深处散发的感染力传遍每个人的身心，这就是忠！

“李老君啊！佑吾大唐万世开泰！”张巡朝东下拜，接着所有百姓拜向老君庙。这是一个大唐灵魂的象征，所有人对李老君深信不疑，他远在三清圣人之上，他更是道家的象征。

一旁的老道颇有仙风道骨之风度，沉吟道：“大道废，有仁义；智慧出，有大伪；六亲不和，有孝慈；国家昏乱，有忠臣。老君见此，定然佑吾大唐，佑吾真源！”说着，敬奉上香，仪式庄重肃穆，当袅袅青烟升起，众人心旷神怡，如释重负。

张巡达到了预期目的，他知道这一举措，定能聚集百姓，作为指挥者，必须有卓远的战策才行，此前他也分析过整个河南战局，但一时不知安禄山派兵进攻何地，只得以静制动。

目前，安禄山将兵力用在山东以及北方的河北、山西等地，一个是稳固老巢范阳，一个是从上面开拓进入长安之路，因为从南方更难，但这里也有江淮秦岭挡着，临潼关更是固若金汤，他也是一筹莫展，所以在兵发之时，只攻占到河南洛阳，待安稳国力后，再图进取。

张巡从老百姓当中大约招募了一千精壮的男子，平均年龄在二十至三十岁之间。张巡知道，兵不在多而在精，将不在勇而在谋，这些兵士如果训练有素，可以以一当十，旗开得胜。这一千精兵若一直缩在真源县也很难发挥作用，可是，也急不得一时啊，如果贸然出去，万一走漏风声，杀不了叛军，反被谯郡太守杨万石给收拾了，岂不前功尽弃！于是，张巡令雷万春等人加紧训练，待时机成熟，赤杀疆场，剿灭安贼！

然而，就在张巡大举练兵之时，真源县北百余里处的睢阳城里却暗潮汹涌，睢阳太守张通晤连夜发兵三千，由折冲将军胡大发带领，向东北进军，经过探测，胡大发已经明确唐军的主力，竟然只有五百余人，而且兵革不全，他大喜过望，这等小功不捡白不捡，还没人抢，大功都给张通晤记下了。

对于胡大发，张通晤还是比较放心的。首先，他是一个胡人子弟，忠心无二。再者，此人野心勃勃，一直想往上爬，只可惜来晚了一步，兵权都落在了史思明手里，安禄山也只给他们分兵一点，清淤扫荡亦可。

睢阳城由南湖围城，可以说是水上城池。胡大发按照探子所讲，来到城东北侧，向五十余里之外的一个小土丘进发。在这座土丘之下，有着郁郁葱葱的森林，原先这里时常狼群出没，现如今山林里隐约火光照耀，嘈杂声渐渐传来。

胡大发命军队放轻脚步，全都下马悄悄地隐没过去，望着前端火光映耀，心想：唐军当真是狡诈，怕是白天不敢生火，晚上游荡一番，见无敌情，才敢炊烟。于是，胡大发右手一挥，命一千人从南侧围了上去，随即又命一千人绕过平原，从北侧过去。

这里几乎全是平原，基本没有隐藏的地方，叛军基本是摸黑快速前行，由各领军带着，幸好月黑风高，刺骨的西北风刮过来，让胡大发打个冷颤，心里有些含糊，可一想到大功在即，而且还是自己亲自上阵，要是不干，那有何脸面回去，便咬着牙带着剩余的一千兵力直逼土丘原凹之处。

一个时辰过去，此时已经三更，胡大发好不容易带军成扇形包围唐军，隐秘在地上，距离他们只有一里之远，这才看得仔细，里面围坐着大小数百堆火，四周的树木被砍截，成一个自然的屯围，有外面四层树木包围着，要不是近距离勘察，真会以为是鬼火或者狼眼。

叛军很快聚集在一起，按照约定，将唐军团团围住，就等胡大发一声令下，冲杀进去。

“呼儿——”突然间，树林里战马嘶鸣，继而传来唐军的吆喝声：“不好，有叛

军压进，某这宝马甚是机灵，快、快，准备战斗！”

这时，胡大发看时机已到，便起身大喝一声："全体进攻，迅速剿灭！”瞬时，叛军犹如群狼捕食一般，一拥而起，大声嘶喊，而林内一下乱成一团，火光漫天，叛军以为唐军溃不成军，大喜过望，刚才压的一肚子火彻底爆发，拼死了进去。

可是，由于急行军，双腿劳累，猛然跃起奔跑，腰部酸楚不堪，胡大发管不了那么多，心想：不就是几百人嘛，区区小菜一碟儿！

胡大发站在大军身后，此时已经懒得去跑，被六个侍卫护卫着，慢悠悠地往前走着，满怀信心地等待着胜利的果实，可是随着他的走近，一股不祥之感涌上心头。按理说，在树林里越往里面走越会逐渐陷入黑暗，因为自己的士兵并没有带火，他们受了一夜的黑暗，肯定不会在未剿灭之前点火，给敌人逃跑之机，可此时，他越往里走越明亮，这亮光照得他的心渐渐发凉。

胡大发的三千士兵进去，一个时辰不到，没有一个出来的，一股不安涌上心头，急忙道："中计了，我们中唐军的奸计了，快跑啊！”

胡大发一边喊着，一边撒腿就往回跑，不料他刚跑了几步，抬头一看，让他心神巨震，在他前方十几米处，不知何时来了一位骑着高头大马的人，在黑暗的映衬下，犹如冥界的死亡骑士，正要拿去他的性命，胡大发此时早已失了神，让身边六个侍卫冲了上去，死亡骑士手起刀落，这六个侍卫全都给交代了。

胡大发回头一看，正巧看到这血淋淋的一幕，他赶紧疯狂地往回跑，边跑边大喊："鬼军来了，鬼军来了！”

胡大发跑着跑着，隐约看见了睢阳的城墙，奔腾的马蹄声和他“咚咚”的心跳声使他的头脑一片空白，他再一回头，看到死亡骑士离他越来越近，心想：这下可不得了，赶快逃命吧！

“哪里逃？拿命过来！”随着这炸雷般的声音，一道血光洒过夜空，一道身影扑在草地上，胡大发一命呜呼！此时，马蹄猛然扬起，长长的嘶啸声响彻整个睢阳城，在城头上守卫的将士一个冷颤，不明所以，还以为是折冲将军胡大发得胜凯旋呢。

死亡骑士凝视着前方隐约露出的睢阳城头，暗暗发誓：今夜必将取之！便驾马扬长而去。

这正是：叛贼践踏中原日，中原军民奋战时。

死亡骑士挥刀起，誓夺睢阳不疑迟。

欲知这死亡骑士姓甚名谁，且听下回分解。

第十九回　贾贲攻克睢阳城
张巡发兵战雍丘

上回书说到，睢阳太守张通晤连夜发兵三千，由折冲将军胡大发带领，一路向东北五十里外行进，去剿灭唐军五百余人，不料在一个小土丘里中了唐军诱敌深入之计，结果胡大发带领的三千人马全军覆没。胡大发正欲逃往睢阳城，被追赶而来的死亡骑士一刀毙命。

死亡骑士扬鞭催马，返回五十里以外的小土丘。此时，土丘下的树林里一片宁静，随着战马的进入，在火光的照耀下，显出一位四旬男子，身穿褐色铠甲，身披黑色披风，冷傲的眉角微微往上扬起，英俊的面庞上有一条伤疤，仔细看去，似乎刚愈合不久。此人正是上文所说的死亡骑士，名叫贾贲，单父（今山东单县）都尉。

“报告贾都尉，叛军已经全部剿灭，我们的人都穿上了叛军盔甲，随时准备战斗！”这时从里面跑出一人，微微行礼，坚定道。此人名叫史民，声音铿锵有力，威严有加，此等军纪，胡大发败给他们，也是理所当然。

“好！”这声音显得悲壮，似乎要凝滞整个火光，让众将士为之一颤，贾都尉抬起头颅，大声喝道：“全军听令，为了山东诸郡父老，今日将血债血偿。”

“血债血偿！血债血偿！”瞬时，从树林里涌出大量盔甲战士，整齐而站，怒目而视前方的睢阳城，他们已经窥察了半个月之久，从计划到达成，他们吃尽了苦头，粮草早已殆尽，只得食林中虫鸟和少量的动物，战争扫过，生灵涂炭，他们从河北一路追赶过来，就是要报仇雪恨。

“出发！”贾贲马身一转，飞奔而去，犀利的目光直勾勾望着前方，因为睢阳太守张通晤和陈留长史杨朝宗的手上有贾贲几十位家人的性命，他悲痛欲绝，肝胆欲裂，在这个世上，他与张通晤和杨朝宗有不共戴天之仇！他要先收拾了睢阳太守张通晤，然后再找陈留长史杨朝宗算账！

贾贲率军压进睢阳城东门，由于夜黑风高，守城将士以为是胡大发折冲凯旋，此等大功一件，他若是不识眼色，不给开门，那往后就没有好果子吃。

但是，守城将士出于警惕性，也不由得问了句：“行军者可是胡折冲？”贾贲

率马笔直站在城门下，一言不发，股股肃杀之气让守城将士有些不安。可是，守城将士回头一想，胡折冲率三千精锐，走时也风尘仆仆，犹入无人之境，这半夜杀敌回来，只怕是累着了。

于是，守城将士便急忙道："胡折冲莫急，下官马上开门，马上开门。"说着命人下去开门，他自认为万无一失，对于唐军他是见过的，不是乱凑的百姓，就是兵痞，就连堂堂大唐东都洛阳都是丧失在这些兵痞手中。

"咣当、吱扭……"随着城门的打开，里面火光照耀，守将这才看清，此人威风凛凛，一身杀气，长长的刀疤就像是索命的大刀一样，看着就让人心惊胆寒。

守城的叛军还未反应过来，耳边只感到一股冷飕飕的阴风冲压过来，随即脖子发凉，沉沉地倒下了。随后，睢阳城东门犹如涌进一群夺命鬼，所过之处，惨叫声不绝于耳，贾贲以及将士们都杀红了眼，他们直冲府衙，只有取了睢阳太守张通晤的人头，方能解他们心头之恨。

此刻，在府内打盹的张通晤被外边的喊杀声惊醒了，急忙站起，厉喝道："怎么回事？"

随即，连滚带爬地冲进一侍卫，大叫道："大人，不、不……不好了，不知从哪杀出的一支唐兵，一路杀到府邸，啊——"话音未落，他身后就中了一刀，顺手抓住一侧的门框，死死地盯着张通晤，怨恨地倒下了。

"呼儿——"门外战马嘶鸣，张通晤心底发凉，双腿开始打颤，失去了反抗的念头，大步跨了出去，就是死，也要死得有骨气，他想看看杀他的到底是何许人也。

张通晤呆呆地站在门口，突然望见那鹰一般犀利的眼神，心中不禁怦然一跳，脑子闪过他从山东冲杀回来的时候，经过一座城池，那最后突破重围杀出的人，就是这个眼神，于是他幡然悔悟，意识到自己做出的事马上就要付出代价，他还未说话，就见刀光一闪，身子一蹦，直挺挺地倒了下去。

天宝十五年（756 年）二月下旬，山东单县都尉贾贲攻克睢阳，斩杀安禄山大将张通晤，震惊了整个河南战场，就连在真源县加紧训练的张巡闻听，也大声叫好，真想去结识一番，便命人与其通书信，商讨联合起兵，共讨叛贼之事。然而，安禄山这边早就炸成了一锅粥，大骂张通晤无用。从此，安禄山的势头被稍稍压制，东进已经不成，他开始将目光转移南下。

安禄山一直没有南下的原因，就是他的兵都是北方战士，不习水战，甚至有些坐船都出现晕吐现象，这也是他最苦恼的事情，而江淮盛产稻米，乃大唐最为富庶之地，往年进贡，就属这里最多，可是要想攻占，就必须再做准备，而且得建大量船只，渡过长江才行。

于是，安禄山下令旗下大将武令珣等率兵南下攻略南阳各郡，遭到南阳节度使鲁炅、虢王李巨扼守，屡败叛军，使叛军不得南下江淮，而叛将尹子奇稳定山东一带，这是他的老巢，必须安稳，叛将杨朝忠进军雍丘，这里是南下江淮的要道，只有攻克这里，武令珣退可守，进可攻。

吴王李抵知道睢阳城被攻破，立即率军一万守城，命太守许远与贾贲坚守，而贾贲见叛军直指雍丘，便带着自己千余弟兄往雍丘赶去，因为那里有他的仇人——陈留长史杨朝宗！

而在此时，张巡已经在真源县憋了数月，士兵也训练有素，据探子来报，贾贲要攻打雍丘，张巡急忙与雷万春勘察地图，他们恍然大悟，此地是从洛阳通往江淮地区的要道，有着极为重要的战略意义，一旦攻破，那便会阻隔江淮之地的粮草供应，北方战事将土崩瓦解。

安禄山当然想抢夺这块肥硕之地，于是下令无论付出多少代价，定要拿下雍丘，并命人夺回睢阳，这也是自古兵家必争之地。

这时，真源县令张巡再也坐不住了，与雷万春、石承平以及宋若虚、李辞、冯颜、张至诚、李翰、鲁奇等人商议之后，最后达成一致，决定带精兵一千人，西去雍丘，与贾贲会合，起兵讨叛。

张巡从真源县带出二十余匹大马，他和雷万春走在前面，向西行去。真源县距离雍丘需要两天的路程，一路上，千余人低调行进，一般都是在凌晨或傍晚才开始炊烟，生怕被叛军发现，每当停下休息，张巡与雷万春等人就研究地图，将雍丘城附近的地形死死地刻在脑子里。在张巡和雷万春的严厉军令下，千余人行动一致，服从指挥，犹如一支深入敌后而步步惊疑的天兵神将。

当天夜里，张巡一行人马在一座土丘下的隐蔽处休整，张巡和众将士开始在昏暗的油灯下议事。他指着地图道："前面便是通往洛阳驿站的小镇，此镇若是未被叛军占领，应该可以再招些士兵，补充些粮草，雍丘城不大，守将令狐潮与我是旧识，此去应是无恙。"

雷万春等将士闻听张巡所言，暗自点头。虽说叛军压进，可那动则上万人，必然行军缓慢，没有他们快。雷万春命人轮流站岗放哨，其余人安心睡上一觉，待安抚好军队之后，他也闭上了眼，脑子里全是战场上的刀光血影。

此时，张巡靠在帐外的大树上，遥望天空的星辰，今夜与前几日不同，朗朗晴空，星际布满，一道流星闪过，他想起了在南阳的家人，他的儿子张亚夫已经弱冠之年，习读兵法，与他甚是相似，只是南阳破败，几被叛军袭扰，一家人杳无音讯，生死不明啊！

想到这儿，张巡胸口一痛，双眼流出了酸涩的热泪。他相信自己的家人，特别

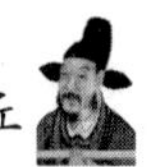

是自己的儿子，都能躲过此劫，只盼有生之年，能有相见之日。张巡深深地闭上了双眼，两滴泪珠从那憔悴的脸庞上滑落，便深深地吸了一口凉气，昏沉沉地睡了过去。

天亮了，东方泛出微微余光，张巡一行已经吃过早饭，趁着天还未大亮，便命人多生些灶火，形成一支有五千余人的大军之假象，这才放下心来，继续行军。

大军顺着土丘而行，穿梭在树林之间，还算比较隐秘，毕竟人数不多。此时，他们变换了队形，由鲁奇押后，雷万春在前，张巡在中，其余官员分层插进士兵之间，大军默默地前行，直指雍丘之地。

他们刚行至一片小树林，雷万春鼻子一紧，一股血腥之气直钻鼻孔，让他十分警惕，立即招人停止前进。

此时，张巡也感觉出了异样，一脸凝重。雷万春驾马奔到张巡跟前，急促道："大人，这里好大的血腥味儿，好强的杀气啊，这里定然过军不久，我们如何是好啊？"

张巡眉头一皱，喊道："传——冯颜！"

"到！"随着急促的马蹄声，一位三旬将士来到张巡和雷万春的身边。他就是冯颜，小时候没啥吃的，整天到野外树林里打鸟，练就了极好的眼力，这种能力在战场上有决定胜败的作用，因为军情就是成败。

"即刻翻过土丘，走出树林，探明敌情。"张巡命令道。

"遵命！"冯颜立即下马，快速前行，顺着土丘一侧潜伏了进去，随即爬上了较高地带。

冯颜查探，前方是一个狭道，十里外便是一个驿镇。驿镇里战马嘶啸，一片嘈杂声，还不时从城镇冲出几匹大马，马上之人穿着凌厉的铠甲，有些血迹斑斑，看起来人数不多，可个个一身戾气，似乎是历经血战生存下来的强者。再探，似乎还有百姓在里面，隐约听见妇女的哭救声。

冯颜探明情况，赶紧回来禀报张巡。张巡心头一紧，人命关天，忙道："万春，不知敌军情况，可人命关天，此来就是为此，若不相救，何以领军？某要率百余人救民，尔等在此守候，某去也。"

说着就驾马要冲，被雷万春一把抓住，他自知张巡的原则，便道："且慢，兄弟与你前去，冯颜带两百人跟随！"

"好！令石承平、宋若虚、李辞、张至诚、鲁奇等诸将在此守候，某去去就来。"张巡下令道。

随即从队伍中跑出两百人，其中有五匹战马，全是骁勇善战的将士，一听有仗打，个个斗志昂扬，精神百倍。

张巡与雷万春率马在前，从狭道内冲了出去，直逼十里外的驿镇，后面狂奔着两百人，一时尘烟四起，西北风一刮，犹如万余大军行进，驿镇里的叛军见势，撒腿就跑。

这正是：暗流涌动雍丘城，张巡拥旌西出征。

刀光剑影风声紧，不畏强敌真英雄。

欲知后事如何，且听下回分解。

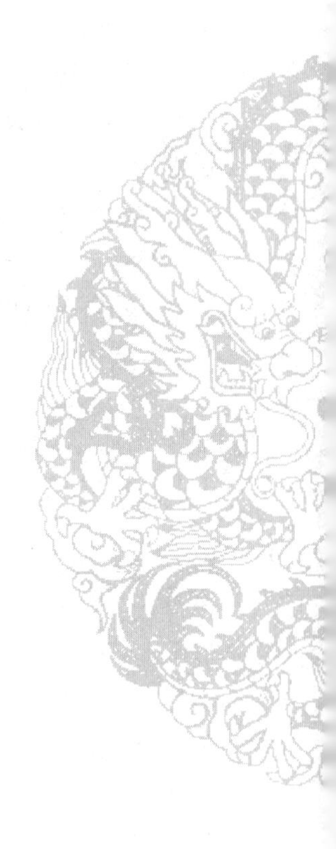

第二十回 张奉忠英雄救美 令狐潮血洗襄邑

上回书说到，张巡从真源县带一千将士发兵雍丘，与贾贲会合，联合抗击叛贼。他们经过一个驿镇的时候险遇敌情，张巡与雷万春带两百精兵前去解救百姓。叛军见势，撒腿就跑。

原来，这些叛军本是安禄山手下的汉人，在和胡人强攻洛阳的时候，战乱之下，趁人数未点之时，分散了出来。他们都有个念头，与其给安贼卖命，还不如趁火打劫。今早他们途经此地，一时饥肠辘辘，便烧杀抢掠起来，虽说都是汉人，可他们经历过生死，只管自己能活命，早把百姓不当人，此时镇内百姓死的死，逃的逃。

待张巡冲入镇内，砍杀几个叛军之后，方解心头之恨，望着街道上横七竖八的百姓死尸，张巡怒火冲天，经过救助，仅百余老少存活。张巡即刻传令下去，见叛军者，杀无赦。

张巡一行攻进一户大户人家，忽闻侧房里有一女子尖叫声不断，而且这尖叫声是撕心裂肺，带有万分惊恐和不安，张巡手中长刀劈开房门，直接冲了进去，但见房内一叛军重重地压着一女子，正在疯狂地宽解女子的衣襟。张巡怒喝一声："狗贼，住手！"吓得叛军心惊胆寒，两腿发软，一屁股歪倒在地上，张巡手起刀落，一刀杀了这个叛军。

只见那女子披头散发，面容憔悴，慢慢起身后，蹲在地上呜呜哭泣起来。张巡仔细打量，但见这女子胸前戴有玉佩，张巡一眼就认出这玉佩跟雷万春胸前戴的玉佩是一对，他不禁"啊？"了一声，惊奇道："这不是柳倩妹妹吗？"

"正是小女子。"柳倩停止了哭泣，一脸感激和兴奋的表情。

经询问方知，柳倩自从跟雷万春和张巡分别以后，跟父亲一起艰苦度日，他们以前积攒的钱两已经花尽，生活异常艰难。无奈，柳倩又开始了她的卖唱生涯，由于她卖艺不卖身，经常受权贵们的打压和欺负。安禄山反叛以后，中原处处烽烟四起，老百姓更是没有了活路。一次，柳倩在卖唱的时候受到叛军一个官员的调戏，柳倩的父亲上前理论，结果被贼兵砍杀。柳倩悲痛欲绝，最后逃脱魔掌，沿街乞讨，流落此地。幸亏刚才张巡来得及时，英雄救美，不然一朵红颜将要陨落。

张巡安抚一番之后，跨上战马，将其袖襟一抓，拉上马背，柳倩的娇躯颤颤巍巍，一时不知怎么办好，张巡性子急，双腿一夹马背，马嘶长啸地冲了出去，柳倩娇呼一声“大人”，然后身子后仰，差点摔了下去，柳倩下意识地一把抱紧了张巡，与他共同驰骋战场。

回军之后，柳倩还不知如何是好，就一直抱着张巡，让张巡好不尴尬，张巡安慰道:“柳倩妹妹，你就留下来，好生服侍雷万春雷将军吧。”

此刻，柳倩面有难色，泪汪汪地看着张巡，又瞅了一眼雷万春，很难为情地说道:“小女子和万春哥是义兄义妹，情同手足，若厮守在一起，岂不让世人耻笑？”

雷万春面红耳赤，问清缘由，便顺水推舟，连忙道:“妹妹此言极是，大哥对你有救命之恩，我是你娘家哥，今天就由我来做主，从今以后，你就好生服侍大哥——张大人吧！”

此时，惹得众人大笑不已，张巡这个堂堂的汉子，也被羞得面红耳赤。在此后的两年内，柳倩一直默默地服侍着张巡，似乎一切都在冥冥之中，一切自有定数，当然，这是后话，暂且不提。

话说张巡的军队在驿镇找到一些辎重，走着小路赶往雍丘城。在前行之时，雷万春提醒张巡道:“吾等这样浩浩荡荡地行军，恐怕有危险，现在叛军肆虐，如何是好？”

张巡沉思片刻，瞄上了倒在镇外的旗幡，自信道:“这是叛军的大旗，如今安贼充行河南，那便狐假虎威，我们也当一回叛军吧。”于是，张巡随即命人举起叛军旗帜。

雷万春疑惑不解，张巡解释道:“吾本就应杨万石之邀，投降张通晤，而杨不知其变故，若这样一做，真假难辨，假假真真，若遇到叛军亦可躲过，甚至可将计就计，从内大破。若遇唐军，便说明一二，即可无事，此乃万全之策也。”

雷万春连声叫好，将士们心中对张巡的谋略也是敬佩不已，全军上下信心百倍。

花开两朵，各表一枝。且说距此不远的雍丘城内，雍丘县令令狐潮急得团团转，数万叛军压进，而雍丘城的唐军却只有两千余人，令狐潮承受着极大的压力。这时，他却做出了一个自认为识时务、明智的决定，那就是投降叛军，可他自知叛军凶残，必须得拿出见面礼，否则这城池给也得给，不给也得给，投降也毫无价值。令狐潮命人出去探测军情，寻找自己的礼品，此时已经过去半日，仍不见消息，他自知时日不多，一旦大军压进，他将无好果子吃，而且也不甘屈居人下，就

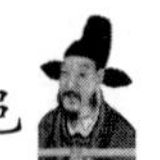

在这时，只听府内传出一声长“报——”。

令狐潮急忙冲了出去，只见探子半膝下跪，道：“报告大人，襄邑（今河南省睢县）出现两千大军，似乎是从淮阳方向过来的唐军。”

令狐潮喜出望外，大呼道：“吾命贵矣，吾命贵矣！”随即传令：“命校尉孙鎏整军待发，与本人率两千大军连夜突袭，誓要大破叛军。”

“叛军？卑职以为是淮阳过来的救军啊！”校尉孙鎏疑惑道。

“嗯？”令狐潮脸色一沉，怒喝道：“这是叛军尔虞我诈之术，岂是你个小小校尉能见，速命下去，即刻前往。”

“是！”孙鎏吓得屁滚尿流，再也不敢相言，传令下去，令狐潮望着北方，阴冷一笑，圣上，勿怪吾，命不由人啊。

令狐潮连午饭都没吃就率军东进襄邑，他对襄邑了如指掌，因为曾在那里担任了三年的县令，如此一块大蛋糕，令狐潮没有不进献的理由，若连淮阳大军都破了，那他在投降之后的地位将大涨，而且他已经拟书一封，送往燕军大将李庭望。

一路上风尘仆仆，大军至夜晚来到城下五里处，令狐潮命全军休整，他率百余精兵来到城下，大喝道：“雍丘明府令狐潮求见霍兄。”

令狐潮所喊的霍兄，就是襄邑守城将领霍成。越往东的河南地界战争越吃紧，反而西南方向能轻一些，之前襄邑已经经历一次血雨腥风，所以南阳节度使鲁炅、虢王李巨命淮阳大军率两千将士支援襄邑。

城上将士闻听话语，急忙进去报告。一会儿，城头上出现一位身穿黑色盔甲的骁勇大将，他见到令狐潮，略生疑惑，叫道：“令狐兄，此来所为何事呀？”

“霍兄，某自知你前日遭受叛军围攻，损失惨重，又闻叛军将攻我雍丘，心急如焚，但襄邑在雍丘之前，自是唇亡齿寒，不得不率军前来守卫，望他日战乱之时，能互帮一把，可否？”令狐潮大声道，一脸的真诚，话语间甚至放低身段，希望能帮一把，这时要是不帮，他霍成就枉为将领，而他也明白，此人颇具情义，所以此计定然可行。

“这、这——”霍成也不是傻子，要是以前，他定然接受，可已经遭受重创的他不得不小心，因为身上的伤还没有好，他必须更加谨慎，而且之前战事他令狐潮怎么没来，这时相告，恐怕黄鼠狼给鸡拜年，不安好心。

“怎么，霍兄不愿？霍兄自知，某文官一个，不懂兵革之事，之前所以未救，是某胆怯，雍丘位居要地，某不得不慎重，若霍兄因此事小瞧某……”说到这里，令狐潮无奈一低头，长长一叹，拱手道:“告辞！”

话毕，令狐潮立即转身驾马就走，此去坚决，毫无回头之意。霍成见状，心中一颤，深感愧疚，真是以小人之心度君子之腹，急忙喝道:“且慢！令狐兄且慢。”令狐潮就等他的回话，不耐烦地鄙视道:“霍都尉还有何指教？”

“不不不，是某小气了，令狐兄稍等，某马上打开城门，愿与令狐兄同驰战场。”霍成也是个急性子，立即喝人前去开门，他明白令狐潮所说，文官一个，坚守重地，定然有所迟疑，这也是情理之中，他不是一个认死理的人，而且这时战乱纷飞，多一个朋友，就多一次活命的机会。

不一会儿，霍成驾马从城内冲了出来，拱手惭愧道:“令狐大人，某前些日受了点伤，心中骇然，不周到之处还望海涵，请！”说着，大臂一摆，一副重情重义的样子指着城门，一脸真诚。

“唉，是老哥着急，霍老弟也是情理之中，老哥前日未来救援，实属不义，今日前来，真是无法，我俩兄弟就勿客气，放下一切，誓死守城！”令狐潮一拍霍成肩膀，见他脸上一个抽搐，便知他右臂受伤，两人寒暄了一下，骑马走了进去，霍成随即命人将令狐潮两千大军全都带进城内。

晚上，霍成自知误解令狐潮，心中愧责不已，他是个不愿欠别人人情的人，便下令款待三军，他要与令狐潮大喝一通，算是结盟，令狐潮以受伤为由拒绝，更被霍成看作重情重义，再怎么也得吃酒，不然他今夜难以入眠，便再三令下，令狐潮拒之不过，于城府之内饮酒，两人聊得甚是欢愉，可谓是情投意合。霍成身子虚弱，不胜酒力，便倒了下去。

亥时，校场中间的火把照得通明，令狐潮悄悄来到府外，看着校场上醉倒的大军，不禁一阵冷笑，此时正值冬季，大风呼呼啸过，令狐潮将手中酒杯一摔，只听“啪”的一声，许多人身子一颤，一个惊醒，随即暗骂一句，以为是不注意碰倒酒杯。

霎时，但见校场外围的将士个个犹如苏醒的夜狼一般，拿起手中的刀剑，齐刷刷地架在醉酒大汉的头顶，霍成手下共有三千将士，此时已经酩酊大醉，不知如何。

“令狐大人，姓霍的人已经被压制，如何处置？”这时，一人拱手来到令狐潮身边低声道，此人便是校尉孙鎏。但见令狐潮脖颈向上微扬，又往里一摆，眼露凶狠之色，孙鎏明白，持刀走了进去，只有杀了霍成，才可号令大军。

令狐潮仰天长叹，望着有些阴暗的夜空，心中怅然，不知是对是错，可大唐大势已去，识时务者为俊杰，他深吸一口气，只要俘虏这三千军马为己用，然后投靠李庭望，那他就可以从一个小小县令升至大将，他日定飞黄腾达。

就在他做美梦之时，突然房间大门“嘭”的一声被砸开了，随即一道身影重重地砸在外面的石坎之上，孙鎏竟然当场暴死，又忽闻一声大喝：“令狐狗贼，霍某待你不薄，你这是作甚？”

令狐潮吓了一跳，身子一跃，随即被手下将士围住，两名将士冲进了房内，霍成手舞两丈大刀，直接一个横扫，将两人身子从中间分成两段，随即大喝一声，冲了下来，可是他右臂受伤，又是近战，耍刀不便，立即陷入苦战当中。

霍成历经生死，对杀机有骨子里的敏锐，刚才孙鎏提刀进去，他就猛然清醒，待看清之后，反手抓刀，直接用刀将孙鎏砍死，气急之下，一掌将其打了出来，怎奈裂开伤口，刚才一铮，刺入骨髓。

这时，霍成手下三千大军清醒过来，一时不明何事，但见大刀架在脖上，本能地醒悟过来，但大多人都来不及反抗便被抹了脖子，一时砍杀一片。

霍成拼到最后，也惨死在乱刀之下。临死之时，憋屈不已，喝道：“令狐狗贼，霍某生亦英豪，死亦鬼雄，誓与狗贼为厉！”一代将领霍成就这样死在令狐潮的手中。

片刻之间，令狐潮损兵不足五十，竟灭了三千大军，活捉百余人，他见将士心中不明，便道：“尔等可知某心中所想，不错，某是叛变，某不是为己而变，是为尔等所守万余家人而变，燕军即将横扫这里，凶残异常，若有不降者，屠城不饶，雍丘孤城一座，坚守不过，此乃下下之策，望众将士知意，某愿背负这叛逆之罪，受世人唾骂，也不愿生民流离失所，惨死刀下！”

此话说得貌似情深义重，令狐潮一副吾不入地狱，谁入地狱的模样，说得将士心中酸楚不已，他们何尝不知，此来路上，还在想家人能否保全，城池能否守住，或许真如令狐明府所言，不得不如此。

大军一时寂静一片，令狐潮自知军心已动，便由他们思索，反正此事已做，早无退路，见俘虏百余人咬牙切齿，大骂不已，令人押往地牢，待明日清晨出发，赶回雍丘再说，这也算是他给的见面礼，一座城池，那李庭望就可直取雍丘，大功一件，解了安禄山的心结，到时定然嘉奖于他。

令狐潮心中算盘早已打好，只等时间到来，思索一算，恐怕近日就可到，便立即整顿三军，雍丘城空虚，他的家眷都在里面，自是不放心。

次日凌晨，令狐潮率军赶回雍丘城。一路上，百余俘虏又饥渴又劳累，他们跑了几十里的路，有的直接暴死在路边，剩余之人，一脸坚毅，眼睛里放射出复仇的凶光。

令狐潮一行人马回到雍丘城以后，开始稳定军心，对这些俘虏也是好吃好喝好招待。令狐潮放出话来：若肯投降者，每人升至火长，甚至校尉旅帅；顽固抗争者，格杀勿论。

令狐潮回到家中，与家人享受着天伦之乐，其妻孟氏善解人意，其子更是聪明达人，他没有将自己叛变投敌之事告诉于家人。他之所以这样隐瞒家人，不是他怕谁，主要是因为他不想看到两王相争而自损家室。

到了傍晚之时，张巡千余人行至雍丘城东南八里之处，暂停歇息。突然，有探子来报："在前方五里处站着一队骑兵，个个露出肃杀之气，眼睛直勾勾地盯住前方的雍丘城而不动。"

张巡一阵惊愕，心想：这又是何方神圣？他沉思片刻，传出一道命令。

这正是：虏塞兵气连云屯，战场白骨缠草根。

仗义每多屠狗辈，从来奸佞覆乾坤。

欲知后事如何，且听下回分解。

第二十一回　张巡收复雍丘城　令狐潮功亏一篑

上回书说到，张巡千余人行至雍丘城东南八里之处，暂停歇息。突然接到探子来报：前方五里有一队骑兵，潜伏在雍丘城附近。张巡沉思片刻，传出一道命令。

张巡命人摘下叛军旗帜，前去实地勘察。张巡和雷万春等人来到近前，隐蔽在草丛中，仔细观察起来：整个骑兵呈三角形分布，马匹一叫不叫，只有微微踏蹄，好像在等待着命令，个个犹如来自冥界鬼魂一样，让人不寒而栗。为首的身穿黑色披风，在冷风的呼啸下，披风毅然摆动，似乎不受任何约束，整个人透出一股暴戾之气，却不失沉稳。

张巡和雷万春对视之后，不禁对这支骑兵另眼相看，张巡佩服道："此乃何军？何人领军？能领出此等犀利骁勇之军，非等闲之辈！"

"不知，待某去看看，某觉得不像是叛军，如果是，此人也值得一交。"雷万春道。

"嗯！"张巡点头应允，同时令身后的将士原地待命，观察动向，不得有误！

接着，张巡和雷万春一同前往，只见张巡两腿一夹马肚，道："吾去也！"快跑了出去，雷万春也厉喝一声："驾！"马匹狂奔，急忙跟上。

黑衣骑士转过马身，见远处奔来两人，一直触目，直到距他几丈处方才停下。

张巡抱拳行礼道："吾乃张巡，请问将军何人？如此军领，张某佩服！"

"在下贾贲。"黑衣骑士冷冰冰道，"一日之前，一队人马途径襄邑，斩杀三千将士，今空城一座，血流之处，酒气冲天，久久不散，似是怨气凝聚，贾某顺蹄前往，跟至此地，无想是雍丘耳？"

"这——"张巡大吃一惊，此等背信弃义，叛变投敌之事，他断然不信是令狐潮所为，他知此人，虽不谈上清廉，但也非奸臣，怎会做出此等叛国之事？即便叛国也罢，为何屠杀三千将士？

"听闻贾将军所言，此是阴谋一场，令狐潮真够歹毒的呀，不知贾将军如何打算？"雷万春眼神一凝，大概以明，试问道。

贾贲不语，转身看向雍丘城，全身的肃杀之气瞬间荡开，他深深地吸了一口气，愤然道：“贾某平生最恨利用情义做无义之事，若不为那三千将士报仇，吾枉为大唐军人！”

“贾将军，不如探查清楚再说，张某有千余之军，吾等合并一起，再商进退，你看如何？”张巡道。

贾贲闻听此言，稍稍缓过神来，拱手道：“张大人，某在家里排行老四，你们就叫某贾四吧，不过家中除了睢阳城还有一位堂兄之外，再无亲人。”

平日里，人们都叫他贾四，现在每每想起这个名字，贾贲心中无不刺骨之痛，他沉默寡言，腰部轻轻一动，马匹便顺着张巡过来的方向走去。

原来，他们本可昨日就来，但途中绞杀叛军千余。若是不耽搁，或许可救那三千将士之命。贾贲看惯生死，也只得轻轻一叹，张巡自知他心情沉重，轻轻答了几句，一时也聊得开，便很快知道，他要找杨朝宗算账。

话说张巡和贾贲两军会合之后，张巡先命人去探查。果不其然，令狐潮两日前曾带两千将士赶往襄邑，斩杀三千将士，还带回百余俘虏，准备今夜处决。

张巡对令狐潮也痛恨不已，不禁苦笑道：“真乃知人知面不知心呐，令狐狗贼枉为朝臣！”

张巡、雷万春和贾贲等将士心中念起那百余勇士，在计划着如何营救他们。雍丘这座古老的城池防守很严，固若金汤，若是硬打，以他们这点兵力自是不够，这又如何是好?

接着，张巡又大概介绍了下雍丘城的背景：雍丘城，又名杞都，是有千余年历史的杞国国都，古多杞柳，夏商为中原古老方国，西周称杞国，秦置雍丘县，五代改杞县。县因古国名，国因柳名，西周末杞为宋灭，杞武公十一年（公元前 740 年），杞国从雍丘迁都至齐、鲁之间的淳于一带，重建杞国，于公元前 445 年被楚国灭亡。雍丘素有中原粮仓之称，盛产粮棉，故此，攻下此城，可守一年之久。太昊（伏羲氏）和神农氏（炎帝）曾在这里发生过大战。

这话雷万春可从来没听说过，听得他一愣一愣的，没想到一座小城能有如此大的名堂，就连贾贲也欣然听起，回头看向这座火光通明的古老城池，似乎比其他城池更加高大雄伟。

张巡自幼博览群书，无论文才、武略还是指挥才能，都让人刮目相看，赞佩不已。张巡在大军中渐渐起主导作用，雷万春谋略不如，贾贲孤傲，只有他可屈可伸，可圆可方，深得人心。

商讨之下，只得智取，不可强攻。张巡便命人扎营休整，待明日再说，并派人日夜探察，千方百计救出那百余将士。

话说雍丘城内，在火光的映耀下，围着一群将士，中间跪着百余人，令狐潮气

得鼻孔冒烟，厉声喝道："最后一次，尔等降还是不降？"

"呸！叛贼。"一位将士口吐鲜血，喷溅到令狐潮的衣裤上，其余人都昂起了头颅，把脸背向一侧，他们没打算活命，霍成待之不薄，岂会投降？霍将领都走了，苟且偷生且不说，若是为此投降叛军，那定是猪狗不如。

令狐潮手下一位将领凶狠道："我早就说了，这些人要杀快杀，留着也是祸害。"

令狐潮眼睛一瞪，横下心来，一剑劈向刚才朝他口吐鲜血的那位将士。将士倒下身躯，躺在血泊之中，痛苦地挣扎着。令狐潮随即便要再砍下去，刚一举刀，突闻急报："大人，燕军一折冲率骑军赶到襄邑，貌似是与咱们接头的呀！"

原来，燕军大将李庭望得知令狐潮弃城投降，大喜过望，这下可真的帮了他的大忙，了却了他心中一个大结，便立即命折冲都尉率千余骑兵前去迎合，然后自己率两万大军立马就到，生怕有人抢了这份功劳。

燕军折冲都尉的千余骑兵在襄邑停留半日，待布置完毕，已经夜晚，便命人送来书信，要令狐潮出去见军。

令狐潮得知，一口浊气吐出，长剑一扔，狠狠地看了一眼俘虏，大声喝道："严加看管，待某回来之后，再行论斩！"

令狐潮是个精于算计的人，为了显示自己的忠心，他哪敢怠慢，见了妻子之后，便率百余骑兵赶往襄邑去会见燕军。

令狐潮的这一举动，被张巡派来的探子勘察得一清二楚，急忙赶回报信。

张巡闻听，沉思不语。一旁的雷万春兴奋道："趁守将不在雍丘，吾等应立即冲杀进去。"

张巡、雷万春、贾贲等将士再三恒量：此城坚固，又无攻城器具，难上加难，兵力有限，损失不得，但又机不可失。于是，张巡命令：雷万春与贾贲率两千军马悄悄隐蔽于雍丘城西北角的一个土丘之下，距离城门不过一里之路，等待时机，先探明内里情况再作行动。

而此时的雍丘城内，那些俘虏依旧跪在一起，浑身绑得结结实实，刚才令狐潮一剑劈杀的那位将士没有死，只是皮肉割开，他的脊椎被粗绳挡着，正好割断绳索，他忍着剧痛，悄悄给身边兄弟解绳，双手发颤，他在不断流血，冷汗直冒，而看守的将士在一旁喝酒，全然不知，在他们心里，这些俘虏早就是死人，也懒得去理会。

待酒过三巡，这些负责看守俘虏的将士只感到脖颈突然刺痛湿热，喉咙已经无法发力，叫不出声来，呜咽而死。被令狐潮俘虏的百余将士死里逃生，拿起旁边的武器，悄悄地冲了出去，见兵就杀，一股子暴戾之气，所谓哀兵必胜，都将生死置之度外，一下犹如无敌战神，杀了几百人。

此时，城内一片大乱，嘶喊声冲天而起，不绝于耳。城外的张巡、雷万春和贾贲等人不知城内出了什么乱子，但英雄所见略同，都认为此时发兵攻城，必是最好时机。

张巡断然决定，率军直攻城门。在几百将士用大圆木的撞击下，雍丘城门很快被打开。而城头之上，守城的大部分将士早就跑下去，与那百余将士厮杀去了，少数将士见如此阵势，早就吓得屁滚尿流，纷纷跪地求饶。

张巡一行人不费吹灰之力，便涌进了雍丘城。贾贲率大军犹入无人之境，又斩杀百余人，大喝道："尔等身为大唐将士，因何厮杀？大军之中，成何体统？"他没有提反叛二字，是想给正在厮杀的将士留下机会，因为他不恨这些普通将士，只恨令狐潮。

令狐潮手下将士自知大势已去，被令狐潮俘虏的百余将士见贾贲气势压人，自知是高手，便纷纷放下武器，前来跪拜。顷刻间，贾贲变被动为主动，很快结束战斗，收编了令狐潮千余守军和被令狐潮俘虏的百余将士。

而此时的令狐潮刚到襄邑，还没把椅子暖热乎呢，就听到探子来报：雍丘城已破。令狐潮大惊失色，双腿打颤，心底拔凉，便直接率军往回赶，因为自已的家人还在雍丘，心里一直在念叨着：千万不能出事儿啊！

这正是：*反叛之贼设机关，枉为朝臣举兵反。*

螳螂正要去捕蝉，岂知黄雀在后面。

欲知后事如何，且听下回分解。

第二十二回 令狐潮返回雍丘 赔了夫人又折兵

上回书说到，雍丘县县令令狐潮举兵谋反，带两千将士赶往襄邑，使奸计斩杀襄邑三千将士，一举拿下襄邑，准备向安贼献份大礼，然后返回雍丘城。燕军折冲都尉率千余骑兵驻扎襄邑，让令狐潮即刻出去见燕军，商议军政大事。令狐潮哪敢怠慢，亲率百余骑兵又连夜赶往襄邑。可谁知，令狐潮刚到襄邑，就听到探子来报：雍丘城已破。令狐潮大惊失色，便直接率军往回赶，因为自己的妻儿老小还在雍丘。

话说令狐潮火速赶回雍丘，此时已经夜半子时，他不求什么，只要接走家人即可，他的忠心已经向燕军表明，只可恨天不遂人愿，谁能想到半路上杀出了个程咬金，会出这样的岔子。

令狐潮带百余人马来到雍丘城下，望着城墙上的将士，他认得一人，急忙喝道：“张义，是我呀，可知城中进来何人？”

这位叫张义的将士，见有人叫喊，定睛一看，原来是叛将令狐潮，立即叫道：“令狐大人，此来何事？”这根本是明知故问，气得令狐潮差点从马上跌了下来，他不得不承认自己反叛，可此时说出来，对家人一点好处都没有。

“某要见我妻儿，让守城将军前来答话。”

张义“哦”了一声，下去传达，之前张巡已经安排过，若令狐潮来此，就装作不知，看他如何。

令狐潮气得七窍生烟，心中暗叫不好，此来恐怕遇到了对手，思索片刻，见城墙上走出一中年男子，此人身材微胖，满脸胡须，威风凛凛，望着城下之人，没有答话。

令狐潮一想到妻儿，早就沉不住气了，胸口就像压了一座山，喘不过气儿来，便开门见山道：“请问足下何人，某愿放下城池，请放了吾妻儿。”

“呵呵，令狐兄，见外了。”张巡轻咳一声道，便装作一副不好意思的样子。

此时，令狐潮想起曾与张巡是同僚，前些年又共过事儿，心里升起一股暖流，急忙道：“您是张巡张奉忠吧？”

“令狐兄，吾乃张巡张奉忠是也，你可记得当年你为清远县县令之时，我们清河县、陈县联合发兵，到你清远县共同剿杀山匪之事？”

令狐潮恍然大悟，立即欣喜道：“哈哈，记得记得，张舍人，恕罪恕罪，张兄来此不予通报，害某好一阵担心，张兄，请即刻放某进去，某定重恩相谢！”

令狐潮此时脑子已经无法镇定下来，任凭北风呼啸，他骑着大马，就要往前走，刚行几步，就突然怔住，自闻张巡恪尽职守出了名，此来怎会如此好言，但见他不言语，便问道：“可耳？”

“呵呵，令狐兄何以如此见教，这本是令狐兄城邑，某来此占据，应当送于人手。”张巡道。

“那好，即刻送某进去。”令狐潮道。

“此乃大唐城邑，不知令狐兄何军？”张巡问到点子上，令狐潮心中骇然，心想，张巡太狡猾了，说了半天都是在套话，可某身边数十人全是燕军，真是进退两难啊，若说投降，那必然遭到砍杀不可活命，若说明缘由，那妻儿怎么办？令狐潮一时不知如何是好。

“某独自一人，何人何军？张兄送妻儿出来，某绝不攻占此城！”令狐潮也不傻，转移话题道，身边胡人暗自发笑，看着两人的好戏。

“好，令狐兄稍等片刻，某进去商量，身为将士，怎会伤及无辜，令狐兄稍等。”张巡急切道，似乎这就是最大的条件。

令狐潮抱拳请求，心中依旧忐忑，懊悔不已，若是之前不降叛军那会如何，可若不降，城池一破，定然妻离子散，到时更后悔莫及，只求这次安然无事就好，以后再也不如此大意了。

令狐潮沉起性子一直等着，若真如张巡所言，那一切好说，他也素闻张巡忠义，此等人定然不会斩杀妇孺，一想到她们还安全，便放下了心。令狐潮这一等，就足足等了一整夜，期间令狐潮叫喊了几次，最后竟然发现城墙上没人。

凌晨之时，令狐潮肺都快气炸了，可又不能大骂，是他要等的，人在屋檐下不得不低头，那燕军数十人早就坐得屁股发痛，一股子火没处发。晨曦的光芒映照大地，令狐潮望着升起的太阳，一时惆怅不已，不知将下命运如何。

书中暗表，昨晚张巡在城头上见令狐潮的时候，令狐潮妻儿早就被张巡软禁起来了，张巡回去之后，就呼呼大睡。俗话说，出去容易进去难。张巡要先折磨折磨令狐潮，为那死去的三千将士出口恶气。当时，贾贲想直接冲出去，将令狐潮斩于马下，被张巡按住，认为不妥，他还要用此妇孺大做文章呢。此言不赘。

且说到了中午时刻，令狐潮肚子饿得咕咕直叫，原野上连个兔毛都看不到，马匹驮了一夜，早就双腿打颤，他暗叫不好，急忙下马休息，一脚不稳差点摔倒，双

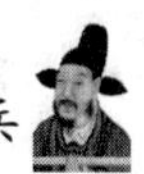

腿僵硬，死活合不拢，费了好大力气，才恢复过来，便咬牙切齿，将张巡小声骂了数遍。

雍丘城府内，张巡、贾贲、雷万春等将士吃过午饭之后，商讨几句，这才不紧不慢地来到城头上，令狐潮再怎么恨此人，可见到管事的出来了，顿时迎起笑脸，热脸贴上冷屁股，希望能有机会，两侧的胡人一脸鄙视，要不是李庭望将军下令好生相待，这几个胡人真想一刀砍了令狐潮，之后攻破此城即可。

“张兄、张大人，可商讨完毕？”令狐潮急切道。

“嗯！”张巡沉着一口气，似是吃得好饱，道:“今日气凝神和，看来大唐国运昌盛，叛军不日便可剿灭。”他连令狐潮望都没望一眼，对着贾贲说道。

“张兄，你、你……”令狐潮咬牙切齿，祈求道。

“嗯？我说张大人，城下何人叫嚷？”雷万春定眼一瞧，疑惑道。

“在下令狐潮，望城上守将放某妻儿。”令狐潮想做最后的挣扎。

“哦！令狐明府，此来何事？某听不清楚啊！”雷万春故意问道。

令狐潮闻听此言，气得头皮发炸。此刻，身旁的几个燕军早就憋不住了，骂道:“唐奴，速放令狐大人妻儿，不然待城破之时，屠尽尔等！”

“令狐贼子，某素闻你重情重义，可为何杀害三千将士？”贾贲突然说话，气势压人，令狐潮心中一颤，在忠义面前，无言以对。

“郎君、郎君！”就在这时，城头上传来一声痛呼，一位妇人和一个小孩被推到了城墙之上。令狐潮心头一紧，急忙安抚，一时心情激动，道明缘由。

这位妇人便是令狐潮的妻子，姓孟，孟氏是雍丘城一富商之女，性子温和，可骨子里刚烈，此时她已经证实丈夫叛变投敌，便狠抽自己数十耳光，泪流满面，号啕大哭。

一会儿，孟氏停止了哭泣，转身走到城墙边沿，怒视着城下的令狐潮，痛骂道:“原来你是贪生怕死之辈，枉为朝臣！”

“令狐贼子，你为一己私欲，害三千将士，罪不可恕，你若立即下跪自刎，某便放了你妻儿，若有不愿，某定拿你妻儿鲜血祭三千英魂！”贾贲长刀一指，厉喝道。

令狐潮双腿一软，早知如此，何必当初，可要他自刎，不是他不愿，而是死了又能如何，待大军破城之日，他妻儿也会命丧黄泉，还无人报仇，而且他不信此人当真会斩杀自己的妻儿。

令狐潮没有言语，此时他也不想说话，所做之事，妻儿不解，只得顺其自然，或者说，他已心灰意冷，只得等大军到来之后，再杀进雍丘，他对雍丘了如指掌，此城虽是坚固，可来日四万大军压来，就是再坚固也得破。

"郎君，你为了私利，竟然害了三千将士，你犯下了滔天大罪，简直是畜生不如啊！想我孟氏，忠厚传家，生为大唐人，死为大唐魂，岂能像你一般贪生怕死！为妻要用俺娘俩鲜血，为你赎罪啊！"话闭，只见孟氏携子一头冲下城墙，瞬时母子二人脑崩浆裂，鲜血四溅，一命呜呼！

此刻，令狐潮脑子一片空白，瘫坐在地上痛苦地嘶叫着，他的心一下子空了、凉了，恨不得和妻儿一起死去，他连滚带爬地跑到城墙下，把死不瞑目的妻儿抱在怀中，仰天长啸。

燕军站在一边儿，不为所动，心不在焉地偏头看向别处。

"啊——啊——"令狐潮全身沾满妻儿的血，抱着他们的尸体撕心裂肺地叫道："某不破雍丘，誓不为人！"说着，便抱起妻儿的尸体，连滚带爬，艰难地骑上马，赶紧往回跑。

这时，贾贲和雷万春同时拉弓射箭，准备射杀令狐贼子，张巡眼疾手快，两手急忙一拦，两人的箭头偏向令狐潮身旁的两名侍卫，这两名侍卫应声倒下。张巡、贾贲和雷万春相互对视一下，各自摇头叹息。

贾贲转身向众将士道："令狐之妻儿忠于大唐，死得英烈！妇孺尚有如此血性，尔等为生民保家卫国，也应是生为大唐人，死为大唐魂，且不可弃魂随鬼！"

"生为大唐人，死为大唐魂！"一股股英气从贾贲身上散发出来，感染着众将士，众将士振臂高呼，其声响彻云霄。

"生为大唐人，死为大唐魂！"声音浩大而沉重，瞬间传到正狂奔的令狐潮的耳畔，他身子一颤，脊椎骨发凉，双手一松，妻儿的尸体竟在快马奔腾中滚了下来，摔落在雍丘这片大地上，妻儿那不瞑之目终于闭上，令狐潮心如刀绞，大喝一声："驾！"狠抽了几下马匹，狂奔而去。

令狐潮心里明白，妻儿临死之时还在怨恨于他，可惜棋错一步，满盘皆输，他已无回头路可走，只得顺其心意，将身躯留在这雍丘城外。

令狐潮身边的那数十燕军，闻听从雍丘城传出的呐喊声，心中骇然，对这座城池的守城将士也刮目相看，顿时警惕性高涨，心里都有个预感，那就是一场恶战即将来临。

这正是：劝人切莫耍滑奸，多行不义下场惨。

古来善恶终有报，免得妻儿受牵连。

欲知后事如何，且听下回分解。

第二十三回 令狐潮发兵雍丘 贾贲出击陷重围

上回书说到，叛将令狐潮从襄邑返回雍丘城，本想救回妻儿，没想到，妻子孟氏得知令狐潮叛变投敌，气恼之下携子一头冲下城墙，瞬时母子二人脑崩浆裂，鲜血四溅，一命呜呼！令狐潮悲痛欲绝，仓皇逃往襄邑。

几日之后，灵昌太守吴王李抵奉命率河南将士反抗叛军，闻张巡、贾贲等人攻占雍丘，身居要地，大加赞赏，立即上奏皇上。皇上欣喜，下诏书封贾贲为监察御史。一时，雍丘城内欢呼雀跃，孤城一座终于得到朝廷的肯定和维护，将士们守城之心更加稳固。

三月初忽闻探报，令狐潮从襄邑方向带来万余大军准备进攻雍丘，这是其妻儿身死之后的第一次压进，其速度不可谓不快，其心智不可谓不高，能这么快得到燕军的信任，这是拿妻儿的性命换来的。

此时，张巡已经将军务安排完毕，粮草充足，守卫半年不成问题。但是，雍丘城内只有三千将士，其中一千多还是新兵，这如何是好？只有贾贲的铁骑可以对抗叛军，其余人还没有上过战场，虽然在雷万春的强化训练下，似有一股军威，可真正上了战场，还不知情况如何。

张巡、贾贲和雷万春等将士正在府衙一起商讨战事。

“这雍丘城四面全是平原，没有险要之地，不像睢阳城那样，四周湖水围绕，易守难攻，而且叛将万余将士，凭吾三千人马拦截，绝非易事。”张巡紧皱眉头，一时陷入苦想之中。

“为今之计，某只得孤军深入，打得他措手不及，大破叛军！”贾贲坚决道，随即手指西北方向的土丘处，这也是他们入城隐秘之地。

“可孤军在外，恐怕危险，某还是以为城池可守。”雷万春自知贾贲这是拿性命相赌，可令狐潮若知孤军在外，他定然全力歼灭，那时相救，恐怕不及。

“嗯，某还是觉得万春在理。”张巡此时也不好说什么，怎么能叫贾贲一人率军出城血战，而且凶险万分，他还是觉得保守为好。

“张大人不必忧虑，某那千余战骑，足以顶上五千人马，只有孤军深入，才可守住城池，不然大军蜂拥而至，那时恐怕首尾不及，失了战局。”贾贲爽朗道，似乎这场战斗对他来说毫无压力。

“这——”张巡犹豫了一下，说道：“某也想过此招，出其不意攻其无备。但是，此举也是一步险棋，只怕拼杀回来，损失惨重啊。”

“好了，不必相商，如此照办！”贾贲起身走了出去，望着远方阴沉的乌云，他深吸一口气，一股凉意从心中泛起。

贾贲走进军营，即刻号令将士连夜从雍丘城北门出发，他们犹如一群索命的死亡骑士，在寻找着自己的猎物。

天宝十五年（756年）三月初五，张巡迎来人生第一场战斗，他步步谨慎，已经做好了周密部署。

午时许，令狐潮率军浩浩荡荡地压进雍丘城下，见张巡独自站在城头，心中惊疑。令狐潮直勾勾地瞅着张巡良久，他的心在滴血，他握缰绳的双手已经捏得发青，他咬牙切齿，一言不发，城墙下那两摊血迹依然隐约可见，此来带了一万大军，下了军令，必破雍丘。

“杀！”令狐潮马鞭一指前方，他要用千万将士的血祭奠妻儿，无论是汉人还是胡军。

其实，张巡早已安排妥当，怎么守城，根据何种情况怎么去对付，他已经演练了好几遍。见叛军冲杀上来，他和雷万春各守东南城池，同将士一起拼杀。

叛军将士攀爬而上，摔落下来，前端的守城将士推倒云梯，身后的将士射杀远处的敌人，一时间，在箭云的包裹下，数千人丧命，攻城拼的就是人数，安禄山攻占陈留和洛阳时也是如此，他虽说百战百胜，可也损失五六万将士。

在张巡和雷万春的指挥下，一波又一波叛军被击退了，可守城将士不多，又无后继，渐渐被压过势头，张巡砍得双手血红，刀柄已经磨破他的手心，刺骨的痛。

令狐潮站在中间，眼看大军即将压制，脸上露出了奸笑。这时，突然从叛军的侧翼杀出千余铁骑，所过之处，震天动地，犹如一把犀利的长剑直插叛军中部，贾贲看到了令狐潮的身影，随手砍杀身边叛军，将叛军拦成两截。

令狐潮自知这帮步兵挡不住骑兵，便驾马转身要逃，贾贲如入无人之境，率军一路砍杀，城头上压力大减，众将士见守将逃跑，纷纷逃命，这一万大军似乎就这样不攻自破。

就在这时，一阵嘹亮的号角声激起所有叛军逃亡将士的心，众人无不往东方看去，前方来了一队铁骑，狼烟四起，呼啸声奔涌而至。

虽然贾贲骑兵骁勇，但对于黑压压的万余大军而言，他们太渺小了。贾贲望着奔来的骑兵，定眼一瞧，全是胡人的大军，暗叫不好，虽然只有三千余众，可他这

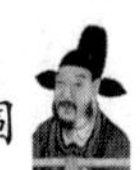

铁骑腹背受敌，也吃不消，便直冲了过去，他没有猝然停止往回跑，那必然丧失士气，到时候就像是冲在沼泽里的泥鳅一样，任你在滑溜，也得陷住。

贾贲率军绕了个大圈儿，在大军转弯之时，胡军奔腾而至，瞬间冲击到骑兵当中，犹如一刀直接砍在巨龙的腰部，差点将其断成两截，令狐潮下令砍杀头部，因为头领贾贲在那里。

张巡站在城上，心急如焚，可此时若开门冲出去，必遭到攻城，因为叛军气势正旺，他只得相信贾贲，早在发军之时，他将自己最骁勇的战将安排在骑兵尾部，以作随时应变，避免首尾不及。

贾贲下令兵分两路，冲往城池，所过之处砍杀一气。尾部将领史民率军从侧面直插城门，希望能与贾贲会合，贾贲带着胡军绕了一大圈，他身后跟着不足五百人，胡军三千兵马齐齐追来。

令狐潮之前已经下令，这身披黑色披风的将士是唐军大将，若斩杀，定可升官两级，那些好大喜功的胡人听了之后嗷嗷直叫，就是把马腿跑断也要将其杀于刀下。

史民带着五百人想去救贾贲，可一见他逃往别处，便紧随其后。此时，贾贲大喝道："史将军，速速回城！"他必须要给雍丘保存实力，而令狐潮对他已经做了必杀之心，自知难逃一死，此时能牵动大军最好不过。

贾贲见史民已经脱离叛军的追赶，正往城门赶去，早就憋火不已的贾贲大喝一声："杀——杀呀！"一勒马匹，马嘶长啸，似乎全力迎接这场血战，贾贲身后骑兵猝然加速，从贾贲两侧奔腾而至，一个转身，贾贲又成了领军，因为他就是剑尖，剑刃再锋利，也得剑尖刺穿才可发挥作用。

贾贲双腿猛夹马肚，战刀在空中划过一个凌厉的血线，他的战马黑棘，身子一跃，前蹄猛然扬起，马嘶长鸣，似乎告示人们，这里有一队死亡骑士，四百余人瞬间凝成一股，在冷风的呼啸下，肃杀之气瞬间暴起，直冲奔驰而来的骑兵。

"杀——杀——杀呀！"贾贲双眼血红，士气大增，急速冲了出去，因为他们已经抱着必死之心，连死都不怕，还有什么可怕的，能与贾都尉贾御史同死沙场，此生无憾！

死亡骑士犹如千锤百炼的宝剑插进铁皮当中，纵然火花四溅，依旧分成两截，冲势之凶猛，让胡人心惊胆寒，奔来的步兵猛然停住，令狐潮泛起不安，心想：难道今日还杀不了他？

于是，令狐潮大喝道："凡是砍杀唐军骑兵一人者，赏钱千贯！斩杀头领者，赏城一座！"

此时此地，令狐潮军衔最高，那些胡人虽然不听他言，可此时遇上对手，还死伤百余，早就不是金钱权力所能解决之事。这些胡军要与贾贲血战到底，因为这是一个值得敬重的对手。胡军首领察哈尔，曾是在战前送三千宝马至陈留的将领，他在草原骁勇善战，未逢敌手，用安禄山的话说，此人颇有自己当年之勇。来到中原之后，他本以为可血战一场，却不想犹如冲进豆腐渣，军队多不堪一击，只能闻到腐臭的死尸，却嗅不到热血的戾气。他知道雍丘乃江淮要地，自知这里会派大军相战，便前来一战，希望能找到与之匹敌的骑兵。

天遂人愿，当他看到贾贲那死神一般的冷傲眼神时，心中一颤，好强的杀气，此人必是经历过血雨腥风，一股火热涌上心头，他抓紧缰绳，握紧弯刀，疯狂地追杀，不为了什么，就为了能与此人相战。

“且慢！”察哈尔弯刀高举，对着令狐潮喝道：“令狐老儿，吾与敌军相战，不喜外人参战，尽可看着便是！”话语之间，令狐潮就成了外人，他心里彻底发凉，真是胳膊肘往外拐，拐来拐去成了里外不是人！

令狐潮的脸就像屁呲得一样难看，心里骂道：要是你杀不了敌将，某回去定向李庭望将军问罪于你！

此时，史民那五百余骑兵已经进城。察哈尔望着高耸的城头，一时望尘莫及，只见他策马一个转身，将贾贲团团围住。

“本郡察哈尔！敢问足下大名？”察哈尔乃性情中人，首先行礼道，就是死，也要知道对手是谁，这是他们草原的规矩。

“哼，少废话，我是你贾爷爷！”贾贲怒道。

闻听此言，察哈尔怒火万丈，就是高高在上的燕王安禄山都未曾如此羞辱过他，于是他高举弯刀，传出一声大喝：“看刀！”猛然砍杀过去。

贾贲身子一歪，躲了过去。接着，贾贲长刀一抡，砍倒两名骑兵，随即大刀一转，直指察哈尔。察哈尔一拽马头缰绳，躲闪过去。胡军用的是快捷的弯刀，而唐军用的是长刀或者长剑，一冲进去，胡军就死伤百余，在贾贲带领之下，犹如利剑刺破钢板，让胡军猝然停止。察哈尔不敢再怠慢，他虽说还有两千余众，可他明白，若不调整战法，就是打败对手，自己也所剩无几，这是他生平遇到的第一强者，他肃然谨慎。

贾贲身下的黑棘低声嘶叫，大口地喘息热气，似乎意犹未尽，前蹄不停地拍打地面，随时准备冲击，这支死亡骑士静则凝滞，动则汹涌，一静一动，足以将领军队伍带上顶端。

贾贲的黑色披风再次扬起，上面满布了血迹，一侧开了一道长长的口子，随风呼啸，两股强大的气压瞬间碰撞，两双犀利的眼神凝滞在一起，碰触骨子里的血气，察哈尔与贾贲同时长喝：“杀——杀！”

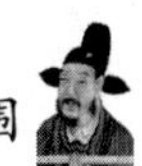

贾贲长刀猛然圆抡，连劈五名将士，斩于马下。察哈尔身躯敏捷，犹如幽灵一般，与死亡魔鬼擦身而过。贾贲的黑棘嘶声长叫，马蹄往前一扬，高高举起，前蹄踩踏察哈尔，贾贲热血沸腾，高举长刀劈下，察哈尔自知抵挡不住，马身一翻，往回一退，弯刀带过刀刃，只感到右臂发麻，差点丢掉武器，大惊失色。

察哈尔气愤不已，他的两千骑兵将三百骑士团团围住，贾贲手下腹背受敌，很快伤亡大增，贾贲拼力厮杀，自知大势已去，可临死多杀一个贼子，也就多赚一个。

察哈尔见将士被贾贲砍杀一片，此时也杀红了眼，冲了上来，与他大战几十个回合，不分胜负，贾贲心急如焚，虽说不惧死亡，可见将士不断倒下，自己的范围圈越来越小，他激发最后潜力，黑棘更加卖力，似乎感受到此战是最后一战，仅凭贾贲双腿施力，就可知其意，人马达到了合一的境界。

此时，张巡站在城头之上，心中热血涌起，鼻子一酸，热泪盈眶，他传下命令：无论付出多少代价，一定要把贾贲救回来！

这正是：死亡骑士战叛贼，寡不敌众陷重围。

　　　　骁勇善战真豪杰，醉卧沙场视如归。

欲知贾贲性命如何，且听下回分解。

第二十四回 雍丘城大军压进 张巡施缓兵之计

上回书说到，胡人察哈尔两千骑兵将贾贲三百骑士团团围住，贾贲腹背受敌，与察哈尔大战几十个回合，不分胜负，贾贲心急如焚，眼看自己的手下一个个倒在铁蹄之下，他心如刀绞，热泪纵横。贾贲心中明白，这是他最后一战，也是最辉煌的一战。

在此紧急关头，只听"扑哧"一声，贾贲背后受了一刀，随即左腿又是一刀，黑棘臀部割开一道大口子，血液染红大腿，在每一次配合贾贲转身下，都涌出层层鲜血，它没有嘶叫一声，此时就像是最沉静的祭奠一样，只有刀剑的碰撞声，马蹄的踏地声，生灵的心跳声和粗暴的呼啸声。

突然间，整个战场一下子静了下来，在贾贲英勇的身躯倒下的那一刹那，黑棘与他重重地摔在一起，再也无法起身，他最后一眼望着雍丘城门，一道微胖的身影拼命地抽着马鞭赶来，他张嘴想大喊，可怎么也说不出话，嘴里冒出一股血泡，永远闭上了眼睛。

"生为大唐臣，死为大唐魂！"这惊天动地的呐喊声，是从每个人灵魂深处涌起的，人们热泪滚滚而下，可逝者一去不返！

此时，察哈尔与他的残兵高举弯刀，猛然地插在地面，这是他们纪念英雄的最高礼仪，他们虽然损失惨重，可从未后悔，当对手消失的那一刻，反而心里空凉，这也许是惺惺相惜吧。

"驾！"察哈尔转身上马，从地面抓起自己的弯刀，往远处奔去，他的残兵紧跟其后……

就在这时，张巡率两千将士冲杀过来，却已望不见贾贲的身影，令狐潮见张巡来势汹汹，下令火速撤军。

张巡来到战场，下马看着死去的将士，心如刀绞，心里不住地呐喊：起来啊，是汉子就赶快起来啊！

张巡、雷万春等将士用颤抖的双手拉出马下的贾贲，六人抬起马身，将这匹临死不屈的战马抬上担架，贾贲由马车运回了城内，剩余将士将四百余骑士的马匹连

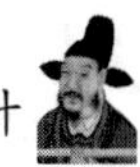

人运回城内，例行一天一夜。

北风不停地呼啸着，张巡在城内点起了三丈高的火堆，瞬时照亮了半个城池，天空中弥漫着一片血红，就像那四百余英豪的热血涌起，映照着整个雍丘城，所有将士齐刷刷地站在那里默哀。

张巡脸色铁青，微胖的脸紧绷在一起，雷万春黑着脸，不停地喘着粗气，他们在这样极度的压力下承受了一夜，即将崩溃。

张巡仰天长啸，哭喊道："贾都尉、贾御史——汝等一路好走！"

颤抖火焰映出一个个冷峻的面庞，在北风的肆虐下，散发出一股强大的力量。张巡第一个跪了下来，他此生只跪君父，这是他最敬佩的一人，明知危险之极，还要深入险境，要不是他，就没有这今日的雍丘城，凭那些第一次上战场的千余将士根本不行，一旦大军冲杀上来，就可能乱作一团。

雍丘虽然初战大捷，可损失一员战将，付出惨痛的代价，所有将士热泪滚滚。男儿有泪不轻弹，只是未到伤心时，四百余将士整齐地睡在一起，他们的身边躺着自己的爱马，人与马再也不能分开。

雷万春最后的怒火终于爆发："狗贼令狐潮，某不灭你，誓不为人！"

"某不灭你，誓不为人！"这是所有将士发自灵魂深处的声音，天空中的火焰猛然一抖，为这庞大的怨恨与杀意所惊颤，火势窜得更高，似乎要烧破苍天，问问这天地良心何在！

这时，张巡昂起泪流满面的头颅，沉吟长啸：

青山处处埋忠骨，何必马革裹尸还。

精卫尚有填海意，我为鬼雄亦守关。

张巡说得热血沸腾，他与将士们肝胆相照，一身强大的力量压制于胸，随时等待爆发，死守雍丘！

"精卫尚有填海意，我为鬼雄亦守关！"将士们面红耳赤，齐声呐喊，豆大的泪珠滚滚而下。

整个雍丘寂静一片，只有控制不住的呜咽声，夹杂着北风呼啸声，在这种极大的压力下，经过这场战斗的洗礼，所有的战士，小到十六七岁，大到四十余都不再胆怯，一个个都成了杀意爆满的骁勇战士，誓死抗敌！

祭奠完毕，张巡与雷万春沉沉抬起贾贲，随即大小官兵带头默默抬起死去的将士，他们用这种方式，纪念着每一个人，将他们的面庞印在脑海，一生都不会忘记。

"呼儿——呼儿——"就在这时，马圈里的马匹突然齐齐跃出围栏，冲向抬着躯体的将士，用身子蹭着他们，直至将身躯放在它们背上，马的脸颊印出长长的泪痕，将士见此，号啕大哭，不忍走出城池。

他们在城西的土丘下，给他们安了家。他们挖了四百七十八个大坑，将马匹放了下去，将士睡在马肚一侧，头枕马的颈部，双双入睡，一片安详，整个掩埋进行了一夜，任凭北风呼啸，几十亩的墓地肃穆庄严，丝毫不受外界影响，直至第二天清晨掩埋完毕，大军快速回城，加紧训练，随时准备征战。

话说令狐潮逃回到陈留，与李庭望相见，他这次算不上失败，也谈不上成功，李庭望知道他刚刚丧失妻儿，心情悲痛，也不予追究，反而安抚军心，给予嘉奖，希望他再接再厉，拿下雍丘城。

令狐潮回房后，一个人傻愣了半天，不住地苦笑，潸然泪下。他这次攻打雍丘时，曾派千余将士寻找妻儿的尸首，横扫了方圆五十里的土地都没有找到。当时，他在丢下妻儿尸体时，明白其意，不敢去回头打扰。可回来之后，懊悔不已，一直想去找，可他身不由己，此时才恍然大悟，虽然手握重兵，却失去了尊严和自由，失去了一切，得到了一身的罪责，他悔之莫及，可惜已经迟了。

李庭望对雍丘守将不是很了解，但听回来的察哈尔及将士谈起，都脸色俱变，话语间竟然带着欣赏，让他丈二的和尚摸不着头脑，后来听说了贾贲此人，才深深地凝下心来，能与此人在一起的，定然是个英豪。可转念又想，陈留和洛阳都攻下了，何况区区雍丘乎?

第二天，李庭望叫令狐潮议事，令狐潮自知路已到此，只得硬着头皮走下去。李庭望让令狐潮详细讲解城内布局，以及可猜到的兵力部署，毕竟令狐潮对张巡多少有些了解。令狐潮刚一答话，其他将士则哈哈大笑。叛将谢元同认为，大可不必如此细心，燕军四万将士，就是一人一泡尿，也能冲垮这座小小的城池。

李庭望也觉得过于做作，陈留和洛阳都可攻破，自己这四万将士骁勇善战，还有什么打不下、攻不破的。说到最后，一堂人得意地哈哈大笑，在他们心里，兵力就等于实力，实力就等于胜利！若不然，安禄山能一口气冲到洛阳，只用了一个月吗？可谓是开创了攻城战时间最短的纪录，前无古人后无来者，李庭望信心倍增，令狐潮暗下狠心，无论是降是战，待城破之时，屠尽尔等。

三月十日，李庭望四万大军浩浩荡荡压进襄邑，开始向雍丘进攻，军队驻扎在城东十里处，从雍丘城上望去，黑压压一片，炊烟缭绕，战骑嘶叫，堪称虎狼之师。

雍丘守城将士见此，虽然充满恨意和勇气，但是，这场战斗有多少胜算，还是一个未知数。

张巡、雷万春等将士站在城楼之上，遥望前端的数万大军，心中一时茫然，就算是将士再怎么骁勇善战，可人终究是人，砍一刀，依旧是个死，别说将士，就连

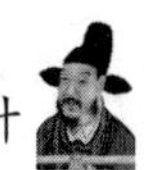

张巡心中都空荡荡的，他没想过硬拼，可计谋从何而来。

“报告张大人、雷都尉，叛军人数已然查明，四万之众！”史民亲率骑兵游荡在原野上，目测而得，他恨不得立即冲进去砍杀一片，可身为军人，必须服从命令，张巡派遣之前，屡次强调，切莫意气用事。

“你待如何？”张巡试问道。

“卑职觉得，夜晚突袭，杀他个措手不及，丢盔卸甲。”史民道。

“嗯——”张巡沉吟一下，陷入沉思。

雷万春接上话茬道：“可对手不是一万，而是四万大军，就算他们毫无戒备，冲进去也只能给一侧带来伤害，而其余几侧定然反击，到时身陷重围，恐怕要全军覆没。”

“嗯，某正是此意，此事还得深究，敌军肆意雍丘城前，必有轻敌之心，怕的是恐吓威慑，不战而屈人之兵，也罢，某就成全了他们。”张巡沉着道，眼睛一亮，走进屋内。

史民听得稀里糊涂，难道要投降？不可能吧，便看向雷万春，见他耸了耸肩，一幅无言的样子，鬼知道这深藏不露的张明府有什么主意，两人一阵无语，鲁奇布置好兵力，也来到两人面前，一起讨论敌军军营战地。

一个时辰之后，张巡手拿着一封信，上面写着几个大字：“拜令狐潮大将。”众人将他围住，问起缘由，张巡笑而不语，招来县丞李翰道：“此去将信送与叛贼令狐潮。”

李翰拿过书信一看，见张巡点点头，他从里面打开信，上面字迹不多，但笔笔苍劲有力，一股血气涌上心头，李翰定眼一瞧，脸色大变，众将士一看，气势凝成一股，但见书信如下：

致燕军大将令狐兄及诸位泰山之将：

仆张巡是也，前日与大军苟且之战，见军将骁勇善战，某心中甚是胆寒，本想弃城而投，只因遭受贾奴威势，不敢吱声。

次日贾奴战死沙场，马革裹尸，出于义气及将士之心，仆率军收取尸体，途中屡次想逃，觐见令狐兄，往日闻令狐兄投降燕军，仆短嘴，大骂一通，自是不屑，当进入雍丘之城，方才感受到包裹沉重，喘气不过。

亦是理解令狐兄往日之心，实乃明智之举，此城不投亦破，害及家人，不破亦投，减少战事，救万民于水火之中，仆虽无能，但也深知其中要害，仆虽不忠，但深明百姓之心，谁为天下都可，只要安居乐业，颐养天年便好，人生亦是如此。

识时务者为俊杰，仆感同身受，本想在贾奴死后，大挫将士锐气，以削弱对抗之意，不想其将领史民控制尔等，大肆宣扬燕军之过，号召忠君爱国之心，激励将士，仆在一旁哭笑不得，暗自种下计策，必须拿下史民，以救数万百姓。

怎奈史民奸诈狡猾，屡次错失良机，昨日闻见令狐将军率四万战将压进雍丘，仆心急如焚，恐不能传其意，使燕军又负杀戮之名，便与史民商讨战事，多喝几杯，将其灌醉，连夜困进大牢，仆这才取得领将之力。

虽是如此，仆还需几日安稳军心，说服叛逆，望令狐将军不计前嫌，念在昔日共剿匪徒之面，给予仆三日之时，到时定率散军前来投靠，拱手相让，仆不知领将几何，只得投问令狐将军，望恕罪。

卑职：张巡

天宝十五年三月十日午时

“张大人，这、这——”李翰脊椎骨发凉，这要是真的，他简直不敢相信，史民在一旁脸色铁青，雷万春一口唾液卡在喉咙咽不下去，都睁睁地看着张巡。

“哈哈，尔等这是作甚，真当某降之？”张巡怅然一笑，问得李翰一个激灵，忙道：“不是如此，怎能说得如此诚恳。”

“嘿嘿，不诚恳，那多疑的令狐狗贼岂会上当，此来是领军数十年的李庭望大将，昔日在边关屡挫胡军，若不假戏真做，怎能偏过尔等。”张巡凝重道。

众人恍然大悟，心中骇然，对张巡敬佩有加，此人深谋远虑，幸亏是己方首领，不然寝食难安啊。

“张大人妙计，学生这就去办，定将书信送与令狐狗贼手中。”李翰热血汹涌，他一介书生，在战事面前，百无一用，不想还能传达书信，不禁激动万分，即刻就走。

“哎！”张巡思绪一闪，忙呼道：“切莫忘记为吾等谋个官职，大小亦可，哈哈哈……”几人心中敞开，就等结果如何。

李翰策马直奔襄邑，来到叛军营地边缘一里处，被叛军将士发现后，道明来意，见一书生，将士嘲弄一番，他们本无算计攻城，等待对方不战而降，也省了事端，李翰此来正合心意，便要带到李庭望帐内。

李翰不予，说道：“张大人有令，仆不知将领几何，怕得罪将军，应先觐见令狐大人。”将士见他一股子书生的傲劲儿，就命一人带他到令狐潮营地。

独自在军营伤感的令狐潮闻雍丘来人，急忙出来，拿开信封一看，深吸一口气，眼中爆出难以隐藏的杀气，但又瞬间压下，道：“张兄心意已明，此乃明智之举，某即刻带你去见主将。”

说着就骑马跑到三里之外的李庭望营地，他在雍丘最前端守卫，主将自然在大军之后。

此时，李庭望正吃着酒肉，抱着美女享乐呢。忽听帐外侍卫报告："令狐潮带雍丘使者求见。"李庭望激灵一下，赶紧松开美女，招招手，让来人进帐说话。

令狐潮道："李大人，雍丘使者是来传递降书的。"说着，把降书双手递给了李庭望。

"某早就等着雍丘派人来降啊，果不出某所料，哈哈……"李庭望得意道。他见过书信之后，好不客气，将李翰打赏一通，又道："贾奴不识时务，死得应当，张明府深明大义，自是得重用。"

李翰见火候已到，弱弱地问道："那官居几何呀？"

此话一出，惹得在场的将士哈哈大笑，第一次感到书生非常可爱，平日里凭着一张破嘴，叫骂不停，今日得见，别有一番风趣。

李翰被遣送回去，李庭望等人在大营商讨战事。

"将军，张巡投降是真是假？"叛将李怀仙试问道，此人是河北将领，跟随安禄山有五六年之久，生性多疑。

"嗯，不知真假，但若不降，凭他两千将士？哈哈哈，对抗四万大军，哈哈哈。"李庭望想想这个数字就好笑，但也不可大意，便下令大军戒严，免得叛军尔虞我诈。

且说李翰回到雍丘城后，画了一张地图，将各帅的营地标了出来，亲手交给了张巡。张巡立即召集将士大营议事。

"擒贼先擒王，只有将帅大乱，四万战士才会不攻自破，不然这仗没法打。"雷万春边看地图边自言自语。

张巡苦思冥想，假设各种可能性，但回头一想，越是可能的，最后反而成了最不可能，雷万春看得头皮发炸，他实在想不出好办法，只能等张巡下令冲杀，才有他的用武之地。

"罢、罢！"张巡看着地图，实在是无处下笔，将笔放回砚台，道："先观两日再看，急不得一时。"

于是，众将轻轻一叹，喘了口气，可张巡屡次料事如神，让他们不得不信，也自然升起希望，只看张巡有何妙招，于是各自散去。

正如张巡所料，叛军第一日警惕有加，巡逻不断，还时不时派探子前来，张巡一副规规矩矩的样子，探子心中明白：投降那是板上钉钉的事儿。李庭望也放下心来，心想：就是借张巡十个胆儿，也不敢与之对抗。

第二日傍晚，突然下起了大雨，战场上的血迹被雨水冲进河流，仿佛这里什么也没有发生似的。张巡在雨中徘徊，望着阴沉的天空，突然一道闪电，雷声响起，闪电照亮了整个夜空。叛军西北方向隆起树梢高的草垛，上面的几个将士在铺盖粮草，听见轰隆隆的雷声，吓得滚落下来。

张巡为之一振，急忙回府，拿出地图，直指这大军西北边上的一片空地，立即画出一个大圆圈，往中间一点，这就是叛军的辎重，他要在这里做上一篇大文章。

这正是：贯贲马革裹尸还，吾为鬼雄亦守关。

四万叛军兵压进，雍丘城内掀波澜。

欲知后事如何，且听下回分解。

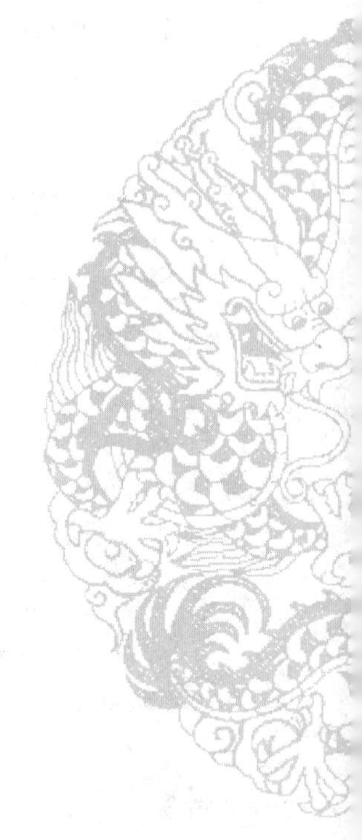

第二十五回　火烧连营起雾霾　大破叛军获全胜

上回书说到，叛将令狐潮率四万之众要强攻雍丘城，然而张巡只有两千将士岂能对抗四万之敌？当时，张巡来了个缓兵之计，假意投降，实则伺机大破叛军。正在他们一筹莫展之时，张巡发现叛军军营西北方向，隆起了树梢高的草垛，这就是叛军的辎重，他要在这里找到突破口。

张巡仔细研究地图发现，叛军很是聪明，将辎重摆置西北方不仅可以抵御刮来的冷风，遇到阴雨天气还可以随时烘干草料，让帐营更加稳固，一劳永逸。

叛军自知雍丘不日将会投降，将士都放下战事，在校场玩起了筑球，一时喊声一片，好不热闹。将领李庭望知道这是将士们在苦中作乐，只好睁一只眼闭一只眼，免得他们思家心切。

时下，叛军军营里的巡逻次数也在减少，巡逻队两个时辰才去巡逻一次，其余时候大多在营地里睡觉，或者观看比赛。

而今夜的雍丘城肃穆沉寂，犹如一座死城一般。张巡命令将士收起大唐的军旗，整个雍丘显得萧条而又凄凉不堪。

李庭望坐在营内与众将士享受着难得的清闲，他自知，雍丘一破，便可直取睢阳，打开通向江南的最后屏障，到那时肯定又是一场血雨腥风，将士不知还能活多久，还是今朝有酒今朝醉吧。然而，李庭望不知在雍丘的城墙之上，有一双犀利的眼眸正在盯着他的心，待他彻底放松警惕之后，就以迅雷不及掩耳之势把他的心给掏出来。

深夜，雨终于停下，鬼天气开始刮起了西北大风，就连叛军的草垛都无法挡住肆虐的狂风，横扫整个大军，军营里好多火把也被大风吹灭了。

李庭望抱着两个光滑的美女，整整折腾了大半夜，此刻像死猪一样睡得沉沉的，还打着响响的呼噜。睡梦中，他骑着高头大马，奔驰在广袤的草原上，一阵狂风吹过，草地里露出无数将士的头颅，个个精神抖擞。突然间，将士敬畏的目光一变，露出凶狠的杀意，他心中骇然，脸色突变，大骂一通，可他们像是听不到一般，眼睛直勾勾地瞅着他，吓得李庭望翻身下马，连连后退。

“杀、杀——”将士们呐喊声猛然暴起，李庭望闻风丧胆，转身骑马就跑，身后将士拼命地追杀，他怎么也逃不掉，拼命地打着马匹，快速逃命……李庭望继续做着噩梦，暂且不提。

且说亥时时分，夜黑如墨。突然，从雍丘城北门涌出两千将士、六百匹战马，整齐地站在一起。张巡骑在马上，低声命令道：“史民，命你率五百骑兵直攻西北草料场，务必完成任务。雷万春，命你率五十骑兵，一千精兵，直插南部帅营。某率近千战将攻入军营，大乱叛军，待贼子溃不成军之时，追杀李庭望，必须将其赶出襄邑地界！”

“得令！”

“得令！”

史民与雷万春对视一眼，犀利的眼神凝滞在一起，拱手称道。雷万春把鲁奇安排在张巡的身边，以作保护。

张巡又道：“今日之攻，只许成功，无有失败，趁夜黑风高，快速行至大军五里处，下马徒步接近，待晨曦之时，以烟火为号，冲杀叛军！尔等各自为战，随机应变，出发！”

张巡大军瞬时分成三股朝西北、西南、东北方进军，其中属史民的骑兵最为迅疾，很快超过两军，犹如一只发出去的箭矢，直插敌人最要命之处，大军在距叛军五里处齐齐下马，贴身接近，马匹经过训练，一声不吭，那队死亡骑士又来了！

张巡此计担了很大的风险，他借助西北风，点燃辎重，使潮湿的草料浓烟滚滚，遮住叛军的大营，然后出其不意，冲杀进去，可望瓦解叛军，斩杀大将。

一个多时辰过去了，唐军各部已经准备就绪，停在大营半里处，偶尔经过的巡逻队依稀可见。

晨曦之时，天空中竟然飘起了雪花，气温骤降，幸好张巡在走之前命将士一人拿上一壶酒，待困乏寒冷之时畅饮。所有人缩在一起，抵御着寒冷，他们渐渐地明白，此次出战，对抗的不是叛军，而是自然。

当天空蒙蒙亮时，史民一行人开始行动，顺着草地接近辎重，将巡逻守卫的将士暗中杀害，随即聚在一起点燃火把，然后纷纷散开，数百余草料犹如烽火台一般，逐个被点燃，待叛军反应过来，火势已经燃尽内部，外面浓烟滚滚。

“咻——咻！”史民一吹口哨，他的战马泗鸿带着五百余马匹从地上迅速起来，朝他们的战友奔来，将士抓住自己的战马，一跃而起，大喝一声，冲杀了进去，所过之处，血溅一地，许多叛军没来得及穿裤子就跑了出来，还未搞明情况，就猝然倒地。

史民一路冲杀，砍人头犹如砍西瓜一样，鲜血四溅。他的任务还有一个，就是

以最快的速度冲至三里外的帅营，斩杀大将。

此时，张巡已经骑马杀到兵营，手上一下子结果了数十人的性命，其余叛军吓得惊慌失措，无人组织，也不知反抗，衣服都没穿就往外逃命。

雷万春犹如战神一般，大刀挥舞之处，生灵绝灭，火烧将营，一时斩杀数十将领。叛军四万之众，在几刻钟之内，溃不成军，犹如炸了锅的蚂蚁，往四方涌出。

这时，叛军将领李庭望在睡梦中突然惊醒，由于在睡梦中奔跑逃命，急得满头大汗，醒来闻听帐外惨叫连天，大惊失色，心知噩梦救了自己一命，也是命不该绝，但绝对不可抵抗，违逆天意。于是，他穿着战袍飞奔出去，骑上大马赶紧往西逃去。

李庭望刚刚离开帐营，一片厮杀声袭来，他拼命地抽打着马匹，心中胆寒，直冒冷汗，只顾逃命，他身后的侍卫抵挡了过去，结果被冲杀过来的史民砍杀殆尽。

接着，史民一行人马又与围攻上来的胡人察哈尔展开了激战，史民眼看不是他的对手，忽然想起了张巡教给他的“败中取胜”这一招术，史民假意摔倒，察哈尔举刀就砍，史民猛一闪身，察哈尔一刀落空，紧接着，史民又猛一回身，一刀刺进察哈尔的咽喉，察哈尔口吐鲜血，一命呜呼。同时，史民手下的大将斩杀了数十余叛将，而自己无一人损失，气势大涨。

史民转过头来，看到李庭望已经逃之夭夭，二话不说赶紧朝他逃跑的方向穷追不舍。

此时的李庭望真成了光杆司令，没想到刚来不到三天，四万大军就犹如一盘散沙，让他颜面丢尽，张巡这个人在他心中狠狠地烙上痛印，他征战数十年，第一次败得如此彻底，败得如此惨烈。

李庭望仓皇逃窜，马匹飞奔，不得不承认，他的马是匹好马，史民一行人怎么也追不上。史民的骑兵马匹昨夜受冻，又长距离奔驰，一时慢了下来，他们也感到马匹体力不支，史民命三百人回去支援，他率一百人继续追赶，必须要将他赶出襄邑。

身在兵营的张巡则奋力抗敌，他手下的千余真源县兵力此时犹如虎狼之师，大杀一通，很多叛军连衣服都来不及穿，哪有反抗之心，一时间，逃出一万大军。

此时，张巡瞅到了兵营南侧的一个帐营，据县丞李翰描述，令狐潮就在这附近。张巡驾马杀了过去，所有将士都以张巡为首，他到哪，便杀到哪，就在接近帐营的那一刻，张巡突然看到一人惊慌地从帐营里跑了出来，快速上马，猛抽马匹，狂奔而去。此人是谁呢？

此人正是叛将令狐潮。张巡大喝一声：“贼子，哪里逃，某送你与妻儿团聚去吧。”说着紧追而去。

令狐潮此时慌了神，他昨晚就一直睡不着，心中忐忑，总觉得有事要发生。但是，他始终不敢想象，张巡有何胆量竟然敢率两千兵力大战四万大军，他不得不暗暗佩服张巡的胆识和军事才能。同时，他也暗自发狠，待自己出去之后，定灭雍丘，他明白，张巡这是黔驴技穷，不得不冒险，尔虞我诈也是有次数的，下次直接开打，踏平雍丘。

令狐潮快速地镇定了下来，边跑边大喝："速速归军，跟某杀出去！"见前面一面军旗，直接狂奔而至，瞬间砍断旗杆，紧握手中，高高举起，厉声大喝："速速归军——速速归军！"

叛军将士此时像是有了主心骨，反抗了几下，拿起大刀朝着军旗的方向聚集，他们心中明白，只有最骁勇的将士才能活下来。

片刻之间，张巡眼见叛军蜂拥而至，竟达数千人，比起四万大军，虽然是九牛一毛，可哀兵必胜。张巡暗叫不好，不敢穷追猛打。令狐潮也很识趣，自知现在拼杀没有什么好处，就边打边向远处逃命。

此刻，令狐潮凝聚了近万将士拼命向外冲杀，张巡放慢了速度在后面追着，这些叛军大多数衣冠不整，而且手中武器不多，第一个念头就是想聚集在一起逃命，那样死亡的可能性就小些。

李庭望犹如豺狼一样夹着尾巴逃跑，只怪他是主帅，太耀眼，加上对手是史民这个亡命徒，他能活着出去就烧高香了。可令狐潮竟然在大乱之时，救了近万将士的生命，还减少了损失，此战虽然惨败，可对令狐潮而言，却因祸得福，他在燕军里的地位将大涨，李庭望定然对其刮目相看。

张巡到最后不得不放弃追杀，他的目的已经达到，便率军返回。

叛军阵营昏暗一片，令狐潮对这里非常熟悉，不然很难在这浓烟密布、狂风呼啸中逃出去。他来不及思索，立即整顿大军，率领近万将士赶往襄邑。此时寒冷刺骨，将士们的面部冻得发紫，浑身颤抖，嘴唇干裂，令狐潮咬着牙，他深深地记住了这次犹如狗一样夹着尾巴逃跑的情景！

此时，张巡已经和雷万春会合，大概了解了一下战况，粮草烧了过半，剩余的足够雍丘用到收成之时，他已率人回去组织生民，用马车往回运，与此同时，还缴获了大量的兵革，足够武装雍丘城将士及强壮的青年。

这次大获全胜，除了主要的两个人没杀，其他的都比预期的还好，雷万春斩杀七位将领，张巡杀了三位将领，他主要在兵营，而且追杀令狐潮浪费了不少时间。

四万大军四散逃亡的有一万余人，跟令狐潮逃亡的有万余人，剩下的基本杀光殆尽，此时北风已经停止，寒气不再像之前那样涌进，却让人冷不丁地颤抖，慢慢地渗入兵革当中。

这时，史民率马骑了回来，显得有些垂头丧气，他还是让李庭望逃跑了，但斩杀了包括察哈尔在内的九员大将，不可谓不骁勇，也算是给贾贲报了血仇，他热血涌起，双眸突然湿润，仰天大喝："贾都尉、贾御史，兄弟们呐，你们在天之灵可曾看到，某为你们报了血仇，报了血仇啊！"

史民激动不已，从马匹上跳下来，马匹一声嘶叫，似乎也在告慰着英灵，所有将士都跳下战马，放下兵器，仰望苍天，仿佛看到了那骁勇的将士从滚滚黑云中踏过，在为万世开太平！

阴沉的天空在半个时辰内消散，一缕阳光照耀着苍茫的大地。

这正是：北风呼啸天雨雪，四野茫茫百草折。

　　　　雍丘城内出奇兵，大破叛军战告捷。

欲知后事如何，且听下回分解。

第二十六回　张奉忠重情重义　令狐潮暗藏杀机

上回书说到，张巡设妙计，在月黑风高之时偷袭敌营，首先焚烧了敌营的辎重，在浓浓烟雾的掩护之下，以两千将士大破叛军四万之众，叛将李庭望和令狐潮险些丢了性命，带着残兵败将夹着尾巴逃之夭夭。张巡守住了雍丘，且大获全胜。

接下来，张巡动用了五千人，花了半天的时间打扫战场，包括营帐、炊具、被褥还有少量的金银珠宝等物资价值上万两，收获颇丰，这些物资大部分用来犒赏三军。

当天晚上，张巡一下子放松了许多，与雷万春、史民、鲁奇等将士大喝了一通。微醉之后，张巡回到了自己的房间。刚一进门，一股清香扑面而来，他身上的酒气与温纯的香气混在一起，绵绵微妙，让他有些痴迷，眼眸看向床边。

只见一位身穿粉色衣裙的女人正在为他铺床叠被，猛然一个转身，俏脸上绽开了两朵桃花。她就是柳倩，这段时日，一直在伺候着张巡的衣食住行，但还从未亲密接触过。

“倩娘——”一声倩娘脱口而出，张巡不经意间已将柳倩改了称呼。此刻，张巡急忙跑了过来，加上醉意，他的步态有些凌乱。

“大人，你喝多了，快，奴家给你倒杯水。”柳倩连忙扶住张巡，小心翼翼地拉到椅子上。柳娘将茶杯递了过去，张巡双手微颤地接了过来。

张巡看着楚楚动人的柳倩，一时面红耳赤，仿佛又回到了与夫人新婚的那晚，他已经控制不住自己的情绪，上前搂住了柳倩那娇小的身躯，那种急切又疯狂的感觉瞬间涌来，他为之癫狂。

“大人！”柳倩扶住张巡，她清秀的面庞红到了脖颈，当靠近张巡火燥的身体时，一股男子气息奔涌而来，那样的霸道，那样的沉韵，弥漫着一种难以言喻的柔和。

这时，从窗口吹进一股冷风，张巡猛然清醒，连忙道：“使不得，使不得……”便迅速推开了柳倩的身子。

柳倩站在一旁，突然跪了下来，张巡急忙道：“倩娘，你这是做甚，快快

起来。”

“大人不答应奴家，奴家便不起来。”柳倩双眼微红，泪水在眼眶里打转，眼看就要掉进张巡的心坎上，这可要了他的命，急忙扶住她的娇躯，道：“倩娘何事尽说，某能做的定然答应。”

“昨夜大人率军出征，奴家在城上看了一夜，生怕出了事端，后来见大人勇挫大军，奴家终于放下心来……”说到这里，柳倩羞涩地低了头，继续道：“大人救了奴家，奴家自是大人的人，奴家知道，奴家已脏，不能服侍大人，可下人能干的活，奴家一样能干，奴家又不是娇生惯养，怎奈大人日夜操劳，有时不便打理，从现在起，奴家要日夜照料大人的生活。”

柳倩一抹热泪，呜呜地哭了起来，张巡这算明白了过来，连忙道：“使不得，使不得，某救你是理所应当，身为朝廷命官，若要见死不救，枉为人也。”

“可如今大人还是左一个使不得，右一个使不得，奴家好生凄凉，奴家丧母失父，在奴家心中，只有大人一人为亲，若大人不让奴家服侍，那奴家还不如死了算了，去地下服侍爹娘也好。”说到最后，柳倩气愤不已，直接一头就要往桌腿上撞，被张巡一把抱住。

粗犷的大手一时变得温和，抱住柔弱的秀发，清秀的头颅，张巡的手碰在了桌子之上也感觉不到疼痛，他不曾想此女子如此倔强，当时一直忙于布置，他身为主将，怎能顾忌儿女私情，岂不让大军笑话。

“好好好，倩娘快起来，某答应便是，某答应便是。”张巡急忙回应道，拖住她红润的脸颊，见斑斑泪痕，心中一时怜爱不已，慢慢地将她扶了起来，可谁曾想柳倩跪得急促，双腿已经麻木，在站起的刹那，身子一倾，直接扑进了张巡怀里。

犹如香软的绒棉冲进了宽广的晒板，贴上了那股涌起的燥热，希望烧干她的娇躯，柳倩慌了神，在张巡怀里挣扎了两下，酥胸已经麻痒，身子酥软使不上力，张巡紧紧地抱住了她。

柳倩依偎在张巡怀里，似乎想要熟睡，双手搂住他雄伟的身躯，那无法替代的安全感充满整个身心，她此时深深地感受到，这才是她要寻找的男人，这才是值得她爱一生的男人。

“啊！”她犹如一只受伤的小鹿，突然从张巡怀中窜了出来，强忍着酸痛，扭过头道：“对不起，大人，奴家身子已脏，对不起，奴家……对不起。”

张巡见她又哭了起来，明白她想起了什么，咬着牙，一把搂过她，把她抱在怀中，他不想让一个柔弱女子在受到欺辱之后，还被当成了下作女人，他决不允许这样。

柳倩哭泣着，将所有的泪水涌出，哭给她可以依靠的男人。此时，流泪的红蜡突然熄灭，直至天亮都未燃起……

第二天，张巡与雷万春等人在城里巡查，城内很多百姓跟随其后，说起令狐潮这个人，真如张巡心中所想，此人不好不坏，平日里不欺压百姓，可也不怎么为百姓谋福利，一心为自己的家室着力。

令狐潮的老岳父孟老见过张巡以后，痛哭流涕，他心中既矛盾又忐忑，自是女儿死有应得，瞎眼嫁与贼寇，守城将士为保雍丘，女儿也算是英勇就义，他孟老一生也算是未丢尽脸面，反而得到百姓的同情，看望者居多。

孟老生怕张巡降罪下来，把他当作贼寇残余斩杀，便跪在面前请求恕罪，张巡急忙拉起，安抚其心，并道："孟老切莫如此，孟娘忠君爱国，巾帼不让须眉，某等应以之为楷模。"

简单的几句话，礼贤下士，深得民心，百姓为之拥簇，张巡又压住激动的生民，道："某略看了仓库，粮草虽然充裕，但不知守城几何，得做长久打算，某这里招束发至不惑之年的男子数千人，不参与打仗，只需战后清扫战场，自愿者可前去报名，但须遵守军令，不然不予参加！"

百姓闻之，踊跃前去，许多知天命者非要说自己是不惑之年，要报效国家，一时难倒了负责报名的将领，最后只得带来县里的花名册做事。见此，张巡欣慰不已，看着他们期望的眼神，他必须要将这座城市守住。

张巡在孟老的指引下，来到了孟府。两人在客厅坐下，一时不知如何开口。孟老见气氛尴尬，苦笑道："张明府，请喝茶。"

"哦，好好好。"张巡愣了一下，急忙施礼道："孟老无须多礼。"

"不敢不敢，张明府身居要职，岂能怠慢。"孟老忙道。

"不，不！"张巡连连道："不，孟老切莫如此，你与我年纪相仿，不必客套。只是孟娘英烈，张某愧疚难当！"

"唉，都怪我们看错了人呀！"孟老难过道："你看，这墙上挂着的是小女的木琴，留下来做个念想。"

孟老颤颤巍巍地摘下木琴，弹奏了一曲《梅花三弄》。曲罢，孟老热泪纵横，哽咽道："这是小女生前最爱弹，也是最爱听的曲子。"

张巡沉吟一下，端着茶杯微微抿了一小口，话语沉重道："他们娘俩在哪里安息呀？"

孟老的心好像被刀子戳了一下，手中的茶杯猛颤，然后晃晃荡荡地放在桌子上，抹一把眼泪，叹道："唉，张明府，孟娘不怪你，不怪你，她生前最喜欢城西柳巷弯，那里有一条小河，好风水，老朽就让她住在那里了。"

"哦，那就好，那就好。"张巡沉低了头，轻叹一声，抿了口茶，道："那孟老

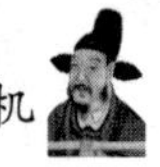

今后打算如何，要不某命人将孟老带到江南。”

“唉！不了，老了，也不想奔波，就待在这吧，呵呵，孟某有个不情之请。”孟老怅然酸楚道。

“孟老请讲。”

“孟某虽然年老，但想参与战后事务，替女儿赎罪，张明府就应允了吧。”孟老含泪道：“我有生之年还想再见见那畜生，令狐潮平日里对我敬重有加，谁曾想他来了这么一招，弄得家破人亡，此生若不问清，我死不瞑目！”

张巡见他一脸坚决，自知不便拒绝，点头道：“嗯，孟老小心便是。”

“多谢，多谢张明府！”孟老热泪倾涌而下，这是他最后的一个心结。

直至饭后，张巡才回到府内，倩娘急忙为他更去外衣，端了杯茶水，脸上尽是幸福之色。张巡觉得，种种行迹表明，此女子非常聪慧，非一般女子也。此言不赘。

且说令狐潮回到襄邑之后，找到李庭望及数员大将，李庭望气得两眼凸出，恨不得四个鼻孔出气儿，把手下将领大骂一通，差点要杀光这帮蠢蛋，被令狐潮救了下来。经过这次战斗，令狐潮在军中的地位再次提升，除了李庭望，就数他了，此时李庭望对他也是敬重有加，赏赐不断，因为他挽救了李庭望的声誉，挽救了他的全部家当，回去的将士有近万余，李庭望从未想过会有这么多。

令狐潮得到很多赏赐，可谓是名利双收，可怎么也填补不了他心中的空虚，一天在浑浑噩噩中度过，他左思右想如何破了雍丘。

第二天一大早，令狐潮匆匆赶往李庭望的帅府，此时的守卫见令狐将军前来，急忙邀声相请，这可是大红人，就算是安禄山在这，也得给他几分薄面，李庭望见他到来，急忙放下手中的兵书，道：“令狐老弟，此来何事？”

“大帅，某想不日破了雍丘，某誓要屠杀雍丘之众，以消众将心头之恨！”令狐潮施礼道，一脸坚决。

李庭望大喜过望，大叫一声：“好！久闻令狐老弟怜爱家室，有仇必报，某便答应了你，只是大军还在休整，令狐老弟可有良策？”

“良策不敢，只是某昔日为雍丘明府，知道雍丘城四面坚不可摧，而且城门采用千年楠木四层打造，泡在油里百日之久，以防虫蛀，加上钢铁巩固，先以有百余年，可依旧如新，若想从正门打进去很难。”令狐潮继续讲道，“雍丘城墙高三丈有余，这是屡次在杞国都城基础上提升上来的，比之京都长安之城不差几分，甚难攻入，卑职认为，建造数百辆高大的投石车，砸与城头之上，定可破坏城墙高度及防御攻势，那时再一鼓作气攻之，定可杀进雍丘，片甲不留！”

令狐潮说得坚定有力，李庭望听得热血沸腾，他相信一个能在溃不成军的情况下还镇静自若救数万将士于水火之中的人，定然慎思察度，计策万全，立即按他说的去办，命人入山砍伐树木建造，并从陈留派来最优秀的木匠设计，这种投石车自古都有，但都笨拙不堪，灵活不够，而且极费军力，令狐潮亲自督造，他要在古人的智慧上加以改进，不知这种战斗兵器会有怎样的威力。

书中暗表，投石车是利用杠杆原理抛射石弹的大型人力远射兵器，它的出现，是技术的进步，也是战争的需要。春秋时期已开始使用，隋唐以后成为攻守城的重要兵器。最初的投石车结构很简单，一根巨大的杠杆，长端是用皮套或是木筐装载的石块，短端系上几十根绳索，当命令下达时，数十人同时拉动绳索，利用杠杆原理将石块抛出。

言归正传。令狐潮又找人秘密建造双弓床子弩，上面装有两张弓，分别置于粗大的弩臂前端和后部，两张弓相对安置，发射时，先用一条两端带钩的粗大绳索，一端钩住弩弦，另一端勾住绞车的轴，然后用五七个或十余个战士合力绞动绞车，把弩弦张开，扣在机牙上，专管装箭的弩手安好弩箭，并瞄准目标。

射击时，用人手的力量是扳不动扳机的，要由专管发射的弩手高举起一柄大锤，以全身力气锤击扳机，于是巨大的弩箭便呼啸着飞向对方。这些箭很粗大，箭镞是扁凿形的，所以叫“凿子箭”，射程为一百二十至一百三十五步。

令狐潮这次是下了狠心，李庭望也是下了血本，当初安禄山攻打至洛阳都未用此等大型攻城设施，现如今李庭望给了令狐潮，可见对其用心之力。

令狐潮还是不放心，并建造了灵活多变的攻城车，不再是那普通的云梯，只能攀爬而上，这次他要彻底摧毁雍丘，一战血洗！

云梯以大木为床，下施六轮，上立二梯，各长丈余，中施转轴，四面以生牛皮为屏蔽，内以人推进，及城则起飞梯于云梯之上，中间是以转轴连接的折叠式结构，又在梯底部增添了防护设施。

令狐潮还令人建造了高达五丈的巢车。这是一种登高观察敌情的车辆，车上高悬着可以坐人的望楼，因望楼形似鸟巢，故名巢车。

令狐潮苦思冥想，彻夜未眠，命令工匠和士兵们连夜赶工，预计二十日内完成。他暗暗发誓，要在这次强攻中一举拿下雍丘，为妻儿报仇雪恨！也让张巡明白，军力才是真正的实力，靠耍奸使诈和投机取巧，只能得逞一时，但无法得逞一世！

这正是：一意孤行到何时？春秋几度笑汝痴。

孤注一掷千古恨，愈陷愈深方悔迟。

欲知后事如何，且听下回分解。

第二十七回 午夜幽灵现林地 四面楚歌乱心智

上回书说到，令狐潮败阵回营之后，气急败坏，左思右想如何破了雍丘。他跟李庭望汇报之后，亲自督造投石车、双弓床子弩、攻城车和巢车等战斗器械，命令工匠和士兵们连夜赶工，预计二十日内完成，要在这次强攻中一举拿下雍丘，为妻儿报仇雪恨！

且说张巡在雍丘城内坐卧不安，愈发感到不适，他总觉得有极度的危险在等待着将士们，因为以令狐潮的性格不可能多日龟缩不出，定然有诈。可是，什么事能让令狐潮憋了半个月之久呢？于是，张巡命人前去查探。

两个时辰之后，探子回来报告：令狐潮阵营有大量士兵在野外树林里出出进进，同时砍伐很多高大的树木，好似在建造攻城器械。张巡闻之，脸色大变，断定令狐潮就是在建造攻城器械，这可如何是好？命人再探。

张巡在房间里走来走去，他深知这攻城机械是城池的克星，若让令狐潮得逞，后果不堪设想，令狐叛贼所建攻城器械必须破坏掉，不然雍丘破城之日在即。

张巡寝食难安，赶紧喊来雷万春、史民等将士商量对策，最后达成一致：必须尽快毁掉攻城器械，同时斩杀工匠，以绝后患，不然雍丘危矣。可是，怎样才能尽快毁掉叛军的攻城器械，同时又能斩杀工匠呢？众将想了半天，也没想出好计谋，便各自散去。

“大人，何事让你操劳？”倩娘走上前来，关切道。

“叛贼令狐建造攻城器械，不日攻城，雍丘大难矣！”张巡注视着远方，心情沉重，双手背后，陷入沉思。

此时，倩娘骨子里涌起了一股恨意，她早想灭了这帮叛贼，为父亲报仇。倩娘端来一杯茶，递给张巡，然后坚决道：“大人，破了它便是。”

“说来轻巧，如何破？令狐狗贼定然重兵把守，此时若出城夜袭，路途遥远，一旦叛贼反其道而行之，直攻雍丘，只怕更快破城，某必须想个万全之策。”张巡道。

“大人知道四面楚歌的故事吧：项王军壁垓下，兵少食尽，汉军及诸侯兵围之数重。夜闻汉军四面皆楚歌，项王乃大惊，曰：‘汉皆已得楚乎？是何楚人之多也。’项王则夜起，饮帐中。有美人名虞，常幸从；骏马名骓，常骑之。于是项王乃悲歌慷慨，自为诗曰：‘力拔山兮气盖世，时不利兮骓不逝。骓不逝兮可奈何！虞兮虞兮奈若何！’歌数阕，美人和之。项王泣数行下。左右皆泣，莫能仰视。”倩娘轻轻抚顺张巡衣襟，继续道：“当年楚汉相争，楚霸王项羽败在汉王刘邦手下就是以心攻心，令狐贼人怕是思妻心切，恨意在胸，故想大破雍丘，奴家认为，可在此做篇大文章。”

“哦？此话怎讲？”张巡急切道。

“要知其所好恶，所恶者雍丘，所好者孟娘，令狐破雍丘为孟娘，吾等即以孟娘破令狐，不敢曰成败，但可缓之一时，大人可做准备。”倩娘见张巡还未明白过来，便一语中的：“勾其所恶，乃以箝求之。”

“可孟娘已死，何以箝之？”张巡道。

“大人且看——”柳倩纤腰一扭，从张巡身侧擦过，走进了内室，张巡跟了进去，两人开始一起谋划，直至第二天才出来。

张巡命人染上黑布，全部套于马背之上，以做肤色，由一百人身穿纯黑衣襟上马，倩娘缓缓走了出来，她手中带着精致的木琴，身穿雪白，犹如下凡的仙女，看得众人傻愣了一下。

这两日细雨绵绵，城西的百姓忙着耕种。

今夜是三月二十六，细雨即止。月缺之时，星星犹如镶嵌在夜空之上的璀璨明珠，闪耀着它独有的光芒。柳倩直指城西柳巷弯一带的土丘林地，可望一招破敌。

戌时过半，令狐潮还在土丘林地上监工，每每做成一件器械，他都要亲自试验和检测，必须要做到战场上快速准确地运用，被选为操控手的士兵可吃了苦头，双手磨出血泡，起了又破，最后磨成了茧子才缓和过来。

此时，倩娘已经悄悄潜伏到令狐潮所在的土丘林地一侧，只听令狐潮发出命令：“今晚要加班加点，将所有制成的器械弄回营地，待到雍丘破城之时，必有重赏！”众将士和工匠们苦不堪言，可一听有重赏，又鼓足了干劲儿。

就在众人埋头苦干之时，山林里忽然响起清晰而又微妙的声音，将士开始不以为然，可凝神听去，不禁毛骨悚然，竟然还有细微的抽泣声，伴随着幽柔的曲调，显得那样婉转凄凉。

令狐潮越听越不对劲，他开始没有在意，以为是累了一天，耳目眩晕，可静下心来，发现这是一曲熟悉的曲调，一时没缓过神来，当他向树林望去，竖起耳朵仔细听时，曲调婉转而清脆，沉韵而又悠扬，瞬间他似乎听明白了什么。

“梅花三弄”，令狐潮心中泛起这四个字，这是孟娘最喜欢弹奏的曲调，每逢喜悦之时，她总是在家里弹奏。令狐潮也喜欢这首曲子，他想到了那温馨的一幕，妻子坐在那里优雅地弹曲，厅堂之内，父子俩在嬉戏，时不时传来孩子的欢悦声，他心潮涌起，突然心浮气躁，这到底是怎么回事？

“来，随几个人跟上某去看看。”令狐潮拿着长剑，随手一招道。数十人正要往土丘上走，一股冷风吹过，众人打了个冷颤，曲调随着他们颤抖的心渐渐紧促，最不愿看见的事情出现了。

只见在半空中飘着一个白衣女子，隐约可见，时隐时现于树林之间，上半身衣服还带着层层鲜血，双手在前面随着曲调上下起伏，身子飘扬，许多将士吓得差点坐了下来，双腿发颤。

他们知道，令狐潮的妻儿死于雍丘城头，就葬于不远处，难道是孟娘前来索命？令狐潮本是不信邪的人，他虽然心中胆怯，可这么多人，他怕个什么，但见将士慢慢后退，他也慌了神，强行命人上去察看。

可此时，就是刀架在脖子上也没人敢上去。令狐潮没有办法，下令全体而上，若有不上者，回来处斩，将士在威逼下，才慢慢往上移动。这时那曲调突然急促高昂，幽幽的女子声传来。

“郎君——还我儿来——”这声音悠长而尖锐，犹如承受极大的压力一般，吓得将士双腿直打哆嗦，几个不争气的将士身子一软，滚了下去，令狐潮大喝道：“何人在此装神弄鬼！”

“郎君——还我儿来——”这声音颤颤巍巍，煞是惊魂，让人不寒而栗。此时令狐潮心中大乱，他不相信孟娘是这样的，可身子像是不听使唤一样，寸步难移。

“郎君——还我儿来——”这声音接近疯狂，似乎憋得喘不过气一样。令狐潮此时手足无措，他不知该前行还是回去，可这若真是孟娘，岂能忍心她一个人如此难受，她似乎有话要说，有冤要诉。

令狐潮再也坚持不住，在最后的哭泣声中崩溃，大呼道：“孟娘，你有话就说，是某的错，都是某的错，孟娘，你何时才能原谅某，某错了！”

令狐潮痛哭流涕，只见孟娘慢慢隐入树林之间，又传出幽怨的声音：“郎君，还我儿来——”

令狐潮连爬带跑地往上追，身后的人不敢上去，可一看令狐潮仇恨的目光，就像是鬼附身了一般，心中一个冷颤，都醒悟过来，那鬼充其量吓吓人，可这令狐某人可是掌握生死大权的人啊。

众将士和工匠们硬着头皮赶上，他们越追，女子越远，令狐潮脑子一片空白，几乎崩溃，在冷风的侵袭下，手脚冰凉，比死了还难受。

此时“孟娘”出现，他一直想跟她说话，便拼命追赶，摔倒了好几次，他不再想什么真假，他只想为自己内心深处的愧责疯狂一回，他只想能见到孟娘。

所有将士从未见过令狐潮如此痛苦，心中不再害怕，反而对他有着几分同情，没想到他也是个痴情郎，众将士追上去，几个人扶着令狐潮安慰道：“令狐将军，娘子走了，娘子走了。”

“不，她没走，她一直在等我。孟娘——别走，别走，我来了，我来了。”令狐潮发疯似地往上追，将士们没办法，只得簇拥在一旁，当他们跃上土丘时，突然一阵骚动，四周的人还未看清什么东西，就感到脖颈一热，热血喷涌，扑通倒地，一命呜呼！

与此同时，土丘下的林地上着起了大火，没有来得及运走的攻城器械顿时化为灰烬。

令狐潮看着熊熊燃烧的大火，看着明亮血红的大刀，方才醒悟过来，赶紧连滚带爬地往下面逃命，四周的将士和工匠们早已身心疲惫，怎能抗得住如此攻击，片刻之间，三百余人几乎死伤殆尽。

此时，只见那“孟娘”从树林之上缓缓飘落下来，她理了理散乱的头发，一个清秀的面庞露了出来，然后骑上一匹黑马，消失在树林里，就这样，一个午夜幽灵隐匿在茫茫的夜色深处。

令狐潮吓得魂飞魄散，一口气逃到营地，差点一个狗吃屎跪在地上，他一掌撑在地面，弓着身子大吼大叫：“张巡，你堂堂一个男人，竟然拿女人说事儿，甚至连一个死人都不放过，你、你也太阴险了！”他五指深深地抓进地面，瘦长的身躯不停地颤抖，张着大嘴，鼾水直流，他想放声大哭，可怎么都哭不出声来。

令狐潮呆呆地站在那里，抚摸着前几天造好的攻城器械，沉思良久。此时，他稍稍镇静，不禁心中大骇，三百余人的死亡，本来对他来说不算什么，可这三百人当中有两百余是能工巧匠，陈留附近大小郡县的工匠都叫来了，此时死亡殆尽，而且刚造好的攻城器械葬身火海，化为灰烬，这打击也太大了，若不在最短时间内攻下雍丘，张巡必然有所准备，那时再想攻城就更难了。

令狐潮气急败坏，几乎崩溃了，忽然大喊道：“来人呀，快来人呀！”

“令狐将军，发生了何事？”都尉谢元同带着侍卫闻讯跑来，急切地问道。

“快，快传令下去，明日即刻攻城，连夜装备好巨石，辎重先行，要带上两日的口粮，若攻不下雍丘，集体饿死！”令狐潮犹如毒蛇一般扬起身子，抬起头颅，那双血红的眼睛让谢元同心中惊颤，还未弄明白是怎么回事，就急忙领命称是，立即前去布置。

这正是：筠心淑意巧梳妆，爱恨有加着素裳。

休道红颜多薄命，驰骋疆场魂留香。

欲知后事如何，且听下回分解。

第二十八回 张巡大义斩六老 稳固军心战叛贼

上回书说到，柳倩设四面楚歌之计，装扮成孟娘鬼魂，飘然而至令狐潮制造攻城器械的林地。令狐潮思念妻儿心切，从而扰乱了他的心智，随柳倩而来的大唐将士怒杀令狐潮三百余人，其中有两百余是能工巧匠。令狐潮心中大骇，令手下连夜装备，明日攻城。

且说柳倩一行人马出城以后，张巡就站在城头上足足等了两个时辰，忽闻一队的马蹄声从远处传来，他心中的一块石头放了下来。当柳倩出去的那一刻，他的心就空荡荡的，他忧心忡忡，若倩娘此去失败，他将悔之晚矣，不知不觉中，倩娘占据了他的心神，此女子智谋双全，深懂铁汉柔情，真乃女中豪杰。

柳倩回去之后，众将士方才明白，倩娘当晚是站在四根木架中间，下面由四人抬着，琴、木架和四人全部涂黑，怎能看到，只有倩娘身穿白色血衣，随风飘飘然，所以叛军见她在前面弹指出曲，一时信以为真，胆怯不已，令狐贼子更是彻底上当，悔之晚矣。

张巡得知叛军工匠被暗杀殆尽，还焚烧了部分攻城器械，便稍稍地松了口气，下去令人连夜备战，生怕令狐贼子明日来袭。

果不其然，第二日清晨，令狐潮亲率万余将士浩浩荡荡地往雍丘开进。老远望去，不再是黑压压的士兵打头阵，而是高三丈有余的投石机在前，中间两架双弓床子弩，这需要五十至百余人才能拉开弓弩，一旦射出去，足以刺穿一米厚的城墙。前面由数十头牛拉着，身后千余将士快速地往前推。这些攻城器械的后面，才是黑压压的大军，他们踏着沉重的步伐，一路呐喊着，看上去好不威猛。

令狐潮站在巢车之内，身披血红的衣襟，因为一夜未眠，双眼依旧血红，每每闭眼，脑子全是那白衣女鬼。此刻，他居高临下，目光能看到城内动静。突然，他脸色大变，看到了城头上一个熟悉的身影，那便是张巡，不禁心中愠怒。

雍丘城头之上，张巡、雷万春、史民、李翰、石承平以及宋若虚、李辞、冯颜、张至诚、鲁奇等将士，看着杀气腾腾的大军，不禁心神凝重。在这绝对实力面前，将士们心中彷徨。张巡赶紧让县丞李翰召集各路将领，前去大堂议事。

叛军阵营中，只见令狐潮从怀中拿出一封信，接过手下递来的弓箭，将信绑在箭上，瞄准城头上破败的木楼，只听“嗖——”的一声，箭矢瞬间插进了主梁之上，守城将士看着他射箭上来，不知搞什么鬼，难免有些惊诧。

此时却走来一位花甲老人，这人是退休的特进（官居二品虚衔，唐朝实权最高不过三品上）。他前日得知玄宗入蜀的事情，大为心凉，堂堂大唐皇上竟然丢下百姓而逃，深知大势已去，雍丘城的现状远不如以前，外面看似固若金汤，里面却空有虚无。

当老者见到将士从木楼上取下箭矢，拿出信件，便招来一看。老者看后，随即脸色大变，看得将士心急如焚，贼子又有何计？还未问清楚，那特进老者又转疑为喜，便大步来到城头，城下巢车之内的令狐潮看到老者，竟然拱手一拜。之后，老者暗自点头，往城内走去。

片刻之间，这位老者又唤来五位同伴，在大堂上见到了张巡。此时，张巡正与雷万春、史民、李翰、石承平以及宋若虚、李辞、冯颜、张至诚、鲁奇等将领商讨战术，推演各方面可能性，以便运筹帷幄，不想来了六位老者。别小看这六个老头，原来都是很有声望的，个个都官至开府、特进，但是他们看着眼下的这个局势，都动摇了。

张巡审视着来人，不由问道："阁老们此来何事？"

“先锋使，有一事相奏，性命攸关。”靠前的一位老者踏门进入，称道。

“哦？请讲。”张巡见他鬼祟，脸色不对，疑惑道。

老者将信递了过去，张巡一看，凌厉的眼神直视老者，看得老者心头一颤，急忙道："某还未告之。"

张巡这才看下去，大概内容如下：

昔日张兄借信大破某，今日某却用信送福，可知圣上入蜀之事，燕王已经占据长安，成为天下之长，张兄乃识时务之人，往日念着大唐犹在，信念坚定，此时若再不回头，只怕是穷途末路。

诚如是：溥天之下，莫非王土；率土之滨，莫非王臣。望张兄思虑，某城下恭候。

“请问阁老此番何意，是战还是降？”张巡试探道。

“唉，雍丘粮草匮乏，战也好，降也罢，无不一是，圣上入蜀，燕军大震，南下势在必得，张大人又何必拿数万生民，做赌注，抗这一抗呢？”老者说得很委婉，可说得张巡心中火辣辣的痛。

“阁老此言在理，可只怕将士不愿，万一贼兵毫无信义，那可真是拿数万生民做赌注啊，某有心无力，还是周密为好。”张巡苦笑道，眼眸有些湿润。

“嗯，使者所言极是，某已考虑几点，便将几位老伴唤来，凭借某等在雍丘的薄面，足以说服生民、将领，到时只需使者点头即可。”老者沉沉道，一副不得已而为之的表情。

张巡借机问了另外五位老者，这五位老者异口同声道：“现在敌我双方力量悬殊，我军兵力不够，无法与敌对抗啊，请特使明鉴！”

“嗯，请你们先回，明日午时还请各位阁老到此议事。”张巡施礼，恳请道。

张巡心中了然，但依旧面不改色。当他送出老者回来之后，脸色大变，怒不可遏，顺手将信纸撕得粉碎，怒骂道：“哼！妄称几分薄面，却不为百姓做事，老朽不坚，晚节不保，要之何用！”

次日晌午，令狐潮已经退了回去，似乎在等待消息，张巡心里明白，那阁老已经将消息告之令狐潮，他自然安心休养，心中猛然一动，不如将计就计。

张巡和众将领按时来到大堂之上，此时里面议论纷纷，只有那六位老者双手握前，心中看似平静，可当看到张巡阴沉的脸色时，心中忐忑不安，胸口一堵，暗叫不好，不敢直视。

在大堂之上，张巡命人挂上皇上的画像，率领众将士朝拜，人人都痛哭不已。突然，张巡把那六位老者喊到跟前，严肃道：“阁老，今日招众将前来，有事便说，尔等做主。”

老者脸色微变，但这几人也曾身居要职，有的甚至做过玄宗师者，德高望重，不过有些腐朽，心想：量张巡再嚣张，也不敢对自己怎样。于是，一老者思量片刻，瞄了一眼张巡，沉着道：“此来是商讨战事，诸将可有信心战胜叛贼？”此话一出，诸将议论纷纷，有的将领纷纷表态：“就是再来几万，照样杀回去。”

老者面不改色道：“即便绞杀令狐贼子，燕军兵力依然不断而来，雍丘终有穷竭之时。”

“粮草还可用上半月，足以找到解决办法，这有何难？阁老有何意见明讲，无须拐弯抹角，某甚费脑筋。”史民愤然道。

有些明眼人却沉着气不表态，一时军心涣散。

接着，老者又循循善诱道：“倘若找不得粮草，雍丘弹尽粮绝，那时若让燕军攻入，后果不堪设想，某认为不妥。”

雷万春已经知道其意，站在一旁没有说话，他明白这些老顽固的思想，就是贪生怕死，看他们如何辩解。

“那阁老意为如何？”鲁奇道。

“此时，雍丘尚有与燕军谈判之力，不如保全兵力，假借投降，再图进取。”老者试探道，随即看向张巡的脸色，见他面无表情，心中不禁一凉。

整个大堂乱声一片，意见各异，有些请命相战，有些唯唯诺诺，似有赞同，张巡都将他们的表情记在心里，一场军心的动摇让他更加明白将士的心，以后用人为事更有把握，说起来，他还得感谢这六位老者。

“咳！”张巡轻咳一声，凌厉的眼神扫过众人，会场立即静了下来，便见他看向老者，微微一笑，问道:“阁老口称令狐贼子，既以为贼，何以投之，自古贼灭家还，比比皆是，阁老何出此言，怕是醉翁之意不在酒啊。”

“张使者，某见你忠信，好言相劝，若是城破人亡，罪莫大焉！”老者坚决道，脸色气得发红，继续道:“一心建功，不计生民利益，这雍丘在你的带领下，必定无果。”

“呵呵，好一个罪莫大焉，阁老可知叛贼所过之处，奸淫掳掠，无所不干，若弃城而降，以令狐贼子对尔等的痛恨，只怕是死无葬身之地，阁老还有何见教？”张巡就是要借用他的势，将不该说的话全部抖搂出来，给诸将彻底地洗心。

“哼！贪生怕死，若是令狐贼子当真如此，为了数万百姓，某愿为第一，如今圣上不知去向，大唐无主，燕军已然成事，若不顺从以安民心，百姓将处于水深火热当中，这不是罪莫大焉是什么！”老者拱手一拜，理直气壮道。

“圣上虽已入蜀，但大唐主心犹在，若臣子人心不在，圣上亦是不在，此乃小量，可若借此动摇军心，便是大量，诸将生亦大唐臣，死亦大唐魂，昔日气血何在！”张巡厉喝道，瞬间提起将士的战意，齐声道:“犹在！犹在！”

“好！皇室血脉居多，大唐终会有主，谁愿与某征战沙场，马革裹尸！”张巡提气道。

“诸将踏前一步！”雷万春厉声道，“想想为救雍丘血战到底的贾贲，还有巾帼节操的孟娘，个个一腔忠心，男子便罢，女子尚且如此，令人敬佩！若因畏惧投降贼兵，先不说对不起死去的战士，就连乡亲父老都无脸相见，此时投降简直是笑话！”

在场的将士对这六位老者露出鄙夷之色，他们见势不妙，萌生退却之意，被张巡喝住。

“尔等六人德高望重，却为老不忠，迷惑将士，害万民于水火之中，大者藐视圣主，苟且偷生，此等罪责，若不诛灭，天理难容！”张巡继续道，“来人，将尔等拉下去，斩首示众！若再有议论者，与此同罪！”

六位老者彻底慌神，骨瘦的身躯软了下来，急忙跪下求饶，被将士连拉带拽，按在外面的场地里，张巡走了过去，看着恐慌的几人，长叹道:“诸君一生尊荣，却不守忠信，这便是下场！人各有别，但国家兴亡匹夫有责，尔等位高权重，更应该恪尽职守，坚定信念，效忠皇上。可是，尔等却临战降敌，动摇军心，罪不可

赦，行刑！”

张巡把头一偏，只听“扑通”一声，闷声砸到地下，血溅三尺，诸将脸色惊愕，没想到就这么斩杀了，若是平日，张巡岂敢，可战乱之际，军令如山，扰乱军心者，此乃大罪，害人害己害国家，岂能容得！他如此做法，就是杀一儆百，彻底退却了将士的动摇之心，反而更加激起抗战之意。

“张使者说得不错，国家兴亡匹夫有责，望诸将谨记在心，巾帼不让须眉，男儿更应忠君爱国，圣主此去联合蛮夷共同对抗叛军，看似出走，实则以退为进，待叛军内乱，定可一举歼灭，胜败乃兵家常事，国家如此，城池亦是如此，诸将应团结一心，将帅相合，则攻无不克，战无不胜！”雷万春说得气势磅礴，铿锵有力。

此时，诸将的心彻底从刚才的事件中升华出来，望了眼被斩的六位老者，都觉得他们罪有应得，对张巡所做之事不仅敬畏，而且更加敬佩，誓死跟随。

张巡命人以忠臣待遇厚葬六位老者，可见张巡宽厚待人的一面，将士们更加心服口服，遇此将领，就是今日战死，也心甘情愿，趁着这股劲儿，张巡开始布置作战方案，准备给令狐潮来个迎头痛击。

这正是：自古征战几人还，辎重匮乏忠心鉴。

诸君泉下若有知，保佑大唐功圆满。

欲知后事如何，且听下回分解。

第二十九回 生来即为大唐人 誓死亦作大唐魂

上回书说到，张巡在大堂之外，当众斩杀六位欲降的老者，众将士看了敬畏有加，士气倍增，表示坚决抵抗叛贼，血战到底！这时，只见张巡高举大旗，厉声大喝："生为大唐人，死为大唐魂！"

瞬时，帐营内外出现了此起彼伏的呐喊声："生为大唐人，死为大唐魂！"

唐军各将领咬牙切齿，他们的身后就是自己的家人，决不能让贼寇践踏而过。两千将士犹如紧拧在一起的麻绳，死死地捍卫着雍丘。

这天，令狐潮的人马又来到了雍丘城外。令狐潮站在巢车之上冷笑着，此时投石车开始减缓速度，他身下的车体也慢慢停了下来。

令狐潮狂傲不羁，高声喊道："张大人，朝廷现在兵不能出关，天下大势已去，你以老弱残兵守此危城，尽忠无主，不如投降，下城与我共图富贵。"

"从古义来讲，君主杀掉父亲，为臣为子的不能抱怨。你妻儿英烈，以此怨恨朝廷，借贼之力想要报复，可以预见你最终一定为朝廷所戮，而且难逃百世骂名！你平生以忠义自诩，今日之事，忠义何在？"张巡答道。

一席话说得令狐潮羞愧难当，咬牙切齿地发出命令："进攻——进攻！"

上城梯一共八架，并排往雍丘城墙跟前驶去，下面的空架上围绕着生牛皮，里面都有五十余将士推车，当上城梯还在前行时，投石车和双弓床子弩已经就位。

张巡见此情景，深吸一口凉气，下令道："即刻隐蔽两侧！"

将士们纷纷往两侧躲避，就在移动的片刻间，一道划破空气的厉啸声从叛军处射来，只听"嘭"的一声，雍丘城头最中间的一块凸起墙面瞬间爆裂。

紧接着，只见一根有手腕粗的弓弩插进城楼之上，随即又一根弓弩直入房间之内，传来铮铮的肆虐声。

张巡心中惊愕，一股憋屈压制心头，他知道，这是令狐潮首先来的下马威，真正的狠手还在后头呢，将士们快速寻找掩护体，然而，张巡站在城头之上，一动未动，他要用生命来捍卫这座城池！

刹那间，从空中瞬间飞出二十多颗巨石，涌进雍丘城头，有十几颗打在城墙的

外体上，一时城池巨震，将士们只感到双脚发麻，狂暴的轰炸声在耳边响起。

剩余的十个砸向城头，将几人瞬间碾成粉碎，将城墙轰出一道深坑，两侧耸起的护栏已经成了粉末，就在众人刚缓过神的刹那间，又有二十余颗巨石砸下，令狐潮命人两组拉车，一次一换，不间断地进攻，他派人拉来几百颗石头，足以进攻数十次。

“轰！”城头之上的城楼瞬间垮掉一半，随即又被一颗巨石压成粉末，张巡被雷万春拉了下来，令狐潮双手紧紧地抓着护栏，他心里明白，这雍丘城之坚固绝不是一般人能想象得到的，因为这毕竟是一个具有千余年历史的杞国王朝啊。

还有几颗巨石砸入居民区，摧毁大量房屋，所有百姓战前都被带到了城西，巨石再汹涌，也不可能打到那里，看着房屋垮塌，街道碎裂，砸下深深的大坑，老少妇女失声痛呼，这是他们几代人的心血，就这样被摧毁殆尽。

令狐潮见投石车放了四次，城头已经摧毁半长的护栏，有些露出巨大的口子，城墙顿时矮了不少，便命人快速推着上城梯往城墙靠拢，身后将士紧跟其后，他要在巨石的掩护下，以迅雷不及掩耳之势冲上城头，当大军蜂拥而至，他张巡就是有通天彻地之本领也回天乏术。

张巡何尝不知，他在侧面见上城梯压进，而此时巨石不断地砸进城内，城墙上一片狼藉，凹凸不平，他不知叛军还有多少石块，便命人下去取来浇上火油的蒿草，等待时机。

二层城楼被冲击得七零八落，两千将士虽然未伤亡多少，可此时也不能战斗，张巡与雷万春各守一侧，等待最后的爆发，他们都目视着上城车，必须赶在车临近城池之前站好守卫的位置，不然将如决堤的河坝，一发不可收拾。

“轰！”令狐潮下令调整车体角度，攻击两侧城角，他深知那里隐藏的唐军最多，这一下砸死数十人，血肉模糊。

张巡差点遭受冲击，被将士强行拉住，让其到城下躲避。张巡向四周的将士环视一下，命令道：“快，速速下去，等待号令！”

张巡仍然在这里勘察整个战局，因为在对面的巢车之上，同样有个秃鹫一般的眼睛在观察着自己，一旦有任何疏漏，雍丘城将不复存在。

众将士见张巡如此，个个心中敬佩，无不激奋，大喝道：“这帮叛贼逆子，老子跟你们拼了，等会儿杀得你们片甲不留！”众将士隐蔽在城墙里侧，等待最后的爆发。

而此时，令狐潮已经看不到城内情况了，只见石屑纷飞，垮塌一片，防御功能大减，特别是右侧有一个巨大的缺口，连续被四颗巨石冲击，竟然低到两丈有余。

叛军犹如汛期而至的洪水一般涌来，只见张巡大喝一声：“雷都尉，迅速拔刀守卫；史民冲至缺口处，一定要堵住；鲁奇，带五百余将士与我拔掉城楼上的主梁，堵住城墙缺口！”

瞬时，众将士爬上城头，迅速冲到城前。此时，上城梯已经推到城下，叛军踩着云梯飞快地往上爬，尤其是那个最大的缺口处，人数最多，就像是群蚁争夺最肥硕的毛虫一般，黑压压的一片涌来。

史民率两百死亡骑士手拿斩马刀，犹如砍西瓜一样，叛军刚露出头颅就被杀掉，随即身后就有将士替补上来。史民率领的死亡骑士扔下燃烧的蒿草，投掷到城梯之上，装着蒿草的木罐里有大量的火油，洒在叛军身上，叛军被烧得焦头烂额，大声惨叫，有的上城梯已经燃烧起来，靠近不得。史民连杀三人，从敌军脖颈里喷到他脸上的血液就像是兴奋剂一样，使他拼杀得更加奋勇，全身染满了鲜血。

张巡组织将士快速地抽掉石块之下的木柱，架在凹凸不平的城头之上，以作抵御。这时，令狐潮下令最后一次进攻，他不管是谁，将剩余的二十颗巨石全抛了出去，直接轰到了城墙之上，砸死几百人。

最为惨烈的便是叛军将士，大多都掉到地上摔死，上面的人砸进人群里，还未起身，城墙上的巨石就掉了下来。

史民这边伤亡也很惨重，他身边数十兄弟血肉模糊，残肢纷飞，他咬着血牙，嘶声大叫：“稳住，都给老子稳住！”

雍丘将士浴血奋战，已经破坏了两架上城梯，还剩六架。令狐潮在远处看着，手心捏着一把汗，上城梯是他最后造的，因为这个作用不大，他相信在五十架投石车的几十次冲击下，雍丘城定能夷为平地，可不想那天晚上被大火烧了一部分，仓促之下，只得找来少量巨石及为数不多的投石车。

此时，上城梯却成了关键，他没想到张巡会用火攻，或者说他之前就没预料到，令狐潮急得手心冒汗，攻城压根不用他指挥，前面将领就集中到那道缺口处，看似即将攻下，却遇到了史民一帮死亡骑士的疯狂砍杀，缺口之下，堆出丈高的尸体，大军还不要命地往上攀爬。

张巡令人用碎裂的石头堵住缺口，令狐潮看得咬牙切齿，可硬生生地被压制下来，他锤起了大鼓，喝道：“床弩射击缺口！”

“嘎吱嘎吱”的死亡旋律再次响起，叛军将士快速调整好位置，两架双弓床子弩由百余将士拉起弓，直至颤颤巍巍地挂住开关之上，随即两人扛来两丈长的箭弩，前面三尺长的钢锥平扁凌厉，在微弱的光芒下，闪耀着死亡之芒。

张巡忽然见此，急声大喝：“快！快！速速撤退！”将士不明所以，史民对张巡的指挥深信不疑，突然感到死亡来临，见远方敌军两人高举石锤，猛然一跳，狠狠地砸了下来，床弩的开关瞬时一跳。

“嗖——嗖！”瞬间，爆破声炸起，城头缺口处插着两根长长的箭弩，上面穿着数十将士的尸体，血肉横飞。缺口一开，叛军冲了上来。

史民一个扬身，箭弩从他脚下插进石隙之中，双腿震得发麻，他与死神再次擦身而过，更加激起亢奋之心，犹如发狂的猛虎冲进涌上来的人群中，连收四人性命，散乱的石块上沾染着殷红的鲜血，许多人都踩在尸体之上砍杀，忘却一切，他们的信念只是守住雍丘！

床弩的威力将张巡筑起的防御击得粉碎，战士又直接拼杀在一起，虽然史民等人强悍，可叛军人数众多，他们的防御很快便减弱下来，张巡再次命人护住城头。此时，上城梯烧得只剩四架，叛军的攻城进度也慢慢减弱下来。

张巡慢慢缓过神来，定睛一望远处的巢车，心中震颤，令狐狗贼不在巢车之上，当张巡将目光移至下方时，见一个人正命大军调整床弩，令狐潮亲自下来指挥，他要凭借床弩的力量再次打开一个缺口。

张巡暗叫不好，瞄了眼城中的那道缺口，虽然没有右侧的大，可已有破裂的风险，他立即命人搬运木材石料堵塞缺口，随即率众扔下蒿草，燃烧起另一架上城梯，令狐潮本想射击右侧大缺口及中间裂缝，见上城梯燃烧，瞬时调整方位，一箭射了过来。

粗犷的箭身划过空气，带起飓风而至，将刚刚燃起的上城梯吹灭，虽然射杀几人的性命，可大局保住，张巡见此，心中微喜，令狐狗贼东西兼顾，大可利用。

张巡便命人在两侧燃烧上城梯，他在中间指挥将士快速加固城中石墙，避免裂缝再次扩大，一旦破裂，造成的缺口不敢想象，甚至足以打开一条道，叛军将毫无阻力，张巡离得近，看得明白，令狐潮却老远见之，心中有疑。

上城梯是令狐潮的关键，若梯子都坏了，他敢保证，这次又得卷铺盖走人，可眼看右侧缺口被堵上，令狐潮忙让人调整方向，又是一道划破长空的箭气撕裂而去，割得冷风直直嘶叫。

箭弩瞬间将筑起的石墙击得粉碎，还震杀几十人，史民心中大骇，他几次在生死线徘徊，虽然不怕死，可他明白，此时自己不能死，一旦身死，军心大乱，那一切都完了，他不再强攻而下，而是合理安排人数抵抗，并站在高处看着远方的令狐潮。

张巡令人烧掉左侧上城梯，数十捆燃烧着的蒿草从城头扔了下去，虽然被密密麻麻的叛军阻隔，可所过之处，犹如导火的引信，延至大军地下，数百人惨叫连连，不是被活活烧死，就是不慎掉了下来摔死，露出血迹斑斑的上城梯。

张巡抓住机会，立即把第二轮蒿草扔了出去，全部打在上城梯上，叛军见燃烧着的蒿草蜂拥而至，无不胆怯，不敢冲上，任凭梯子着了起来，令狐潮大急，又连发两箭，全都插在梯子中间的城墙上，瞬间熄灭大火。

张巡又命人燃烧右侧上城梯，令狐潮要来回变动，因为巢车调整方位很吃力，他要借助这短暂的时间补好城墙，不然这样下去，迟早被攻破，这件事交给了鲁奇，雷万春在右侧拼杀，知道大意后，立即配合。

依旧是两轮攻击，蒿草先烧叛军，待梯子露出之后，燃而焚之。雷万春快捷准狠，令狐潮顾及不暇，他不想任何一架出事，只有四架，每少一架，就会减少大军在单位时间内强攻的效率。

战事已经打了两个时辰，雍丘死亡将士竟达三百余人，这对于一个只有两千将士的城池来说，也算是很大的伤亡了。

叛军不计代价地强攻，虽然死伤四千，可依旧凶猛，他们深知此战若不攻下雍丘，他日更难，而且都想一报晨袭大营之仇。但在张巡严密的布置下，整个城池犹如稳固的堤坝，哪里有了缺口，很快又被补上，速度之快，令人惊叹。

令狐潮连续几次被张巡牵着鼻子走，他恍然醒悟，对方这是声东击西，他猛地一咬牙，长剑一砍床弩，印出深深的剑痕，指着城中的裂痕，大喝道："全力攻城，攻破者，官升三阶，赏钱千两！"

重赏之下，必有勇夫。叛军又发起新一轮强攻。

此时，张巡命人在城墙左侧燃烧上城梯，却被一股冷风吹得心头发凉，他放眼望去，脸色大变。

"即刻抱石胸前，前面将士厮杀，齐守城池！"在张巡的嘶声大喝下，将士们抱起几十斤重的石块于胸前，前面将士下到缺口之下厮杀，身后数百人将用生命防御。

此时，令狐潮发出阴冷的笑，长臂一挥，只听两声大喝，随即是震耳的碰撞声和撕裂的呼啸声，两支精锐的长箭直插城中上侧的城墙，两侧二十余将士被震落而下，身上的石块砸在城下的叛军身上。这二十余人用身体和巨石拦住了箭弩强大的破坏力，让缝隙纹丝未动。

这一战吓傻了攻城士兵，他们怎么也不会想到雍丘将士如此地舍身殉国，这些叛军突然对雍丘将士肃然起敬，心中燃起了一阵恐慌。

令狐潮似乎感受到军心的动摇，立即吹响最后强攻的号角，拼尽最后精力往上冲，可上城梯只剩三个，在众守军的愤怒下，第三个上城梯也烧了起来，火势之大，让人一丈之内不敢寸进。

令狐潮急得大骂，立即命人拿来箭矢去射，可仔细一问，竟然只剩最后一根，还是一个箭头未造好的，这都是昨晚惹的祸，令狐潮气得一剑砍死了操控者，立即命人拉开弓弩，准备最后的冲射。

箭弩快速调好，令狐潮迫不及待地发射了出去。眼见一道厉风袭来，随即城池颤动，然而，这支箭矢插在城墙外面颤颤巍巍，随即箭身掉进了缝隙内，因为这支箭矢没有箭头，城墙得以保存。

张巡和众将士见此情景，心情无比激动，真不知如何说好。此刻，张巡热泪纵横，高声呐喊："杀啊！天不亡雍丘，天不亡雍丘！"顿时，将士们士气大涨，将叛军全面压制，城墙上下尸横遍地。

令狐潮心知大势已去，眼前一黑，差点晕了过去，胸口一闷，一口血喷涌出来。

这正是：勇士怒拳为谁握？护国安邦惩奸恶。

残兵败将终末路，排山倒海战群魔。

欲知后事如何，且听下回分解。

第三十回 张巡夜袭获全胜 令狐仓皇逃襄邑

上回书说到，叛将令狐潮亲率万余将士，带着新改进的大型攻城器械，大举进攻雍丘城。张巡和守城的将士们奋勇抵抗，一时间城墙被打开几个缺口，叛军纷纷架梯攀爬，张巡用蒿草束灌上油脂，投而焚之，叛军被烧得焦头烂额，无法登城。令狐潮心知大势已去，眼前一黑，差点晕了过去，赶紧收兵。

张巡立即命人发射弓箭，这些叛军瞬间成了活靶子，死伤剧增，当退到弓箭射程以外时，万余叛军只剩不足五千之人，令狐潮惨败而回。

在回营的路上，叛军将士疲惫不堪，士气大减。令狐潮心力交瘁，两眼发黑，脑海里一片空白，不停地仰天长叹："难道天要亡某，天要亡某？"

令狐潮回到营地，查看军情，二十余架投石车还在，还有两张双弓床子弩。于是，对将士们鼓舞道："将士们，雍丘城已经破裂不堪，若有足够的巨石，定可彻底摧垮城墙，到时雍丘犹如没有围墙的羊圈，还不任我等驰骋？再杀他个鸡犬不留！"

令狐潮立即派千余将士出去寻找巨石，可悲的是雍丘方圆全是平地，哪有那么多巨石，要想在一夜之间找到那么多，简直是天方夜谭，将士们承受着巨大的压力，心里很是憋屈。

令狐潮在雍丘城十里以外安营扎寨。他深知张巡爱夜袭大营，便命将士加紧巡逻，切不可让唐军乘虚而入。一时间，叛军大营火光冲天，映出重叠烦乱的巡逻身影。

张巡站在雍丘城头之上，凝望叛军阵营，不禁深吸一口凉气，皱起了眉头，心想：这次要夜袭敌营恐怕不行，因为叛军早有准备，就算他们疲惫不堪，可他们人数众多，自己难免吃亏。可令狐狗贼的投石车还在大营，这是一个巨大的威胁。所以，张巡赶紧命人将城墙大概修补，浇上铁汁水泥加固，城内百姓奋勇帮忙，天黑之前已经修补大半，现在许多将士依然在城头上忙活。

此时，雷万春在清点将士，安排备战，城内百余巨石被抬上了城头做修补之用，昔日雄伟的雍丘城变得破败不堪，东侧城内的部分城楼和房屋已经坍塌。雷万

春命人取出房屋主梁，拿来围住城头，以抵挡弓箭之用，暂时增加了城池的防御性，军民挤在一起，待叛军投石车破坏之后，再回到东侧城内。

史民来到城头，见张巡微微施礼道："报告张大人，军情已经检查完毕，骑兵死伤一百三十二人，步兵三百一十四人，刀卫死伤七十八人，共五百二十四人死亡，另有二百〇一人受伤，其中五十七人受伤严重，只怕是——再无再战之力！"

"嗯。"张巡沉吟一声，眺望远方，沉重的气息从他身上弥漫出来。史民凌厉的目光直射远方的叛军大营，压制不住的杀气爆出，施礼道："张大人，末将请求连夜冲杀叛军，将其赶回襄邑，并破坏投石车！"

张巡没有答话，再次深深地吸了一口气，沉思良久，道："叛军现在士气亢奋，自是睡不着，等待雍丘进攻，此去定然不适，但叛军征战一天，晨曦之时必然放松下来，某便让他们忐忑一夜不眠，待困守不住之时，趁机突袭，必可大破叛军。"

史民点头称是。张巡稍停顿片刻，突然喊道："史都尉听令！"

"末将在！"

"即刻命将士休整，明日晨曦整军待发，某要大破叛军！命鲁奇指派生民修补城墙，并让其连夜勘察叛军动向，一有风吹草动，立即报告，不论时机！"张巡严厉命令道，随即转身看了史民一眼，关切道："你也下去休息吧。"

史民正要执行军令，闻听张巡此言，鼻子一酸，抱拳道："不敢，比起牺牲的兄弟，末将再苦再累也在所不辞，还能保家卫国，便是某之荣耀！"

张巡拍拍史民的肩膀，点头道："嗯，下去吧。"

张巡从史民身上看到了贾贲的身影，看到了那股子戾气，但他们由于报仇心切，或多或少都缺少几分沉着和冷静，张巡便去找雷万春，与之详谈战事。

话说令狐潮在营内等了两个时辰，一直未见唐军来袭，他心力交瘁，双手撑腰，向远处遥望，直至快要坚持不住了，身边的侍卫士见此，担忧道："令狐将军，今日征战力竭，还是请回歇息吧，某等愿替将军看守，将军需保重心神，待明日与唐军大战。"

令狐潮看了眼这侍卫，心里泛起一股暖流，长叹一口气，中午大好时机失去，此时就是看守也意义不大，雍丘城破败不堪，张巡加固来之不及，怕是无心突袭，自己还是多虑了，想到这里，令狐潮怅然苦笑，点了点头。

"传令下去，除了必要的巡逻之外，全军休整，明日再战！"令狐潮回到了帐内，当他一人之时，心又彻底地空了下来，站了好半天，才长叹一声，躺在床上不知何时睡去。

正如张巡所言，叛军前半夜精神抖擞，生怕遭到突袭。可到了后半夜，由于人的精力达到极限，叛军终于坚持不住，也都深信唐军不会来袭扰，疲惫的身躯安然入睡，火光四射的叛军大营终于在沉睡中渐渐昏暗。

张巡与雷万春在议事堂商定夜袭贼营之计，之后两人就地歇息，并命人在卯时叫醒他们。两个时辰之后，张巡和雷万春犹如睡醒的猛虎，一跃而起，大步跨出了房门，一场血战即将爆发。

将士快速准备，穿好装甲，此次张巡与雷万春将带一千将士冲杀敌营，其中三百骑兵、六百步兵、一百刀兵。

张巡看着精神抖擞的众将士，凝出股股肃啸之气，大声道："史民，命你率三百骑兵火速进攻帅营，速斩令狐潮。雷万春，命你率一百刀兵斩杀叛军，某带六百步兵围剿，破坏投石车，将叛军彻底消灭！鲁奇，命你守卫雍丘，弓箭手准备，一旦失败，大军火速撤回，城上弓箭手掩护，定可不损大局。"

"得令！"雷万春、史民和鲁奇骑马踏前一步，施礼道。

张巡指挥若定，将士们个个散出凝实的肃杀之气。步兵手拿精致的手刀，刃口弧曲，刀头较宽，厚脊薄刃，坚重有力。骑兵手拿长柄的陌刀，刀背厚重，刀刃锋利，砍下去快捷如风，刀体成长方形弧度，霸气短截，很适合转换马背之间砍杀，是骑兵的必备武器，三百余肃静的战马微微踏蹄，陌刀侧在右侧，发出阴寒的冷光。所谓刀兵，即是爆发力高、单人格斗武技高超之人，被雷万春亲自挑选出来，他们能在范围距离之内快速准捷地击杀叛军，兵器没有固定，随自己选择，讲究阵形，由雷万春亲自指挥。

"出发！"张巡一声令下，将士们如猛虎下山，直扑叛军阵营。

此时的令狐潮，已经沉睡，他梦见了妻儿，极力呼喊孟娘，可怎么都喊不出声音。他突然感到一股强大的压力逐渐袭来，抬头遥望，只见一把白刃大刀抡了过来，刹那间头颅飞扬，天空之中全是天马骑士，个个带着黑色的破烂披风，杀气弥漫。

"啊！"令狐潮猛然惊醒，大惊失色，他一跃而起，大脑一片空白，脸上直冒虚汗，好真实的梦境，不对，天马踏空，哪来的马蹄声？令狐潮暗叫不好，他看了眼被褥之下的地面，忽然想起自己睡在这里的目的，就是怕张巡率骑兵来袭。马蹄声？他心中猛颤，耳朵贴在地上凝神听去。

"呱嗒、呱嗒、呱嗒……"连续不断的马蹄声奔涌而进，他不敢相信，再次听去，这次无比清晰，已经不足三里地，好快，两里、一里……此时的令狐潮突然醒悟，一跃而起，穿上盔甲就往外跑。

此刻，叛军大营一片死寂，令狐潮急得直冒冷汗，赶紧跑到侧面护卫营，见护卫们睡得像死猪一般，连踢带骂道："快！唐军来袭，都给老子起来！"

护卫们一个个被惊醒，仔细一听，唐军已经来到营外。一个护卫立即拿上兵

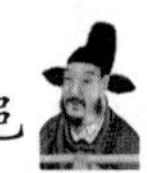

器，大叫道："令狐将军，快走，某等护卫！"

令狐潮惊慌失措，退到大营外面，看到了营地外侧隐约的身影，一声凌厉的马嘶带着杀意奔腾的士兵一跃而起，就像是那天马一般，直接冲进士兵营地，踩踏一片，前面几个大营的将士竟然被三百余骑兵活生生踏死。

来势不可谓不凶，令狐潮这才醒悟过来，逃，快逃！他慌慌张张地解开马匹的缰绳，在几十侍卫拥簇之下往襄邑方向逃去，冲杀过来的史民见令狐潮逃向远处，大骂一声："令狐奸贼，哪里逃！"

史民立即率一百骑兵疯狂追逐，剩余两百继续砍杀士兵，此时的叛军大营就像炸了锅似的，叛军大惊失色，一片混乱。众将士见主将自顾逃命，叫骂不已，有些将士心中灰凉，直接跪在地上，双手抱头投降，被唐军缴械。

此时，张巡率五十骑兵、六百步兵杀来，一路涌过四座军营，凡是跑出来的都血溅三尺，一时惨叫连连，厮杀声响彻寂静的晨曦。

叛军营地南侧，便是被重重包围的投石车，雷万春一路拼杀，已经冲进叛军之中，所过之处，尸横遍野，血流成河。

片刻间，张巡和雷万春都冲到了投石车跟前，张巡和雷万春命令将士们快速从马背上取下火油，纷纷浇在支架之上，二十三架投石车紧靠在一起，五十匹战马绕着投石车快速地打转，一遍又一遍地浇上火油，待完结之后，张巡命百余卫士将那两辆双弓床子弩拉到一边，床弩可出其不意，攻其不备，这个可以带回自用。其余的城头放不下，城内也无地可放，少数又不起作用，而且城外地方宽阔，作用不大。

张巡一声令下，只听"轰"的一声，火光冲天，投石车燃起熊熊烈焰。

张巡命百人在这里看守，待车架倒塌之后归队，他率五百将士冲进了大营，雷万春横扫一片。本来就疲惫不堪的叛军将士遭受如此袭击，虽然有往日经验，可大军速度之猛，让他们反应不及，大部分还是惨死刀下。张巡与雷万春开始清扫战场，雷万春本想处死投降的四百叛军，被张巡拦住，不杀降者，他们也实属无奈。

叛军士兵见唐军将领有如此仁爱之心，心里暖流涌出。那四百叛军千恩万谢，一问是陈留等地被强行抓来的士兵，张巡对其做了思想工作，留了下来，因为他的目标就是陈留！

在营地的远处，史民带领的骑兵对令狐潮穷追不舍，他放低身子，与马匹融成一体，任由它驰骋，自然比敌军的快了很多。前面的叛军回头张望，惊慌失措，在马背上挪移，马匹奔跑受阻，不仅速度提不上来，还消耗了大量体力，加上他们平日不怎么照料战马，怎能做到人马合一，一时被拉近距离。

"驾！"令狐潮不甘心，不甘心就这样死了，他的目标还未达到，没想到攻破一座不起眼的小城却难如登天，冥冥之中，他觉得要是攻不下雍丘，就无脸去见孟娘，也枉为将领，被世人嘲弄。

史民眼看就要追上令狐潮，忽见前方五里处奔涌而来数百骑兵，仔细一看，是襄邑的燕军，令狐潮犹如抓住救命稻草，边跑边大声叫喊："是谢元同将军吧，某在此，赶快过来，快，快来救某——"

令狐潮的坐骑像是听懂了人话一般，速度顿时加快了不少。

史民见此，暗叫不好，他目测距离，两军半刻钟不到就会碰上，自己必须在短时间内追上令狐潮，并将其斩于马下，立即喝道："速解盔甲，全力攻击！"

唐军骑士毫不犹豫地扔掉自己身上的保护伞，这样做使他们速度加快不少，一夹马肚，战马奔涌而去，与时间赛跑，亦是与死亡赛跑，他们明白，若离救兵太近，恐怕会遭受打击，因为他们还要往回逃，自是被动，如若反抗恐怕伤亡会过半，加上盔甲已丢，更不能如此。

史民脑中快速地计算着，狠抽马身，跟上了叛军最后一个侍卫，一刀砍下头颅，血液撒向空中，战马前蹄一虚，滚在了地上，憋声嘶叫，随即又追上一名侍卫，将其斩下。

还剩二十一位，令狐潮就在前面三丈处，距离已经如此近，而援军离他们只有两里距离，看似很远，可这是在平行加速之上加速，加速度必须远高于叛军骑兵，不然他们只能转身撤回。

顷刻间，史民一众又与叛军拉近了两丈距离，斩杀十六位侍卫。叛军疯狂地逃命，早无反抗之心，史民压着一口气，令身子轻了起来，任由马匹狂奔，又斩杀一位，还剩四位侍卫，令狐潮就在一丈前。

他大喝一声，竟然吓得前面一人从马背上摔了下来，令狐潮脊椎骨发凉，狠抽马匹，条条血痕印了出来，在快速流动的气流当中与惊促的心脏赛跑，他的肝胆提到嗓子眼，喉咙火辣辣的痛，就差一点，援军就在一里前，面庞已经看清，就差一点。

"啊！"史民急得大叫一声，解下自己的裤腰带绑在刀柄之上，直接一个圆轮，令狐潮背后刺骨一痛，被割出一道血印，随即被滚烫的鲜血染红脊梁，身后慢了一步的两个侍卫头颅横飞，闷声砸入地面。令狐潮看着这血淋淋的一幕，心中慨叹：昔日不要命的贾贲又回来了！便不顾一切地仓皇逃命。

眼看就要与叛军救兵相遇，史民使出浑身力气，再次抡起长刀，又扔出一个圆轮，他要在最后一下斩杀令狐潮。

这正是：杀尽叛军数万兵，手中宝刀血犹腥。

　　　　叛贼识得英雄汉，仓皇逃命马不停。

欲知史民能否斩杀令狐潮，且听下回分解。

第三十一回 唐军母马诱良驹 河北大捷鼓士气

上回书说到，张巡带领一千将士夜袭敌营，杀得叛军丢盔卸甲，鬼哭狼嚎，四处逃命。张巡手下大将史民对叛将令狐潮穷追不舍，眼看就要与叛军救兵相遇，史民使出浑身力气，再次抡起长刀，又扔出一个圆轮，他要在最后一下斩杀令狐潮。

令狐潮感知死亡来临，什么都不管了，直接一刀斩杀身边侍卫，令其马匹与侍卫的身子阻拦追上来的史民，史民的战马猝然起跳，速度不可谓不快，可猛然跃起的身子让飞转的长刀失去重心，准确度大减，史民这次没能将令狐潮杀于马下，气得大骂狗贼。

“嗖！”就在他懊悔之际，一支长箭射中他的右臂，长刀一松，扔了出去，差点从马背上摔了下来，副手大惊失色，一把拉住，马匹快速转弯，与叛军擦身而过，往回赶去。

令狐潮终于被救了下来，谢元同又连续射了几箭，箭箭命中，射杀死几位唐军将士，谢元同再次举箭射击，史民等将士早已消失在射程之外。

史民带伤与张巡会合后，张巡命令士兵赶紧收拢丢弃的兵革及两架床弩，快速赶了回去。这场战斗虽然大获全胜，但对雍丘这座小城来说，却是损失惨重，城池破败，兵将减少了四分之一，张巡不得不重招士兵，下令严格训练，因为他知道，令狐潮不出半月还会再攻而来。

花开两朵，各表一枝。安史之乱后，唐玄宗命郭子仪为大将，他出身官吏之家，父亲为中大夫、寿州刺史郭敬之。郭子仪虽以武举出身，勇武不凡，但其在早年之时并未得到重用，一直韬光养晦，后来遇到同僚李光弼，两人明争暗斗，这才显现出来。

唐玄宗见寿州刺史郭敬之兵马五千余，让其招兵买马，从山西阻隔叛军进入陕北，郭敬之深知其子郭子仪有勇有谋，便以身体欠佳为由，让其子代父出征，郭子仪由此连升三级，比李光弼高上几级。

李光弼见此，心中大骇，怎想昔日平起平坐的对手连升三级，心中很是不平，但又无可奈何，只好甘拜下风，便主动跑到郭府，求见郭子仪。李光弼见到郭子仪，当场跪了下来，连磕三个响头，痛哭流涕道：“你我同僚，本应同心协力效忠皇上，但某却处处与大人针锋相对，如今某幡然悔悟，请大人治罪！”

郭子仪明白其中缘由，他岂是拘谨小节之人，连忙扶起李光弼，安慰道：“如今国家动乱，圣上难安，岂是你我二人私情恩怨之时，望李某不计前嫌，与吾共抗叛贼。”

“多谢大人海涵！”李光弼闻之施礼道。从此，两人由死对头变成了莫逆之交，再无猜忌。

之后，郭子仪上奏朝廷，推荐李光弼为河东节度副使，率精兵一万进攻河北，阻隔叛军，郭子仪则从陕北一路打入山西，横扫整个山西，平定叛乱，即将与李光弼会合。四月下旬，李光弼在河阳以南的野水渡与史思明对峙。

李光弼与史思明交战多次，都未有寸进，李光弼深知河北乃思明巢穴，纵身深入，又无后援，必有大危，而他不善野战，便与郭子仪商谈，待兵力合并之后，再图进取，而郭子仪正火速赶往这里，一场大战即将爆发。

当时，史思明的主要任务是收服河北，稳固范阳老巢，给安禄山做后盾，此来两个月之内，便重新收服河北诸县，曾经的颜杲卿之死便有他的一份功劳，但被蔡希德抢去，他也懒得计较，让其回朝领功，看似深明大义，实则胸中有谋。

安禄山为防范阳遭受进攻，分八万大军与史思明，对他信任有加，之后河北诸县被颜氏大军收回，他再次率军征战压制，夺得河北，可谓是功高盖主，他不想把这些胜利果实拱手送与安禄山，便暗自与将领相商，想自立为帝。

所以史思明才对李光弼不加以讨伐，待羽翼丰满，让安禄山打头阵，攻入长安后，他再从中狠插一刀，天下便是他史家的，如意算盘打得精妙，便养精蓄锐，悠哉乐哉。

为了消遣时间，史思明将最爱的千余良驹放入河内每日搓洗，此时风和日丽，一片生机盎然，即将进入夏季，河边草木茂盛，马匹自行饮食，将士服侍，可谓是爱马比之爱将更甚。

此时，李光弼就扎营在河的对岸，两人心中都有计划，暂不发兵，形成了短暂的和平时期，将士每日训练，从不懈怠。

这日，天气晴朗，阳光明媚。李光弼吃完早饭之后，又闻听河的对岸马嘶长鸣，踏水声不断，便独自走上高架台，见河对岸三里之内，全是脱了缰的矫健良驹，个个棕色纯正，鬃毛飞扬，奔腾于河岸之间。

此刻，李光弼暗自盘算，自己要是拥有这些矫健良驹，该有多好呀！怎奈现在兵马不足，不可与史思明相比。可是，怎样能得到这些良驹呢？强攻不行，又咽不下去这口气，李光弼一直在思考着对策。

史思明在对岸的河边刷洗自己的战马，一时得意非凡，还时不时地吹着口哨，与战马共鸣，看得李光弼满腔怒火。

此时，一阵凉风吹过，李光弼灵机一动，便身姿一转，大步跨了回去，刚下台阶，停住脚步，大喊道："命全军将母马牵至校场，马驹关入栏内不出，立刻集结。"

将士们不明白为何要牵出母马，此时母马大多刚刚产驹，不宜征战，但见李光弼一脸严肃，只好快速执行军令。半个时辰以后，校场集结了五百匹母马，等候调遣。李光弼沉思片刻，指着寨外河岸道："打开大门，率母马出去饮食。"

将士发愣，许多母马产仔不久，不宜沾水，但军令如山，岂敢怠慢。片刻之后，寨外河岸边出现五百余母马，个个消瘦不堪。

史思明见此，哈哈大笑，道："李某也洗刷骏马，殊不知母马与娘子同异，不懂赡养之道啊？哈哈哈……"

众叛军见此都捧腹大笑，李光弼脸色阴沉，心中发狠，等会让你们哭都来不及，随即命弓箭手占据高位，准备射击，史思明疑惑不解，弓箭射不过河岸，他岂会不知，可这又是作甚？

待准备完毕，李光弼命将士松开母马嘴套，母马思子心切，扬身齐叫，将士差点牵扯不住，但李光弼未下令之前，都不敢松手，生怕损失一匹，那可吃苦不尽。

一时间，河岸以东马嘶长鸣，母马骚动，河岸以西健壮的骏马停下饮食，抬头仰望，开始喘息踏蹄。史思明见状，暗叫不好，立即下令套上缰绳，怎奈骏马皆有灵性，一匹被叫声吸引而过，剩余千匹骏马蜂拥而去。

许多将士来不及抓住，马身光滑，牵制不得，一把拉住马尾，被踢进河内，半天缓不过来，有些甚至踢错地方，溺死河中。李光弼哈哈大笑，下令将士松绳，母马思仔，连嘶带跑地进入大营，冲入马坊，叛军千余良驹紧跟其后，照单全收。

史思明脸色铁青，站在河边傻愣了半天，没缓过来，就连他的爱马都跟随而去，千匹良驹顷刻间损失，他气得不能言语，被对岸将领的大笑声惊醒，差点一口血喷了出来，站稳不住。

叛军反应过来之时，早不见骏马身影，只闻寨内马嘶长叫，骚乱不断，心中颤凉，又见城上弓手准备，怎能追回，史思明懊悔不已。

史思明难消心头之恨，立即招来骁勇大将高庭晖，命其率五千精兵夜袭李光弼寨营。高庭晖接令后，下了军令状，不拿下李光弼人头，定以死谢罪！

高庭晖率军连夜过了河东之地，望了眼身后的大营，一个冷笑，立即命人摘下军旗，下马火速往营寨前行，他终于摆脱史思明的控制，与胡人为伍是他的耻辱，只恨人在屋檐下不得不低头。

到了寨营，李光弼就在上面等着他，几番交谈之后，高庭晖和他的五千精兵归降，史思明等了一夜的仗始终未打起来，直至次日中午才幡然醒悟，暗叫不好，可惜已经迟了。

夜深了，一只信鸽翩然飞进李光弼的卧室，他抓住信鸽，取下信纸，又放飞了鸽子，展开一看，微微一笑，便于油灯之上，信纸瞬时化成灰烬，李光弼安然入睡。

夜半过后，大军分两路悄悄渡河，向叛军进发。高庭晖对这里了如指掌，率军在前，潜伏在叛军营寨之外，待大军到达位置之后，快速地压进，直至马嘶长鸣，战斗打响。

高庭晖率军从薄弱的地方涌进，当冲进的刹那，突然感到危险来临，暗叫不好，史思明早就把兵力重新布置，以防袭击。李光弼一时高兴过头，也大意了，两军陷入了苦战当中，唐军很快被压制下去，高庭晖几经负伤，史思明正欲率军剿灭，忽闻一声长“报——”。

“大帅，河北之上涌进三万唐军，气势凶猛。”

书中暗表这三万唐军正是郭子仪率领的援军。史思明暗叫不好，这恐怕是唐军的围歼之计，立即率马与万余将士从河东突围。李光弼暗暗叫苦，这次失算，功亏一篑，忽见前方涌入万余大军，将史思明彻底阻截。

唐军将士见援军已到，士气大增，血战到底，叛军见大帅逃亡，自知大势已去，兵败如山倒，很快被压制下去。李光弼从后与高庭晖夹击，郭子仪天生善战，武状元岂是徒有虚名，大肆砍杀，史思明彻底慌了神，大喝一声，率侍卫千人想从一侧突围出去。

生死一线，将帅相合，所谓哀兵必胜，史思明本就是凶残之人，大刀横扫之处，头颅横飞，他疯狂地往前冲去，从不恋战，两侧有将领守护，就像是一个尖锥，冲破钢板，尽管艰难，可信念坚定，终于打开一个洞，冲了出去。

郭子仪率军狂追，史思明既然能逃得出来，岂能被抓住，于是快马加鞭，他前面还有五千大军埋伏，这是他给自己弄的逃亡路线，未战先忧败，这是自古兵家必胜的素质。

郭子仪将史思明赶出了几十里地，便停了下来，赶紧与李光弼会合，占据了河北保定。史思明逃至博陵，不敢出军，这一仗彻底扭转了唐军战局，从被动变为主动。

安禄山闻讯勃然大怒，心中骇然，大军阻隔潼关不进，郭子仪与李光弼又在河北接连大败史思明部，切断了燕军前线与范阳老巢之间的交通线，东进、南下又被张巡和鲁炅阻于雍丘和南阳。安禄山前进不得，后方又受到威胁，军心动摇，打算

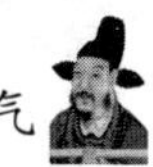

放弃洛阳撤回范阳，再图进取。

此时，在雍丘坚守的张巡闻河北大捷，欣喜万分，将士们守城的决心和信心倍增，兵力很快补充至两千余，众将士加紧训练，随时准备出战。

五月初，受伤而归的令狐潮这次真是怕了，他在军中镇定了几日之后才恢复过来，仔细回想之前的战局，气得胸中发闷，带伤出去骑马发泄。

令狐潮思绪联翩，心中暗暗发誓：必须拿下雍丘！可如今兵力不足，后援不足，李庭望又被调到了别处，他只剩五千余将士，连续战败，他又无脸向李庭望请兵，只剩下这镇守襄邑的五千残兵剩将，又闻河北战败，叛军大势已去，他心底灰凉，难道此生就无法报仇了吗？他仰天长啸："老天爷，你睁睁眼吧，保佑某拿下雍丘！拿下雍丘！"

令狐潮将马鞭直指苍天，嘶声大叫，绷紧的脊椎拉扯着伤口，渗出鲜血，他咬着牙，在崩溃中挣扎。

这正是：仰天长啸天不应，一物细琐枉劳形。

　　　　安得大千复混沌，免教造物生精灵。

欲知后事如何，且听下回分解。

第三十二回　张奉忠声东击西
雷万春偷袭粮船

上回书说到，在雍丘坚守的张巡闻河北大捷，万分欣喜，将士们守城的决心和信心倍增，兵力很快补充至两千余，将士们加紧训练，随时准备出战。而此时，受伤而归的令狐潮心中暗暗发誓：必须拿下雍丘！可他连续战败，只剩下镇守襄邑的五千余残兵败将，无脸向李庭望请兵，又闻河北战败，心知大势已去，他心底灰凉，便暂时放下对雍丘的围攻，让张巡有了缓冲之机。

六月中旬，令狐潮在襄邑招来了一万将士，伺机进军雍丘。此时，襄邑已经粮草匮乏，令狐潮便立即上报李庭望。李庭望接到信息后，即刻从南阳一侧经过睢阳湖运来百艘盐米，让令狐潮派两千将士前去迎接。

书中暗表，襄邑夏商时属豫州，周属宋。春秋五霸之一的宋襄公在此建立霸业，死后葬于此地，骆驼岭即是宋襄公的望母台。秦统一实行郡县制后，在此设襄邑县。东汉末年曹操曾于此地征兵讨伐董卓，军事气势奠基极大。

言归正传。转眼间到了六月末，令狐潮扎营雍丘城南十里处，这里离睢阳湖较近，粮草于明日中午便可到达，消息秘密封锁。令狐潮派人监视着雍丘城的动静，此时雍丘城内一片安静，似乎有所准备。

张巡命人查探过令狐潮的粮草，已经不足半月之用。他这数万大军又无攻占迹象，只怕是另有阴谋，几日前便令人四处查探，看他粮草何处而来。

几日的等待终于得到结果，令狐潮将从睢阳湖运来粮草，途经雍丘城，预计今晚至雍丘地界，与城池有二十里之地。张巡大喜过望，立即与雷万春等将领商量，命史民率三百骑士与雷万春兵发粮船，他则去引诱和对抗令狐潮。

六月二十九日晚，张巡率一千大军压制城头，个个拉满弓箭，突然袭击，令狐潮吓得差点从椅子上掉了下来，诸将慌慌张张地往外跑，张巡站在猎猎军旗下，犹如常胜将军一般，势不可挡。

令狐潮立即命人准备征战，他不怕明着战，此时正合他意，忽见雍丘城门大开，令狐潮骑上战马，率军立即向前压进五里，可见城门内一个兵卒都未出来，暗叫不妙，肯定从另一方突袭而来，张巡诡计多端，他不敢大意，便立即命大军抱

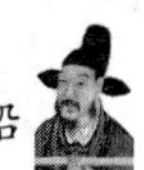

团，将他围在中间。此时城头上鼓声一下消失，张巡再也没有露面，城门一直大开着，令狐潮以不变应万变。

半个时辰之后，忽然听见东门大开，南门关上，张巡率一千将士冲了出去。令狐潮见势，便立即率军围了上去，两支一小一大的队伍就在雍丘城外展开了追逐战，张巡带领将士将叛军引到城北，忽然从城头射下千把利箭，射杀几百余人，令狐潮气得大骂。

令狐潮立即命手下翟伯玉兵分两路围剿张巡。此时，张巡已经绕城一圈，当来到城西柳巷弯时，这里有一条淮河的支流，水深不过一丈，宽不过三丈，河边杨柳依依。他身后的三百余人，立即隐匿在这柳巷弯内，令狐潮率三千精兵赶来时，不由地愣了一下，昔日一幕幕涌上心头，他和孟娘曾在这里游玩，孟娘说这里很美，他便在柳巷湾的湖面上建造了一座阁楼，此时在星光下隐约看到轮廓。

在阁楼之上，闪烁着轻微的火光，微亮的灯笼摇摆不定，一个人影似乎在注视着他们。令狐潮定眼一瞧，心不由地一颤，他急忙下马，此时也不管张巡去向。

令狐潮走到湖湾的桥头，桥的尽头便是那座阁楼，这是他与孟娘成亲那年修的，当时还在这里拜过天地，往日喜庆的情景涌上脑海，他不由地双腿一软，再无肃杀之气，一片柔弱，眼眸有些湿润。

“孟娘——”令狐潮提着裤腿小跑而去，急促的呼叫声让四周蛙鸣更加响彻，仿佛在为这对阴阳相隔的恋人搭桥，当他跑进一看，却见一双怨恨的目光看着自己，苍凉的面庞上阴沉一片。

“啪”的一巴掌，打到令狐潮的脸上，使他一下子清醒了许多。令狐潮捂着自己的脸，脑子懵了半晌，惊愕道：“岳父大人，您还活着。”

“废话，难道你也想整死老夫。”此人便是孟娘的父亲，今夜是他执意来此，见见这个不孝之子。

“不——不是、不是，孩儿不孝，岳父大人，孩儿以为你被围困，孟娘屡次托梦给孩儿，想破了雍丘救岳父大人出来。”令狐潮一场美梦被抽醒，急忙愧责道。

“哼，救某何用，你若当真想救，便放下兵器，与叛贼投了雍丘，一起保家卫国，不然赶快滚蛋！”孟老厉声道。

“岳父大人说得是，当初孩儿利欲熏心，一步走错，但孩儿已无回头之路，若投降，身死事小，若叛军再次攻来，怕是没有孩儿这般懦弱，到时攻下雍丘，数万百姓必定被斩杀，那时怎么对得起生民。”令狐潮低声解释道。

“呵呵，按你所言，还是让了雍丘，要不是张使者明察秋毫，用兵如神，你只怕早就从老夫身上踏过，哼！不降便罢，你可知孟娘在此。”孟老气愤道。

“这！”令狐潮彻底慌了神，又突然打开一片混沌，回想起自己与孟娘的誓言："与君相伴共此生！"他们生于此地，也要死于此地，一起生死，想到这里，他胸口涌起一股酸痛，无力地跪下，眼泪哗哗地流，默念道："对不起，某食言了。"

孟老也泪流满面，沉着道："儿啊，孟娘她不怨你，还是尽早回头吧，再往下走，你连这最后一点誓言都不能兑现，你活着还有什么意义，死又有何颜面。"

令狐潮抱头痛哭，连连点头称道："岳父大人此言极是，孩儿什么都不要，只想与孟娘在一起，生死一起，可事与愿违，孩儿真的好无力，好难受，岳父大人，求求你，杀了孩儿吧，孩儿要与孟娘在一起，求求你了——"

令狐潮发疯似地拉住孟老的衣襟，进入癫狂状态，孟老早就心痛如绞，本想说服他投降，可见此样，他心中了然，好在孟娘未看错人，他的确深爱着女儿，此生足矣。孟老站得笔直，任凭令狐潮发泄，时间仿佛静了下来，诸将看着令狐潮的身影，又隐约听见哭泣声，想去察看，一时又不敢打扰。

就在这时，城东发生惨烈的叫声，众将心中提神，令狐潮在懵懂之间清醒，一闻将士被杀，报仇之心立即涌起，他的本能已经变成与张巡对抗到底的怪兽，看了眼孟老，坚定道："岳父大人，既然张巡待你不薄，孩儿记下了，他日还他一还，可人各有命，孩儿去也。"令狐潮不再多言，跑了出去，骑上大马，立即大喝一声，率三千将士狂奔而去，孟老望着黑压压一片的军队，听着杂乱的马蹄声，不禁长叹一声，老泪纵横。

令狐潮率军快速地赶往，此地据城东有十余里，将士们飞奔而至，心中怀着一股恨意，今夜必须将出城的唐军剿灭，他分给翟伯玉两千战士夹击。

只见前方火光一片，张巡率一千精兵将叛军堵在城东门下，先是城中将士被射杀一半，这会又开始围剿，大部分都被一剑封喉，战况极其惨烈，鲜血再次染红了城墙。

"张巡，有本事冲这来！"令狐潮大骂一声，率百余骑兵先行攻了过去，他要救人，翟伯玉见令狐潮前来，哭爹喊娘，一把抓住救命稻草，逃了出来。张巡见叛军来势汹涌，砍杀一颗头颅，直接一剑击了过去，打在令狐潮胸前，立即率军扭头就跑，他从不恋战。

令狐潮气得两眼发黑，管他什么恩情不恩情的，这简直是戏耍自己，此时又从城上射下箭矢攻入涌来的叛军内，一时晕头转向，等反应过来，张巡已经率军逃到五里之外。

令狐潮紧追而去，马匹抽得双臀打颤，四蹄横飞，身后将士个个嘶声大喝，就像是深夜捕食的夜狼一般，遥相呼应，气势大增。

张巡暗暗叫苦，希望雷万春早点回来，不然自己怕是回不去了，他带领着几百

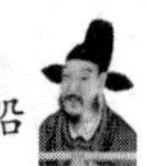

人展开了马拉松比赛。而在城西外三十里处的一侧小湾里，这里河面平静，河道有二十余丈宽，丛林里一片寂静，静得可怕，要是往常，定然有虫兽鸣叫，此时诡异之极。

湖面上插着细小的草秆，上面露出几片长叶，看似平静的湖面，草叶却上下浮动，不知是水的激荡还是草的轻浮，玄妙之极。

雷万春与三百将士利用草秆呼吸，潜伏在水里。据探子报，叛军粮草即刻就到，就在他思索间，突然将头沉了下去，因为湾处露出一个巨大的船头，随即又是一个，船上灯火照亮整个湖面，迎起层层光影，却更加看不到湖内的景象。

船头站着数十弓箭手，还有一把重弩，两侧每隔半丈就有三个士兵，船尾亦是如此，船大小各异，前三个最为高大，似为主船，后面的每船各有五个士兵，上面全是粮草，船长两丈，宽一丈，比之前面的三个大船小了三倍多。

雷万春与诸将犹如蚂蟥一般吸附在船的两侧，此时露出头颅，天气炎热，待在水里当真凉爽。雷万春打了手势，命一百人攻入这三座大船，只要牵住大船，小船不攻自破。

将士们从腰间拿出钩锁，悄悄地甩在船的沿板上，用力一拉，攀附而上，上面将士还未反应过来，就被拉了下来，在掉下的瞬间，一刀滑进肚子里，只听连续的“扑通”声，随即怒吼声响起，雷万春一个雄狮涌起直接翻上了船头，对准数十人，片刻间解决。

随即转过重弩，对准船上的阁楼，猛地一捏开关，双手青筋暴起，这平时得三个人才能打开的开关，他一人强行分开，只感到船头一颤，连续的爆破声响起，箭矢犹如插进了豆腐堆里，直接从这头射进了另一头，插进了身后大船的房内。

将士们个个翻上船头，将前方五十余船只全部擒获，并斩杀三员大将，剩余几十只的船将吓得高举双手求饶，在他们看来，这简直是夜间的幽魂，不可抗拒，雷万春立即命人收了兵器，将那几十艘船烧得一干二净。

因为时间紧促，雷万春拿不了那么多粮草，只得烧掉，免得给叛军留下，剩余这五十艘船粮，足够他们吃半年，粮草无忧，将士的心一下放了下来，欣喜不已。

雷万春这边完成了任务，张巡那边却陷入了重重包围当中，他被赶到了河岸，令狐潮又命大营派来三千将士围剿，此次若再让他逃掉，那休要论战。张巡从血腥味中闻到了少许的粮草味，这三更半夜谁人生火做饭，令狐潮也觉得不对劲。

令狐潮回头一看，只见城西远处火光冲天，心中大惊，暗叫不好，立即命人前去救援，这可是他一年的军饷，这若是丢了，他的命都得丢，这是张巡声东击西，一定是中计了！令狐潮不再追杀张巡，立即率大军往城西赶去。

张巡见叛军扬长而去，长出一口气，真是生死一线，苦笑道：“万春啊，一切都看你的了。”便立即率军绕过叛军，火速进入城内，并整军迎接雷万春。

雷万春此时站在船头，他知道自己手中握着一个烫手的山芋，便在大湾之后，就将粮草下了船，放置在丛林间，趁着夜色掩护，三百匹战马被一百将士带往雍丘城，途中正好遇见了赶来的令狐潮，雷万春下令一千将士去追杀，只可惜又让令狐潮逃走了。

接着，雷万春将两百余降者全部斩杀，绑在船头的桅杆上及船楼的一侧，形成军队站立之势，他要使出空船计，随即率两百人下水，游回粮草聚放之地，待凌晨之时再行搬运。当令狐潮看到火光通明的粮船时，大喜若狂，立即命数千将士朝船只射箭，此时他不管是敌是友，粮草为重，这可关系着万余将士的性命。

船只顺水而下，缓慢行驶，射了片刻，令狐潮就觉得不对劲儿，船上的人怎么都不反抗，便令人用钩子勾住船头，当数百人将大船拉至河岸一侧时，只见船上的将士鲜血淋漓，脖颈全部都是一道三寸深的伤口，胸前插满弓箭。

“将军，这些人早就死了，船舱里什么都没有，我们又中计了！”翟伯玉为了带功立罪，亲自察看道，令狐潮气得一耳光抽过去，喝道：“当真老子不知！快，速速回营，以防张巡将计就计！”

诸将恍然大悟，此时张巡若率军突袭大营，那可真是绝佳时机。殊不知，张巡真是没这个精力了，已经打了两个时辰，真是累了，而且雷万春下落不明，他暗自派人避开叛军寻找。

令狐潮之所以率军回营，正是因为他接连溃败，被张巡的计谋给害苦了，可谓是一朝被蛇咬十年怕井绳，这反而为雷万春他们提供了时间和机会。张巡见势，立即命人从城北出发，沿着河道寻找，终于在晨曦与雷万春会合。

“兵将相习，各自为战；用人不疑，疑人不用；知人善用，百战不殆。”这是张巡经常主张的一种战略战术，力图将所有人的潜能发挥到最大化，所以张巡每每出战，总是立于不败之地。

这正是：声东击西巧周旋，神出鬼没袭粮船。

兵将相习振军威，旗开得胜尽开颜。

欲知后事如何，且听下回分解。

第三十三回 张奉忠草人借箭 令狐潮连环中计

上回书说到，张巡使了个声东击西之计，让雷万春在睢阳湖焚烧了李庭望增援给令狐潮的部分粮船，剩余的一万石粮草全部运回雍丘城内，比预想的还要多，足够雍丘坚守半年之久，彻底地解除了张巡的后顾之忧。

粮草问题解决了，可更大的问题随之而来。昨夜为了守城，射出了万余箭矢，城内的箭矢只剩不到三千支，这如何是好？弓箭是守城的必备兵器，弓箭短缺，城池将不堪一击。

张巡与雷万春在房间内急得团团转，幸好叛军还不知这些情况。可是令狐潮昨夜失策，肯定不日还要攻城，一旦大军压来，那时一切都迟了。如果此时出城砍伐树木做箭，一旦让叛军发现，不仅不安全，还被对方知道底细，那令狐潮定然趁机攻入，得不偿失。张巡冥思苦想，在城中漫无目的地转悠，不知不觉来到了草料场，旁边是仓库，里面放着粮食，由陈蒙看守。

陈蒙见张巡过来，急忙行礼，问道："张大人此来，有何指令？"

"无事，随便看看。"张巡望着堆积如山的草料，一时迷茫。旁边就是训练场，此时雷万春正在训练将士，见张巡到此，赶紧前去搭讪，两人站在一旁，突然感到一股冷风从他们中间擦过，差点射伤彼此，雷万春随即大声怒喝："住手！你要射死使者啊！"

张巡也是猛然吓得一跳，只见箭矢插进草垛里，露出一半的箭身，插得实实的，他恍然大悟，回头看向挨骂的士兵，急忙跑了过去，拿过士兵手中的箭，三箭齐飞，只听到"嗖嗖嗖"的声响，箭矢全部插了上去。

众将士不知所以，但见先锋使欣喜若狂，指着前方的草垛，命令道："万春、陈蒙听令：立即命人制造人形大小的稻草人，连日赶工，至少要一千个，越快越好。"

站在一旁的陈蒙愣了下，急忙道："张大人，这稻草可是喂战马的啊，这……"

"少废话，就按某说的办，越快越好！"张巡一脸凝重，说得斩钉截铁。陈蒙心中一跳，立即行了军礼，命看草的几十人开始干活。雷万春若有所悟，大臂一挥，指着训练场的将士道:“今日无须训练，立即扎制稻草人。”

众将士都跑了过来，他们将一捆捆的稻草扔了下来，城中的老百姓闻声也赶来了，一时间，赶制稻草人的人数达到了五千多，城中不乏能工巧匠，知道怎么绑才会结实，怎么绑不会松散，有些还给稻草人穿上了破烂不堪的黑衣服，成了一场扎稻草人的活动，老百姓苦中作乐，乐在其中，不得不佩服张巡的号召力和感染力。

在做出的前一百个当中，张巡将稻草人放置在城墙下面，然后命将士用箭齐射，有些稻草人插满箭矢，有些却被射穿，有些则紧密度不够，箭射进去之后，掉了下来，张巡将好的留下来，不好的再重新扎制，并且将问题总结了下，让生民注意，一定要扎紧。

张巡开玩笑道:“这扎稻草人就像是扎裤腰带一样，要扎得紧些，不然裤子一松，你活还没干完，肚子就饿了。”惹得生民哈哈大笑。

张巡让妇女放置稻草，男子用力捆扎，并且每个都做了实验，要求箭射到上面不能掉，而且还能多射。

雷万春和众将士在一旁看得明白，佩服得五体投地，读书人就是不一样，脑子转得快。他与张巡吃过晚饭之后，便来到城墙之上，看着不远处的大营，微微一笑，众将士拿着东西涌了上来，只见雍丘城墙上缓缓地下去黑色的身影，看来今夜定有一场血战。

叛军探子大惊失色，立即回营报告，只听营内传来一声大喝:“什么！张巡太狡诈了，立即让三千弓箭手射杀，让他下来多少，死多少！”

令狐潮愤然惊起，吓得探子缩着身子不敢动，又在一声厉喝下，才屁滚尿流地出去传令。攻城费箭不多，可以说主要是战士冲锋陷阵，弓箭手没有多大用，所以军营里三万箭矢一直无处使，这次正好派上大用场。

他激动地拿出弓箭，对准城墙上的人影狠狠地射了一箭，随即铺天盖地的密箭射至，挡住了本就微弱的星光下的视线，令狐潮不停地催促，这时不灭，何时灭，可谓是机不可失，时不再来，他对雍丘将士痛恨之至。

叛军个个卖力地射杀，这仿佛成了一种快感，直至射得手臂酸麻，这才停了下来。令狐潮忽然感到不对劲，张巡没有这么傻，他要是出城，可以从其他城门出去，怎会冒这个险呢？他定眼一瞧，城墙上黑压压的一片，隐约还闪着麟形的光芒，这正是他箭尾的羽毛，可一时脑子还未转过弯，只见几个死心眼的将士还在射，被他一巴掌打了下来，骂道:“快去看看，到底怎么回事。”

将士们拉弓射箭，一听让半夜出去察看，双腿一软，但军令如山，只得几人壮着胆前去，当走近一瞧，两眼发黑，差点晕倒在地，气喘吁吁地跑了回来，他们看着令狐潮，喘着粗气，半天没有发出声来。

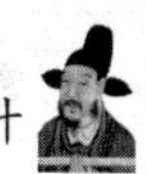

“将……将军，唐军使……使诈，使诈啊！”一个将士终于吐出心中的憋火，惊颤道：“城墙上全是稻草人，上面缠满了箭矢，我们被算计了。”

“什么？”令狐潮不敢置信，一巴掌抽了过去，想把他抽醒，这简直是气煞我也，连续中计，让他脑子一团糨糊。将士吐了口血水，似乎感受不到这是惩罚，气得抓狂，大叫“中计了”，居然疯了。

令狐潮双腿一软，往后一退，差点坐在了地上。士可杀不可辱，这简直是最大的屈辱，自征战以来，从未有过一次胜仗，他的心彻底凉到了谷底。

见叛军不再射箭，张巡命令将稻草人悄悄收回，当他们用力往上拉的时候，感觉稻草人沉甸甸的，暗自高兴。

将士们忙乎了大半夜，将一万六千只箭矢点得清清楚楚，他们从未有过如此轻松的胜利，个个激动不已，都说张巡乃诸葛亮在世。

张巡看着仓库里堆放的两万只箭，长舒一口气，虽然不多，但足够坚持几次的防御。令狐狗贼也有所收敛，便安排好将士休息，自己也回到了房间。

“大人，回来了。”张巡刚开门，穿着单薄衣衫的柳倩便从床上站了起来，她知道张巡今夜必然大胜，一直在等着。张巡进门之后，她便急忙端上一杯茶，双手递给张巡。张巡坐在椅子上，身子突然像是散架了一样，身心疲惫，倩娘一边按摩一边望着张巡，娇嗔道：“大人，辛苦了！大人胜似鬼谷，二圣也不过如此。”

“呵呵，倩娘谬赞了，某只不过雕虫小技耳，岂能比得过宗师鬼谷，更谈不上不战而屈人之兵的二圣，只是穷途末路罢了！”张巡眼眸变得深邃，胸中升起一股忧患意识。

“大人——”倩娘见张巡沉思，脸色微变，以为自己说错了话，便轻声道：“大人，您操劳一天，早些休息吧。”张巡轻轻地“嗯”了一声，放下茶杯，一把抓住倩娘纤细的小手，吹灭了蜡烛。

张巡一觉睡到第二日中午，连夜的劳累让他身子差点散架。吃过午饭，他来到训练场，见将士们都在解稻草人，被张巡立即制止，喊道：“即刻停止，晚上还有好戏，草人还有大用途呢。”

当晚夜半，张巡又命人悄悄把稻草人放了下去，众将疑惑不解，难道叛军还能上当，他们不信张先锋使是个不知趣的人，除非那令狐潮真是个蠢蛋。叛军探子见城上又下来人影，气得大骂，又不知真假，万一是真的，那他可吃罪不起。

探子立即跑进了令狐潮的大营，令狐老儿昨夜气得不轻，又感染了风寒，真是祸不单行，特别是季节交替时的感冒，最难治，今年入春迟，六月才刚刚入夏。令狐潮被军情搅乱得心浮气躁，喝完苦涩的中药正欲入睡，见探子来报，问道：“何事？”

“报告将军，唐军又放下草人，小的不知真假，请将军明鉴。”探子深知大将脾气不好，更加地鞠躬卑谦。

“什么！”令狐潮吓得差点从被子里窜了出来，这到底是为何，难道是真人，将计就计吗？想到这里，令狐潮立即叫道：“快，命人射箭，不要多，看草人是否往下掉。若是，那便是唐军；若不是，那便是草人。快！切莫让唐军乘虚而入。”

探子立即下去传令，叛军拉弓射箭，数百发箭射了出去，见人影一动不动，便知晓了情况，立即回来报告，令狐潮长舒了口气，命人连夜看守。

这一夜仿佛有惊无险，张巡在受到百余弓箭进攻后，等了片刻，识相地收了草人，好像是小孩要糖吃碰壁了一般，有些楚楚可怜，叛军却是嘲弄不已。

城中将士不明白这是干什么，一整夜都未睡好觉，第二天无精打采。张巡没有言语，倩娘在早上更衣之时与他交谈了一番，会意一笑。

第二夜，张巡命人将草人放了下去，叛军憋屈不已，简直把自己当猴耍了。可是，令狐潮为了保险起见，还是令人送上了几百支箭。

第三夜，又是如此，叛军彻底火了，令狐潮憋着气，他不敢疏忽，张巡如此这般，定有深意。

第四夜，还是如此，古之所谓，事不过三，叛军暗自鄙视，这张巡简直是脑子有毛病，觉得自己拉弓射箭都成了耻辱，但在令狐潮再三要求下，还是射了，不过有些人不服气，只象征性地射出去几十发箭，不用想，还是稻草人。

第五夜，草人又放了下来，先是一批，速度很快，随后又是一批，重叠而下。逆贼见此，麻木不仁，夜夜如此，他们也懒得理会了。

再说，探子也懒得去报告了，他们喝着烧酒，躺在被窝里呼呼大睡，今夜又是风平浪静的一晚，难得清闲，说不定哪天就见不到太阳了。

然而，这些草人下到城底，仿佛活了一般，共有五百人，为首的高大魁梧，在微微星光下，露出冷峻的面庞，乍眼一看，竟然是雷万春。他弯着身子前行，身后是抽出的三百死亡骑士和两百骁勇的刀兵，他们携带的各式各样的兵器散发着阴冷的光芒。

六月底，圆月消泯，可谓是夜黑风轻，是观察情况的最佳天气，一行人从隆起的土丘下穿过，绕过一个大湾，他们早就将路线设定好，此时走起来，轻快又敏捷。半个时辰之后，他们来到了叛军大营外一里处。外面站着的守军被他们看得清清楚楚，每隔一会儿就有十人为一组的巡逻队，雷万春观察了片刻，趁巡逻队过去，手往前一挥，众将士快速前进，雷厉风行。

雷万春和史民各领一队，史民率先匍匐上去，精小的匕首直接割破守军的喉咙，让他呜咽一声，只感到胸前热流滚滚，随之失去生命。

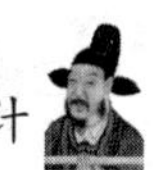

史民身后三位死亡骑士，潜伏到两侧，刺杀两人，为唐军打开三丈宽的安全通道，所有人快速地穿梭而入，隐蔽在帐营一侧。这时，那十人一组的巡逻队竟然过来了，他们似乎嗅到了血腥味，而且不见守卫，脸色微颤，感觉到情况不妙。

唐军此时还不能出击，若暴露，怕是凶多吉少，可那十人的巡逻队怎么办？能否在一瞬间斩杀并且不发出声响，这可难倒了死亡骑士。

此时，雷万春却另有办法，他在两百人当中又精选了二十人，这二十人可谓是全能人才，暗杀搏斗技巧都超过了他，要不是他领兵多年，兵书多看，或许有被压过的势头。

雷万春手一挥，二十勇士犹如饿狼扑食一般出击而去，其中十人立即趴在巡逻队经过的两侧。此时巡逻队还未发现什么，只是感到不对劲儿，刚才守卫还有说有笑的，这会儿难道是上了厕所？

一行人握着兵器谨慎走来，刚到守卫所处的位置，阴冷的杀意便强压而来，众人还未反应过来，只感到身子斜倾，脖颈猛然刺痛，喉咙突然干涸，又被黏稠的东西粘住，发不出声响，随即失去知觉。

“走！”雷万春轻声命令道，便跑了进去。毕竟叛军有一万余人，那可不是小数目，随便出来五千人，就够他们受的了。所以，他必须以最小的代价完成这艰难的任务。

死亡骑士开始发威了，他们用马刀的弯钩划破营帐，由于天气微热，加上帐内将士居多，这么一划，夜半的凉风袭来，一阵舒爽。帐内的叛军以为谁出去上厕所了，便睡得更沉了，就这样，两千余叛军在睡梦中去了天堂。

侧面巡逻的侍卫终于发现不对，吹响了哨子，北侧和东侧的将士立即起身，这是战斗的号角，就连发烧的令狐潮都一个涌起，这是军人本能的反应。

此时才是正面的较量，之前已经暗杀两千余人，可以说这次行动够本了，毕竟他们人数少，史民轻喝一声，绕过涌来的将士，直接冲进了最大的帐营，他要击杀令狐潮。可曾记得上次战败，史民率军追杀令狐狗贼，被弓箭射伤，这次正是血债血偿的时候，不知令狐潮还能否逃脱？

雷万春率军一路拼杀，叛军大都未着铠甲，根本就是与兵器肉搏，挨上就是一个死，加上刀兵之人无不骁勇，他们怎能敌得过，刚刚猛冲的势头，被强行折断，拦了下来。

一时间喊杀声一片，令狐潮闻之，来不及叫爹骂娘，披上铠甲，就往外面跑，当看到一群不要命的主儿奔袭而至，他一剑砍断缰绳，翻身上马就往外突围。他看到了那昔日的眼神，上次史民差点丧命，他深知这次的敌意。

史民见此，手中弯刀猛地扔了出去，直接勾上了令狐潮的右肩，差点插进锁骨里。令狐潮身子一侧，惨叫一声，更是快马加鞭地狂奔。史民追了几丈，一下被拉远了不少，气得大骂，这次没有骑兵，不然定让狗贼丧命。

但见令狐潮跑到了粮草一侧，史民心中大骇，那里还未攻到，便立即率人过去。他带着二十人冲进了马厩，骑上马匹追去，这次若不杀你，天理难容。令狐潮虽然屡次战败，但也是枭雄一个，心想，粮草决不能留给张巡，他立即挥动大旗，厉声道："立刻火烧粮草，即刻整军！"

此时，令狐潮再度成为叛军的主心骨，大将能在战乱当中镇定自若，这份魄力，就是张巡来此，也得佩服三分。叛军每次被突袭，都能立即镇定下来，火速往令狐潮处集结，片刻间凝成一股强大的力量。史民与雷万春暗叫不好，这个散乱的叛军在令狐狗贼的号召下开始苏醒了。

叛军将士拿起身边的武器迎头攻去，他们虽然战斗力不行，但人数众多，雷万春与史民有些傻眼了，谁也想不到会出现这种情况。站在城头上的张巡见慌乱的营寨一下肃杀四起，暗叫不好，立即率骑兵前去支援。

粮草被叛军点燃了，一时火光四起，雷万春和史民率领将士铆足了劲儿冲进了叛军内营，犹如钢刀剐在了铁皮上，火花四溅也要它破一道口子，瞬时，叛军又开始大乱。

这时，令狐潮突然看向远方，见雍丘城门大开，方知对方来了援军，昔日的死亡骑士与察哈尔之战他历历在目，不禁心惊胆寒，便立即下了军令，火速撤军，连夜仓皇逃往陈留，史民率军追杀了几十人，最终放弃了。

雷万春率领将士清扫战场，望着被滚滚热浪吞噬的草料堆，一时痛心不已，不过目的已经达到。不多时，铁蹄狂奔而来，张巡赶到，二人会合。

张巡到此了解情况之后，沉思片刻，轻声一叹，从内心对令狐潮这个对手有些刮目相看，怕是下次他会有更加猛烈的进攻，必须做好充分的准备。

这正是：漫漫长夜醉沙场，真假难分人影晃。

草人借箭到城头，诸葛再世美名扬。

欲知后事如何，且听下回分解。

第三十四回　太子兵变保社稷　义军涌起荡贼寇

上回书说到，张巡草人借箭，并设下了连环之计，偷袭了令狐潮的阵营，令狐潮又是差了那么一点点就丢了性命。此时，他退到了二十里以外，没有百分之百的把握不敢再入雍丘半步。

张巡率军回到雍丘城之后，继续加强对将士的训练，不敢有半点懈怠。现如今守城半年，圣主不在，燕军嚣张，雍丘看似屡屡胜利，实则是癞蛤蟆垫桌腿——硬撑着呢。

张巡明白，雍丘迟迟不被攻下，必然会成为燕军心中的一颗钉子，而这颗钉子又扎在他们最重要的地方，安禄山将北方平定之后，目光全部看向南方，中原地带历经多次血战，雍丘就像是卡在大道面前的盾牌，叛军怎么都前进不得。

双方就这样僵持着，一个坚守不出，以退为进；一个不敢深入，养精蓄锐。时间飞快地流逝，就这样过了十几天，天下战火纷纷，这里却又出现了难得的清净。此言不赘。

且说唐玄宗移驾巴蜀以后，在马嵬驿（今陕西兴平市西北二十三里）度日如年，备受熬煎。这天，唐玄宗在恍惚之间只见一高瘦的身影闯了进来，这人便是高力士，他扯着公鸭嗓子，跪下哭喊道："圣上，大事不好，禁军要杀死贵妃，不然发兵不动啊！"

"什么？"唐玄宗大声喊道："前些日子，他们杀了杨国忠，朕……朕还可以弥补，可是，他们如果杀了杨贵妃，朕与谁弥补？这……这简直是要朕的命啊！"

花甲之年的唐玄宗双眼血红，火冒三丈，站起身来，一脚把高力士踹坐在地上。

"圣上息怒，为今之计，必须想个办法！"侍卫官陈玄礼扶着唐玄宗安慰道。

"陈爱卿，有何良策？快……快快道来。"

"唉。"陈玄礼见圣上已经对此女子着迷到这种程度，心里不禁一酸。唐玄宗有些惊慌失措，一把抓住陈玄礼的双手，颤颤巍巍，就像是乞求的老翁一样，陈玄礼本想强硬，可感受到圣上从未有过的信任和依靠，他也心潮汹涌。

“圣上——”陈玄礼侧耳这么一说，片刻间，唐玄宗一脸慌张，缓缓地摇着头，大嘴张开，喘着粗气道：“不，不——不能这样啊，不能，我不能离开她，不能离开她啊——”唐玄宗老泪纵横，情绪异常激动，双手紧紧地抓住陈玄礼的手，不肯放开。

“圣上，为今之计，只能如此，臣亦无能为力，若是圣上执意，那后果不堪设想，安贼不日攻来，圣上，时间不允啊！”陈玄礼又用军事施压，唐玄宗脑子一片空白。

“圣上！”陈玄礼见他神情恍惚，把自己当作最依靠的人，心里一阵怅然，他是一路看着圣上创造辉煌，也一路看到他沉迷酒色。唐朝从巅峰进入到落败，他亦是心急如焚，此时更是不能耽搁，便使了个眼神，高力士缓缓地退了下去。

此时，唐玄宗哪里知道，平时他最信任的高力士，正在指使着一名侍卫，手拿着三尺白绫，逼迫杨贵妃自缢呢。

书中暗表，这个正在逼迫杨贵妃自缢的侍卫，就是前文书中所说的郑侍卫，也就是投奔少林寺的法名和尚，还是张巡的师父。他为报夺妻之恨，隐姓埋名，再次潜入宫中，伺机行刺唐玄宗，无奈宫中戒备森严，屡屡不能得手。后来，他看到大唐江山岌岌可危，身为大唐子民，匹夫有责，如果在国难当头，行刺这样一个皇帝老儿，只会助长叛军锐气，灭大唐威风。所以，他在大是大非面前，以天下大义为重，也就改变了行刺皇上的主意，把自己的恩怨放在了一边儿，全身心地投入到了保家卫国的战斗之中。

一日，太子李亨召见侍卫官陈玄礼和郑侍卫一起谈论天下战事，深明大义的郑侍卫斗胆向太子李亨进言道：“眼下，长安兵败，我大唐江山岌岌可危，可是皇上被妖女迷惑，整日浑浑噩噩，这样一副帝王之态，怎能服众？只有实行兵变，杀了杨贵妃，方可稳固军心，皇上才能彻底死心，举国上下才能一致抗击叛军，大唐江山才有可能回归和稳固。”

陈玄礼拱手接道：“请太子明鉴，郑侍卫此言极是！”

不久，太子李亨便采纳了两人的意见。不曾想，郑侍卫能亲手逼迫杨贵妃自缢身亡，也是解了他心头之恨！此言不赘。

书归正传。且说唐玄宗得知贵妃自缢身亡，双腿一软，心力交瘁，一阵哭喊：“玉环——玉环啊——”而后狂奔了出去，被及时赶来的陈玄礼和郑侍卫强行拦住。

天宝十五载（756 年）七月九日，太子李亨在陈玄礼和郑侍卫等将士的陪同下，抵达唐军的大本营灵武（今宁夏一带）。经过一番布置与筹划，七月十二日，李亨在灵武城的南门城楼举行了简单的登基仪式。

李亨望着城墙下数万大军齐齐下跪，大呼万岁，抬头仰望，思绪万千，他的心

情极其复杂，多年险象环生的太子生涯终于画上了句号。他双臂猛然张开，散出他沉隐多年的帝王之气，有些浑浊，有些阴柔，又有些悲凉。

“吾皇万岁、万岁、万万岁！”庄严的声音响彻天地，李亨被这呼喊声拉了出来，他长出一口气，眉头大展，沉着道：“众卿平身！”

“谢吾皇！”军民齐刷刷站了起来，望着城头上意气风发的中年帝王，沉稳有力，气势磅礴，好似东方冉冉升起的太阳，对大唐依旧充满着必胜的信念！

此时，李亨铿锵道：“大唐依旧是大唐，叛军终有一灭，诸将神勇，生民坚韧，吾愿与之颂扬太平！”

“吾皇圣明，吾皇万岁、万岁、万万岁！”所有人再次跪了下去，李亨下令平身之后，便回到了营帐内，这只不过是个简单的仪式，只有拿下长安，他才是真正的帝王。

李亨登基后，改国号为至德，奉唐玄宗为太上皇，唐玄宗在巴蜀魂不守舍，萎靡不振，日日酒肉歌女，醉生梦死……

正如后世清人赵长令诗云：

不信曲江信禄山，渔阳鼙鼓震亲关。

祸端自是君王起，倾国何须怨玉环。

在洛阳享乐的安禄山听到此消息后，大骂不已，立即命史思明围剿灵武。可是，夺下河北及山西大半地域的史思明似乎不再那么听话，迟迟未动，他在积攒实力。唐军得到这一消息后，吃了一剂定心丸，在郭子仪及李光弼等将领的号召下，更多的起义军涌起，加入战斗当中。李亨高举反叛的旗帜，说服周边臣服于大唐的番国，借兵与郭子仪，命其拿下范阳老巢，并且从南方调集物资，加固长江一带的城池，切不可让叛军冲破最后防线。

李亨所做的一切，让沉寂的唐军泛起了生机，一种必胜的信念传遍全国，都说西北灵武是仙灵之地，那里定佑大唐转危为安，李亨被说成了仙使，拯救人间。一时众说纷纭，生民心中无不向往大唐往日的繁荣和强盛，一切都可以再回来，只需要坚持到底，一切都可恢复如初，这是每个大唐将士的信念。

安禄山见河北战败，大骂史思明，更加迫切地想攻入江南，切断唐军的物资供应，那样即使北方全部收拢，他也可慢慢迂回，便强令燕军再次对中原发起强攻。

书中暗表，史思明，宁夷州人，原姓阿史那，名崒干，因战功卓著，被唐玄宗李隆基赐名“思明”。史思明少年时与安禄山一起在营州柳城（今辽宁省朝阳）长大。成年以后，二人仍然保持着友好的关系，是安禄山最亲信、最得力的战将。可是，一切已经今非昔比了。

书归正传。李庭望得知令狐潮还未攻下雍丘，又深知张巡的兵法了得，念在令狐潮昔日救己一命的份上，又给令狐潮精兵五千，辎重半年，命其年底必须攻下雍丘，不然提头来见，这是死命令！此时，令狐潮已拥有两万之众，他得到兵力后，加紧训练，蓄势待发，渴望一击破城。

七月中旬，令狐潮率两万大军浩浩荡荡地来到雍丘城下，看着修补快完的城墙，一时心慌，他只有简单的攻城器械，工匠因为战乱早就隐匿，张巡那次突袭可谓是绝了他的后路，而张巡手中还有两件东西一直隐藏着，或者说一直没有使用，那就是曾经缴获的两辆大型双弓床子弩。

令狐潮不再头脑发热，一旦年底攻不下，他的小命就不保，与其畏首畏尾，不如血战到底。

张巡在城头看着他，两人对峙一眼，城头上已经弓箭拉满，就等张巡一声令下，现在雍丘经过半年多的战争洗礼早就有了质的改变，可以说是真正的铜墙铁壁，他们就等着叛军前来，予以迎头痛击，建功立业。

张巡与雷万春带领将士各守一侧，这样就可以观察到另一侧的城墙，便能顾及三面。令狐潮望着升上半空中的太阳，军旗一挥，大喝一声："攻！"所有将士疯狂地往前冲去，中间的人抬着登云梯架上了城墙，每两个人都有一个盾牌侍卫保护。

城头上弓箭手齐刷刷地将箭射了下来，形成了漫天箭雨，一时死伤数百人，但对于两万的大军来说，简直九牛一毛，叛军趁机贴着城墙往上爬，梯子前面是一个钩子，深深地插进城墙的缝隙中，加上梯子上的人多体重，上面的将士一时推不下来。

雍丘城墙上的攻城梯爬满了叛军，城头上的弓箭手见叛军即将上来，便往后一退，随即刀兵与死亡骑士涌到了城头，与叛军展开肉搏。

张巡在一侧指挥，雷万春压阵，命将士们把城头上的巨石往下砸去，一时砸死、摔死几百人，这样暂时压下了叛军的攻势，但登云梯出奇的坚韧，竟然让巨石压弯又反弹起来，没有丝毫断裂，令狐潮看到这一幕，不禁暗自发笑。

令狐潮立即率八千将士从南门攻入，两方夹击，这是自攻打雍丘以来，双方以兵力实打实的对抗。张巡命令雷万春守住东门，他立即带一千将士前去守卫，先是五百弓箭手齐齐发射，阻隔叛军进攻的速度，射杀了一千人，随后是战士拿着大刀等候。

张巡见形势不容乐观，令狐潮似乎知道了自己所想，便立即命人下去将两辆双弓床子弩推了上来，这是他从叛军那里缴获而来的，分东南两侧各一个。

由于床弩占据面积大，挡住了将士守卫的地方，一时变得空虚，张巡也是逼得没有办法，立即带着人上好弓弩，他亲自调整位置，从侧面瞄准令狐潮高高的战

梯，那是他观战的车巢，此时他就在上面指挥。

床弩被凸起的城墙挡着，高度更好让弓弩能从凹面射出去，可城墙方正，不能随意调整位置，他只能勉强瞄准云梯一侧的一个主梁，张巡不管三七二十一，只要射中，强大的冲击力和撕扯力必然让他的云梯倒塌，一旦主将掉了下来，那就有挽回的希望。

眼看将士厮杀乏力，叛军还在不断地往上涌，城头上见不到人头，只看到空中刀剑乱舞，砍碰声、嘶喊声、号召声、呼叫声、惨痛声，所有声音交织在一起。

“啊！”张巡高举五十斤的重大铁锤猛然地砸下开关，床弩瞬间剧颤，带起城面的将士脚底发麻，撕破空气的呼啸声“嗖”的一下窜了出去，只看到云梯一斜，在空中打了个半转，令狐潮的身子被甩进了巢楼内，随即巢车的支撑架轰然倒下。

身后将士大叫不好，此时军心已乱，前方攻城的将士回头一看，仿佛失去了主心骨，随之而来的就是冰冷的剑刃，叛军攻势瞬时大减，张巡在城头上大笑：“哈哈哈，令狐贼子已死，还不速速投降！”

张巡虽然这样叫喊，但是他还不能确定令狐潮是否死了，因为巢车的支撑架虽然垮塌，但最上面的巢车却未损坏，叛军将士已经跑到巢车内寻找令狐潮了。

叛军目睹战况，心中大骇，虽然有将领在后面催促，可攻势依旧被唐军压了下来，张巡杀意暴增，便调动床弩，在下面垫上巨石，以高位置瞄准巢车。

叛军将士在巢车内发现了晕头转向的令狐潮，连忙将他扶起。令狐潮看看四周，一片狼藉，胆战心惊地问道：“现……现在，战事如何？”话音刚落，一股本能的感觉袭来，他发现自己身边围着百余将士，形成了一个明显的弧形人堆，这可是绝好的射击目标啊，随即大声喊道：“大事不好！快……快撤离，分散到两边攻城！”

令狐潮脑子一阵眩晕，便紧紧抓住巢车的框架，又下意识地往后退了几步，将士急忙往前涌起，此乃叛军将士最紧促的时候，张巡抓住时机，将床弩微微上调，定位瞄准，在人堆前面的肯定就是令狐潮。

“发！”张巡一声令下，一名将士抡起大铁锤猛然砸向床弩的开关，手腕粗的箭矢霎时窜了出去，直射令狐潮所在的人群当中，数十人被震得摔到一侧，中间的五人整个身子固定在那里，一动不动，他们背后插着两丈长的箭矢，鲜血顺着箭身流向大地，现场惨不忍睹。

这正是：善恶相报终有时，休争来早与来迟。

　　　　朗朗乾坤不可欺，劝君莫做亏心事。

欲知令狐潮性命如何，且听下回分解。

第三十五回　辣椒面击退叛军　雷万春身中数箭

上回书说到，太子李亨兵变马嵬驿，处死了宰相杨国忠，并强迫杨玉环自缢身亡，史称“马嵬驿兵变”。马嵬驿兵变后，唐肃宗李亨继位。之后，李亨又在灵武举行了登基仪式，国号为至德。任郭子仪为司空、关内河东副元帅，命其班师回凤翔（今陕西凤翔）守卫，郭子仪认为河东（今山西永济西南蒲州镇）的战略地位非常重要，东下可进东京，西上可取长安。于是，他派人秘密潜入河东，准备内应唐军。安禄山见河北战败，攻入江南之心更加迫切，为切断唐军的物资供应，便强令燕军对中原发起强攻。七月中旬，令狐潮率两万大军再次进攻雍丘，张巡率军顽强抵抗，并以其人之道还治其人之身，用缴获令狐潮的双弓强弩镇住了叛军气势，现场惨不忍睹，令狐潮侥幸躲过此劫。

当时，令狐潮要不是头晕往后退，双弓强弩射杀的一定是他，现在箭矢正好从他身旁穿过，差几公分就小命不保，他的脊椎冷汗直冒，望着不甘屈死的将士，他双眼血红，一名将士在临死前，望着令狐潮呜咽道：“将……将军、将军您没事……就好……”

“啊——”令狐潮彻底崩溃了，仰天大哭，歇斯底里道：“血债血偿，还我兄弟！”

“血债血偿，还我兄弟！”刹那间，萎靡的叛军一下子骁勇了起来，呐喊声响彻四野。

“杀啊！”站在被摧垮的巢车之上，他身下的五位弟兄依旧拥簇着他，军旗指着前方，嘶声大喝。

张巡暗叫不好，立即命人撤掉床弩，这东西太占地方，不易守城。他命令：除了东、南城面各留两百弓箭手阻隔远处叛军压进，所有的将士全部上武器坚守。城头上攀爬的叛军比起之前迅速了很多，死亡人数也越来越多。

这时，令狐潮拿起一把特制的弓箭，这把弓箭比一般的弓箭更加沉稳和厚重，制作工艺和材质要求极高，拉起来很费力气，但射程威力自然增大，这是李庭望赐予他的弓箭。他瞄准城头上一个将士，奋力拉弓射箭，只听“嗖”的一声，一箭射

进脑门，这位将士倒下了，随即又是一箭……令狐潮这般快捷射杀，百发百中，一下就死了六名骑士、三位刀兵，张巡心如刀绞，可又无法命人躲闪。

见令狐潮在奋不顾身地射杀，攀梯的叛军更加起劲儿，一时叛军士气大振，有些将士直接从梯子上扑了上去，凌空乱舞，虽然还是被乱刀砍死，可增加了叛军攻城的气势，这样下去，雍丘危矣。

张巡深知其中利害，雷万春一时也手足无措，这是实力的对抗，眼看叛军一个个地涌了上来，张巡突然灵机一动，立即命人下去弄来战前准备的“好礼物”，并高声安抚将士道：“将士们，再坚持片刻，叛军定然大败！”

众将士对张巡说的话深信不疑。不大一会儿，几位将士从城中扛上来十麻袋东西，这麻袋里装的就是张巡为叛军准备的“好礼物”。再一看，随着将士还上来一位老人，这位老人便是孟老，他看了眼张巡，急切道：“大人让老朽准备之物全在于此，乃是一城生民之用。”

“好！”张巡命令道：“快、快，拿五麻袋送与东城雷都尉，剩余五麻袋给某留在这里。”

将士们急忙解开麻袋，一股强烈的呛鼻气味儿窜出，令人难以忍受，众将士大声咳嗽，原来这麻袋里装的都是辣椒面儿。

张巡忍住咳嗽，没想到这辣椒面儿这么干燥，便立即命前方将士用毛巾围住口鼻，然后抓住辣椒面往城头外撒去。叛军涌上来，突然感到眼睛酸麻，看之不得，喉咙一阵火辣辣的痛，瞬时迷失自我，脑子眩晕，本能地想躲避，忘记了自己在梯子上，一下掉了下去，砸在人堆里，压死不少人。

片刻间，整个雍丘城墙之上，凡是叛军用悬梯攀爬的地方，都飞扬着红红的辣椒面儿，汹涌的叛军连连退缩，掉下了大半，瞬时溃不成军。此时，令狐潮闻到了空中弥漫的辛辣味儿，脸色大变，暗叫不好。

由于天气炎热，叛军脸上全是汗，辣椒面儿粘在脸上，更是辣疼难忍，怎么擦都擦不掉，这比让他们战死还要难受。孟老在城头上看着远处的令狐潮，心中不由长叹，痛恨不已。

张巡突然玩这一招，着实让令狐潮傻了眼，他有些失望了，从骨子里感到失望，急得大骂道：“张巡老儿，你尽使些歪招、损招，快给老子滚出来！”

这次令狐潮本来可以得胜，攻下雍丘，以扬眉吐气，没想到，关键时刻张巡又来了这么一招。

情急之下，令狐潮率军来到了雷万春所在的东门，开始拉弓射箭，一时间射杀了十三位骑士、十八位刀兵，每一个人都是雷万春的心腹，他恨不得将令狐潮千刀万剐，喝血吃肉。

这时，张巡也赶到了东门。两人对视，分外难受。令狐潮突然大喝道："张巡、张大人，某此次战败，口服心服，但你要记住，某不日便可攻下城池，尔等若今日投降，某当着众兄弟之面，不予追究，只因不想兄弟再有伤亡。"

张巡注视着令狐潮，只见他面不改色，气势沉稳，一代枭雄就这样在战争中蜕变、成长，这让张巡有了真正的危机感，因为令狐潮的兵力远比雍丘的多，后盾强悍，而张巡却所剩无几。

"赶快滚蛋！雍丘是用英魂铸就而成的，岂能拱手让与贼子！"雷万春大大的嗓门喊道，在场的将士听得一清二楚，令狐潮气得拉弓就射，恨不得一箭射杀雷万春。

张巡大惊失色，众将急忙上前，想将雷万春拦下来，怎奈他性子刚烈，宁可战死也不退缩，满是杀意的眼眸直勾勾地看着令狐潮，吼道："令狐贼子，有本事你就杀了老子吧！"

令狐潮一股血气涌了上去，双臂一松，只听"嗖"的一声，箭矢直接从雷万春右肩穿了过去，插在了后面的城楼上，这么远的距离竟然还有此威力，真乃神弓，看得众将脸色大变。

众将急忙躲闪，可是，雷万春却一动不动，这就是军威，这就是军纪，这就是雍丘的军魂！

雷万春的双手紧紧地握住城头上滚热的石墙，右臂的鲜血滴到了地上，他不能出城给死去的兄弟报仇，枉为兄长，那便用敌军的锐利、自己的鲜血祭奠他们。诸将看出雷万春的心意，个个站在城头之上，站得笔直，一动不动。

令狐潮发笑，拉起大弓，又是一箭射进了雷万春的左肩。每次他都想射中胸口，让雷万春一箭毙命，可怎么也射不中，但见对方像是一个活靶子一样，开始觉得可笑。这次之后，令狐潮对雷万春有些另眼相看，从心底迸发出四个字："英雄好汉！"

"嗖！"箭矢穿过雷万春的脸颊，撕开三寸长的血口，他的脖颈被震得猛然一偏，又立即恢复过来，岿然不动！令狐潮脸色大变，他甚至开始怀疑这又是张巡设的诡计，用来威慑自己的将士，难道这是一尊稻草人乎？

令狐潮不相信，再次射了一箭，从雷万春左耳穿过，瞬时将左耳割掉一半。雷万春已经彻底毁容，却更加骁勇凌厉，两只眼睛瞪得圆圆的，喷射出一股宁死不屈和不可战胜的锐气，叛军见此，脸色大变。

令狐潮更是心中大骇，他不相信世界上还有这样的人，当真不怕死，便命一人

前去勘察是否为真人。当探子看到血淋淋的面庞和半只耳朵时，双腿一软，赶紧回见令狐潮，连连点头称是。令狐潮大惊，双手一软，再无拉弓射箭之心。

见叛军气势已泄，张巡急忙跑了过去，将雷万春的双手从石墙上抠了下来，他的身子站得笔直，血液顺着石隙与脚下的兄弟交融在一起……

雷万春身中八箭，仅面部就中了六箭。张巡急忙命将士把雷万春抬下去，赶快救治。

令狐潮还是不服气，冲着张巡喝道："刚见雷将军，方知你治军严谨，军令如山，但是你可知天意如何？"

"哼！你不识人伦，怎知天意？"张巡冷笑一声，不屑与之对话，随即令将士出城猛冲过去。

令狐潮吓得拨转马头没命地逃跑，他手下的十四个叛将都被张巡的将士活捉了。

之后，张巡来到雷万春的病榻前，详细察看了他的伤势，他的双肩破了一寸深的大口子，白茬茬的骨头依稀可见，与血肉交织在一起，看得人心里酸痛，头皮发麻，最致命的是他的耳朵和脸部，脸部要不是上颚骨支撑着，能分成两半，皮肉已经穿透，可以看到口腔里面的东西。

见雷万春伤势严重，张巡立即命人快马加鞭，速去谯郡恭请华佗的后人前来医治。

先生到此察看伤口，心中骇然，对在场的将士道："这一箭要是稍偏一点，足以从嘴里插进他的口腔直袭小脑，那他就会瞬间丧命，真不知雷将军是如何闪躲下来的，真是苍天佑之。"

说着，先生和他的助手开始做术前准备，为雷万春实施手术治疗。雷万春的耳朵伤势严重，血液堵进了耳洞里，先生费了好长时间，才将里面的瘀血清理出来，一半耳朵不见，已无法缝合。

手术进行了整整一天，终于做完。先生说，由于伤者的体质特别好，手术很成功，接下来就是配合药物治疗，慢慢康复了。

众将士轮流伺候雷万春，许多战士站在外面，特别是刀兵和死亡骑士，站得笔直，一直等着雷万春醒来。

且说令狐潮回去之后，坐在营帐内，喝着烧酒，吃着烤肉，一直想着之前的战斗，突然明白了什么，他露出久违的笑意，猛地将一口酒灌进肚子里，叫道："命大军休整，随时听命！"

话回雍丘。且说张巡站在城头之上，四周一片安静，回想昨天中午的一幕幕，特别是令狐潮射出的那犀利几箭，张巡从其眼神中看到了获胜的渴望，令狐贼子下次攻来之时，必然更为猛烈！

张巡一时愁绪万千，长叹一声，抓住城墙顶端，闭着双眼，似乎想从这历经百战的古老城池中感悟什么。今夜依旧那么清朗，可雍丘却寂静一片，一只猫头鹰飞过上空，有些惊奇，盘旋而下，落在城楼上，呼叫了几声，似乎在预示着什么。

果不其然，第三日一大早，令狐潮又浩浩荡荡地前来攻城，兵临城下方知雍丘城头上只有孤零零的几个守军，不见其余将士。

雍丘似乎是受到了极大的打击，失去了反抗之势，这让热潮汹涌的令狐潮大惑不解，便命人前去相问，守城的将士显得非常胆怯，支支吾吾的，说得稀里糊涂，让人一头雾水，似乎失去了主心骨。令狐潮闻此眼睛一亮，难道是雷万春死了？

见雍丘守城将士示弱，令狐潮将腰杆挺得直直的，但他心里也一直在打鼓，这貌似不战而屈人之兵难道是真的吗？也难怪，张巡的计谋着实让令狐潮吃尽了苦头。此时，令狐潮轻咳一声，他横下心来，不管三七二十一，先试探一下再说，便立即对着城头喊道："守城的兄弟们，前去告诉张巡老儿，某今日要给他收尸，要战便罢，即刻攻城！"

守城将士闻之，貌似吓得屁滚尿流，连连求饶，急忙道："将军少安毋躁，小的即刻禀告张大人。"说完便灰溜溜地跑走。

叛军见昔日不可一世的雍丘将士如今变得萎靡不振，都大笑不已，顿时士气大增。

不多时，张巡沉着脸走到城头，一望四野的大军，心底灰凉，可怎么都拉不下脸，咽不下这口气，守了半年多的城池难道真的要拱手相送吗？令狐潮似乎看出了他的心思，低头一乐，得意道："我说张巡啊张巡，张奉忠张大人，张使者，想不到你也有今天啊，哈哈……"

张巡望着骑马在前的令狐潮，始终没有开口，就连叛军士兵都对张巡一脸的轻蔑。令狐潮身边一名将士冷笑一声，高喊道："张巡老儿，有话快说，有屁快放，难道还要我们令狐将军给你训话不成？"

张巡依旧沉默不语，整个气场显得非常微妙。叛军不敢贸然攻城，怕张巡使诈；守军不愿投降，可又不能直说，担心叛军攻杀上来，因寡不敌众，局面无法控制。所以，双方僵持不下，心中忐忑不安。

虽说令狐潮对张巡暂有血仇，可他们之间也有惺惺相惜之情。于是，令狐潮不再摆谱，试探道："张兄，诚如前日所言，某不想再战，更不愿伤及无辜，事实已现，若张兄愿意，某定不计前嫌！"

张巡闻之，两眼凝视前方，双手紧抓城墙，纠结良久，然后长叹一声，从牙缝里挤出了两个字："也罢！"他似乎已经做出了一个重大的抉择。

这正是：敌近而静恃其险，欲人之进远而战。

动如水火静如山，军威军魂来彰显。

欲知后事如何，且听下回分解。

第三十六回 设圈套出城取木
施计谋诈降借马

上回书说到，张巡号令守军将士，在雍丘城头上用辣椒面儿击退了叛军的进攻。雷万春身中八箭，仅头部就中了六箭，为了安定军心，雷万春忍住了疼痛，屹立在城头之上，岿然不动。叛军将士见这阵势，还以为张巡在使诈，吓得屁滚尿流，便速速撤离。第三天，令狐潮带领大军再次攻城，见昔日不可一世的雍丘将士如今变得萎靡不振，便推测雷万春已死，欲说服张巡投降。

“张兄啊，一朝唐臣一朝汐，一暮老儿一暮亡，大燕接来春冬暖，福施夏秋热心堂。在此，还望张兄早早定夺！”令狐潮煞有介事地规劝道。

张巡沉思良久，内心非常纠结，心想，关键时刻一定要沉着冷静，以不变应万变。于是，对城下喊道：“某知道，令狐将军爱军如子，某也清楚，雍丘穷途末路矣！”说到这里，张巡又长叹一声：“唉！实不相瞒，雷将军前夜因失血过多……不幸以身殉国，某自知气数已尽，此时若不识时务，真正作死。死，某亦不怕，可是，某怕身后百姓因某而死，望令狐将军念在往日管辖之地的生民薄面上，网开一面，若是换作别人，某就是血战到最后一刻，也绝不退缩！”

张巡的一番话，说得令狐潮心里热乎乎的，便鼓起肚皮，豪放道：“张兄乃识时务之俊杰，尔等尽可放心，某不会伤害生民一丝一毫，更何况吾岳父在城，那就打开城门迎接大军吧，某愿与张兄共同驰骋天下。”

“且慢！”张巡断然喝道。

令狐潮闻之脸色突变，心想，难道张巡又要耍什么花招？刚想到这儿，又听张巡喊道：“令狐将军的厚爱，某心领了，只是你我道不同不相为谋，某降是为了城中百姓，但某绝不与之为伍，某自行了断便是！只是城中还有些事，特别是雷万春雷都尉刚刚死去，其部下万分悲痛。某在此，恭请令狐将军给某一日时间，待解决之后，便打开城门降之，不然怕两军发起冲突，伤了和气，到时城中生民危在旦夕。”

令狐潮仔细听来，张巡的话也着实在理儿。若是直接打开城门，令狐潮多少还是有些怀疑，生怕有诈，因为他连连中计，节节挫败，真的是怕了，可这番话道

来，让他深信不疑。

于是，令狐潮答道："好！张兄请便，某后退二十里，静候佳音。"

张巡拜谢，令狐潮便撤军而走。令狐潮之所以这次退得那么远，也是顾忌张巡突然夜袭军营。

张巡回去之后，立即去看雷万春的伤势，此时他还在昏迷当中，便向先生交代几句，走出门外。

张巡找到县丞李翰，让其通知各将领前去大堂议事。一会儿的工夫，众将到齐，可是所有人心情沉重，显得无精打采。张巡厉喝道："尔等心愁不坚，是想让雷都尉徒增伤痕吗？"

"不敢！"众将猛然起身，忽然来了精神。张巡严厉的目光扫过众人，最后在一脸坚定的鲁奇身上停下来，道："坐下！"

鲁奇和张巡两人目光对峙，都无比的坚定，刀兵的训练者和指挥者暂时换成了鲁奇，他的刀法本身就不在雷万春之下，只是他一向忠厚，性格沉稳，不适合城外多变的战斗，便经常做了守城的主力。

此时此刻，鲁奇恨不得冲杀出去，将令狐潮的狗头拿来给大哥当尿壶，股股忍不住的肃杀之气蔓延出来。

张巡回眼看向诸将，道："今日某诈降令狐贼子，想必贼子深信不疑，现在某命诸将率生民，今夜出城至方圆十里之内的土丘林地里砍伐树木，西北之面可稍远一些，城中柴火早就殆尽，居家取火做饭已是困难，此次机不可失，必须拿够坚守至明年之物。"

"得令！"诸将沉着道，心凝在了一起，只有鲁奇还是恍恍惚惚，心神不在，张巡叫道："鲁将军，何事忧恼？"

"哦！"鲁奇反应过来，急忙道："无事，此次出城事情巨大，某还是认为要详细分化才是，一旦被叛军发现，后果不堪设想，而且令狐狗贼屡次遭受将军谋略之苦，只怕是心生疑虑，某认为东南之面不可去。"

"嗯！"张巡点点头，心想，还是鲁奇心细，此人乃可塑之才，便道："鲁将军所虑在理，某也明白，只是今日某已经寄人篱下，他令狐狗贼再有疑心，只怕是恐尔等夜袭大营，必然将兵力都布置于营帐四周，无心勘察外面，他深知，夜晚是吾等的守护神，而吾就是利用他的此种心计，将计就计！"

张巡自信的目光扫过诸将，一副胸有成竹的气势给予了他们极大的信心，本身张巡的威信就很大，加上雷万春又重伤，军中也只有他能领兵，众将更是凝在了一起，鲁奇连连点头称道："某多虑了，望张大人海涵！"

“嗯，不是，鲁将军所虑在理，比之其他人更加用心，某心中甚是欣慰，雷都尉在修养，其职由你掌握，某也可安心了。”张巡安抚道。

接着，张巡望了眼诸将，微微一笑，道：“好！那即刻准备，三千将士留五百精兵守卫，由鲁奇看守，顺便照料雷都尉，其余两千五百将士分五队，各五百人带两千生民分散至附近土丘林地，砍伐木材，及废弃村子收拢辎重，即刻下去准备！”

“得令！”诸将立即起身，抱拳施礼，张巡也站了起来，严肃道：“提高警戒，若有风吹草动，立刻率民回归，不可有所闪失，违令者，斩！”

诸将快速行动，傍晚整军于四门之前，张巡率四千生民从北门出发，史民和石承平率三千生民从西门出发，其余两门分别由宋若虚、李辞和冯颜、张至诚两组各带领两千生民出发，夜黑时分，雍丘城门大开，将士和生民们迅速顺着隐秘的路线往土丘林地赶去。

正如张巡所言，令狐潮回去之后，思来想去还是觉得不对劲儿，这简直是天上掉馅饼，此时他在卧室来回踱着方步，头脑一时清醒下来，才想起许多细节。退一万步说，就算张巡是假投降，那他应该知道夜袭军营已经不可能，某定然有所准备，只怕他不来，只要敢来，定让他有去无回。可话又说回来了，他不投降难道是缓兵之计，难道他能借来粮草和兵力？他曾打探过，张巡也曾派人求过援兵，结果一无所获，却得到了所谓的官职，这虢王与吴王都是在拿张巡当替死鬼，替他们抵挡叛军。唉，张巡啊张巡，你一生忠义，可偏偏遇到这样的君主！

令狐潮一人在帐内自嘲不已，到头来却是自己脱离了苦海，他深知若是自己守卫雍丘，此时怕是早在黄泉之下，就是勉强守住，最后也不得好下场，还是自己明智，虽说叛军名声不好，可总归不吝于身。

令狐潮坐下来，怅然地饮了一口酒，下令大军戒严，便颇为舒坦地睡起觉来，他的心结终于解开，觉得一阵清爽，心里的一块石头也放下来了，不知不觉打起了呼噜。

此时，张巡正率军连夜奔忙，他警惕四周，时不时仰望星空，好像能从星象中预测将要发生之事，只希望今夜是个平安之夜。

凌晨，唐军放慢了砍伐的速度，张巡命人开始捆绑木材，用牛车往回拉，主要是在天亮之前把木材拉回去，其余将领也是如此，因为天亮以后太危险了。

雍丘城一夜未眠。鲁奇在家严格地把守着城门，生怕奸细混了进来。时间就这样缓慢地流逝着，张巡的心一直提着，他担心令狐潮在天亮之时，趁大军疲乏来袭，那后果真是不堪设想。

张巡带领的队伍最后一个返回城内，守城的士兵将大门缓缓关上，一缕暖暖的阳光也随之射了进来。

此时，令狐潮一觉醒来，猛然一个起身，往外一看天色大亮，他顿时感到一丝不安，吃了早饭，命大军休整，下午进军雍丘，将士们一片欢呼。

下午未时，令狐潮换了一身暗红色盔甲，身披红风衣，头戴红缨帽，精神抖擞，他要以全新的姿态去迎接曾经的子民，虽然他屡战屡败，但他能坚持到现在，也不失为一种胜利，至少他战胜了自己。

书中暗表，也正是令狐潮的这种精神才让张巡感到危机四伏，一个连自己都能战胜的人，还有什么不能战胜的，所以他才第一次妥协，虽然这次妥协还是一个计谋。

且说令狐潮率领骁勇大军往雍丘赶去，就像是衣锦还乡的武将一样，他昔日从雍丘狼狈而逃，如今却不战而屈人之兵的回归，他可以间接地挽回失去的颜面。

令狐潮领兵在前，大军成三角阵势走到了距离雍丘十余里的地方，远处的城头依稀可见几人，不再是重兵把守，显得有些冷清，虽然在炙热的阳光下，可还是显得那么的暗淡，令狐潮目视前方，一时感触不已。

“报——”忽有探子来报。

“何事？”令狐潮道。

“昨晚，张巡命人砍伐一夜的木材。”

令狐潮闻听，气不打一处来，心想，张巡呀张巡，你还干吗呢？不过回头一想，不管他投不投降，都是在为自己做准备，无论如何，雍丘必破！想到这儿，便驾马直奔雍丘城下。

其实，张巡老早就在城下等他了，见令狐潮骑着高头大马奔来，用平和的目光看着他，两人对视一眼，令狐潮竟然有些心虚，便开门见山地问道：“张兄，夜半砍伐林木所为何事？”

“不瞒令狐兄，这是众将士为生民做的最后一件事，此后雍丘与令狐兄管辖，诸将虽是不愿，但也放心，望令狐兄大量，待某撤出散军，令狐将军再行住进雍丘。”张巡拱手道。

“你待如何？”令狐潮有些疑惑道。其实，他还真不敢收张巡这帮亡命徒，万一在军中作乱，倒打一耙，那他岂不命丧黄泉。

张巡见他没有发怒，脸色微变，便郑重道：“诸将想率马而走，怎奈马匹不够，若是令狐将军给予一点，我们趁夜便去。”

令狐潮闻听此言，翻了个白眼，沉思片刻，之后豪爽道：“好！张兄，诸将不过几十，某命人速速送来五十匹精壮良马，这些足够大小将领使用的吧？”

“多谢令狐兄！”张巡拱手道。

“张兄，你我昔日同僚，某念你是个君子，某一言既出驷马难追，给予你便是。”令狐潮拱手，慷慨道。

张巡感激不尽，立即命人打开城墙侧门，将马匹赶进城里。之后，各自回营。

时间一晃就过去了，这是令狐潮在雍丘城外安稳熟睡的第二个夜晚，所以他一觉醒来心情大好，也有了胃口，吃得很多，心想，这雍丘大地终于又回到了自己的手上。

天亮以后，令狐潮带着人马和辎重速往雍丘赶去。他们来到雍丘城下，正如令狐潮所想的那样，看见雍丘城门敞开着，他激动不已，就像是要回归母亲的怀抱一样，昔日对雍丘感觉平淡，可经历这生死之战，他才明白这座城池是多么来之不易。

令狐潮正要派兵进城打探，忽见岳父孟老来此迎接，于是心里更加坚信张巡真的走了，他不再疑神疑鬼，便命三千精锐先进城去，这一万大军不能全都进去，那样可能会引起全城骚乱，伤了生民。

之后，令狐潮望了眼面不改色的孟老，安排好剩余的一万大军，驾马正要往进城，突然听到里面发出了惨叫声，大门突然关闭。一股极度不安之感和死亡气息蔓延而来，他立即率马转身，刚要开口，就看到从城墙侧面冲杀出数百骑兵，从两侧包围，骑兵身后是凶悍的将士，杀意瞬间从雍丘的东门涌出，彻底沸腾，让本无战意的叛军变得胆怯，很多士兵一时双手发软，竟然拿不稳兵器。

当两队骑兵和将士冲进队伍里时，他们才知道反抗，这时候已经迟了，史民和鲁奇率领的骑兵与刀兵所向披靡，两军在叛军当中交叉冲杀，将一万大军像蛋糕一样分成若干的小份，蚕而食之。

令狐潮在逃命方面最有经验，他第一个反应过来，率军从侧面突围，城内的三千精锐不用想了，一旦进去，肯定就出不来了。

令狐潮带着一千将士快马加鞭地逃跑，剩余的叛军被冲得七零八落，死的死，逃的逃，史民冲杀了片刻便率着骑兵追了上去，这次他一定要让令狐狗贼逃得远远的，一场马匹拉力赛又火热展开。

令狐潮身后逃亡的将士很快被斩杀大半，他怒不可遏，可又无可奈何，只顾闷声闷气地往前逃命，不停地拍打着马匹，当他发现身下的马匹开始晃荡的时候，这才缓过神来，不知跑了多久，回头一看，已无追兵，身后竟然剩下不足百余人，个个面红耳赤，身下的战马一个个趴在了地上，有的马匹被活生生地累死了。

书中暗表，令狐潮带领残兵败将一口气跑了五十多里，而且是全速奔跑，要不是令狐潮的马匹平时调养得好，也就像其他将士的马匹一样，早就累趴下了。

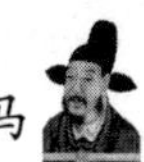

再说，史民早就调转马头返回军营了，可令狐潮和逃亡的叛军将士哪里知道，骨子里面的愤怒和胆怯让他们的头脑一片空白，暂且忘却了全军覆没的耻辱。稍稍休整之后，那些残余的将士都眼巴巴地望着令狐潮，这下该怎么办，全军覆没，回去定会被斩杀的。

令狐潮双手紧握着缰绳，他身下的马腿在颤抖，战马也有灵识，只是闷声喘息，不敢嘶鸣。这时，令狐潮显得很平静，望一眼远方的雍丘，不禁老泪纵横，哭喊一声："走——"双腿一夹马肚，带领残兵败将往陈留方向走去。

这正是：一错再错步步错，将错就错仍为错。

　　　　戏弄人生被戏弄，落花流水其奈何。

欲知后事如何，且听下回分解。

第三十七回　张巡夜袭白沙涡　李庭望溃不成军

上回书说到，张巡借假投降之机砍伐木材，补充给养，然后诱敌深入，致使令狐潮钻进了设好的圈套，最终全军覆没。令狐潮带领残兵败将侥幸突围，逃往陈留。暂不赘言。

且说雍丘守军大获全胜，擒获一百匹战马，八百余人，辎重若干，众将欢呼。可是，张巡却没有因为这暂时的胜利而欣喜，他心中明白，这是在守城，外无援军，又缺乏辎重，长此下去，战事不容乐观。于是，张巡吩咐下去，依旧严阵以待，同时命人前去陈留，四处察看叛军动向。

令狐潮逃回了陈留，守将见他身后的残兵败将，不禁露出轻蔑之色，守将也不敢多言，便速速向李庭望禀报。

李庭望接报，来到城门之上，看到令狐潮如此狼狈，一副败军之相，不禁心底一凉，没有言语，便命人打开城门，让令狐潮前去大堂见他。

片刻，两人在大堂见面。令狐潮一句话未说，上前就跪了下来。李庭望长叹了声，无奈道："令狐大人，某对你深信不疑，都说你临危不乱，颇有大将之风，怎未见一次之胜？难不成你弄虚作假，人在曹营心在汉，借此来消灭燕军实力？"

令狐潮自知现在怎么解释都无济于事，索性闭口无言，表现得毫无畏惧之色。

李庭望见状，怒发冲冠，斥责道："大军出发之前，你已立下军令状，念你救某一命，给你留个全尸，你还是自行了断吧！"李庭望喊道："来人，赐酒！"

此刻，令狐潮泪如涌泉，接过毒酒，眼前浮现出妻儿的身影，便索性一饮而尽，当场暴毙。李庭望令手下予以厚葬。此言不赘。

话回雍丘。且说张巡的爱将雷万春，此时他已经苏醒过来，伤势有所好转，但双肩还不能大幅度运动，耳朵依旧被包裹着，脸部那深深的口子已经结疤，先生已经将缝制伤口的线拆掉，可那道道疤痕只怕是终生不去。对此，雷万春总是乐呵道："哈哈，无妨无妨，算是某与诸位征战的纪念，待老时回想，意犹未尽，哈哈哈……"说得诸将双眼湿润，哭笑不得。

当得知雍丘此次大捷，把叛将令狐潮赶至陈留，已被李庭望就地正法之后，雷

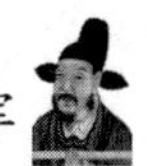

万春和将士们都佩服张巡的计谋，同时也为令狐潮感到可悲可叹！

花开两朵，各表一枝。此时，在安史之乱的另一个战场，唐军却遭到了重创，在灵武的新皇帝唐肃宗李亨危在旦夕，原因是唐肃宗发兵南征，宰相房琯在陈涛战败，损兵折将，大伤元气。大将郭子仪与回纥首领葛逻支谈判后，得到了支援。后来，战局扭转，大唐才化险为夷。郭子仪见了李亨，李亨意在夺取长安，这需要大量的准备和探测，第一个重要的战略基地是河东。此城临近两都，进可攻，退可守，只有夺得此城，才有可能与叛军一拼，而叛军此时气势正强，不宜硬碰，郭子仪正在暗中发力，志在必得。

再说，张巡这边主战江淮一带。可以说，若不是张巡，江南数百城邑将破，千万百姓将流离失所，无家可归，是他用自己的信念和众将士的生命换来了短暂的和平，用血浇筑成一道不可逾越的长城，决不能让叛军踏入一步。

一日，张巡接到情报，称叛军步兵、骑兵七千余人进驻白沙涡（今河南省宁陵县逻岗镇）。张巡拿着地图一看，脸色微变，这是要准备围攻雍丘，李庭望终于耐不住性子开始布置最后的大网。

张巡站在城头之上，凝视前方，沉思良久，雍丘这个古老的小城，叛军围攻了大半年却毫无进展，影响了燕军的整个战局，安禄山肯定不会善罢甘休，他会更加猛烈地反攻。张巡暗暗发誓，决不能看着叛军站稳脚跟，不然雍丘迟早会成为瓮中之鳖。

张巡没时间多想，立即召集将领大堂议事，他计划夜袭白沙涡，打他个措手不及，征求众将领的意见和建议。每次的战前议事，张巡都会列举战事，让诸将举一反三，然后给予分析和见解，商讨出此战的最佳打法。

八月十五，时值中秋佳节。这天中午，张巡与各部将领召集了一千步兵、五百骑兵、两百刀兵，还有三百弓箭手，弓箭手身上都背着两把弓箭。当这两千将士整齐地站在校场上时，张巡再次挺起他疲倦的脊梁，注视着大军，高声训话：

“诸将士奋勇坚守八个月，雍丘成败就在此一举，若抗得过年头，定可将叛军打回老家，雍丘生民也能得以保全。某相信，在尔等的征战下，定保雍丘免受战乱之苦。”

“谨遵使者将令，踏平叛军，誓死守卫雍丘！”众将士抱拳呐喊，气势直入云霄。张巡命令道：

“诸将听令：史民，命你率五百骑兵前行探路，直至白纱涡五里处察看军情，不得擅自行动，违令者，斩！”

“得令！”

“陈蒙，你随史民同去，随时报告情况。”

“得令！”

“某率一千余人马随时赶到，未到之前，切不可动手，违令者，杀无赦！鲁奇，命你率留守将士守卫雍丘，接应大军返还！”

“得令！”

此时，史民已经率他的五百骑兵从东门奔了出去，张巡接过马绳，正欲上马，被一声轻喝惊起，只见从府衙内走出一人，面带银白色的面罩，露出半边脸，而另半边脸被严实的头盔罩住，看不到什么，唯一让人注视的是他快捷的步伐，沉稳刚健的身躯，那双炯炯有神的眼眸露出难以言喻的杀意，他手持盘龙棍，身后背着削铁如泥的大刀，气势凌人，让人不敢直视。

“先锋使，末将雷万春愿前去杀敌，请求参战！”此人正是雷万春，他来到张巡面前单膝下跪，请求一战。此时，他的伤势已无大碍，昨日还耍了好大一会儿盘龙棍，一想起自己被射之辱，恨不得多杀几个叛贼。

“雷将军，你伤势尚未痊愈，还需休养呀！”鲁奇劝道。

“多谢鲁将军，某执意参战！”雷万春坚决道。张巡没想到今日他竟然带伤请战，还如此下士，急忙过去想扶他起来。

“雷将军切莫如此，快快请起。”张巡只感到雷万春身子有千般沉重，怎么也扶不起来。

“先锋使若不答应末将，末将宁跪至大军凯旋！”

“好好好！雷将军不愧是雍丘第一战将，某答应便是，答应便是，快快请起，随某一起征战，击杀叛军！”张巡此时也不再推脱。

“谢使者！”雷万春脸色凝重，像头雄狮再次站了起来，他死而后生，恐怕万人莫敌，有此蜕变，张巡守城之心更加坚定，就是出城迎战也有必胜信念。

张巡拍拍雷万春的肩膀，命人将他的战马牵了过来，立即率大军出城，犹如过山猛虎一般，勇往直前，无所畏惧。

史民随着探子穿过宁陵以北，直奔白沙涡，眼下这个不起眼的小镇成了拥兵重镇，这里的大部分百姓早已外出逃难。

傍晚时分，史民率军已经接近白沙涡，他在距该镇五里外悄悄下马，将马匹俯卧在地上隐藏。不大一会儿，夜幕降临，圆圆的月亮悄悄爬上了树梢，皎洁的月光照在树林上，风儿轻轻地吹着，鸟儿开始入睡，四周一片寂静。

史民潜伏到镇营一里外的土坳里继续侦查，他看到小镇四周都有骑兵，可以说是将整个小镇重重包围。探子在一侧小声道：

“史将军，这群厮货平日里喝酒吃肉，都快把这里当成了草原，生民家里也被抢劫一空，这哪是打仗，分明就是劫匪，毫无纪律可言，不足为虑。”

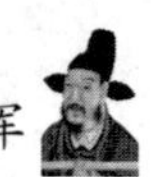

史民依旧注视前方，他虽然看到了许多不成样子的将士，甚至里面还时不时传来女人的哭叫声，可直觉告诉史民，种种迹象表明，此军的确是一个幌子，因为这本就是番军的习性，虽然狂暴，但个个骁勇，绝不是可欺之辈。

史民暗自退了下去，立即回到骑兵队，命人拿出图纸，将小镇的大概方位及重要位置标明，并写下了几行字，命陈蒙速速送达张巡部，随即史民率军休整，就等张巡前来。

不到半个时辰，张巡接到一封急报，待看完之后，立即命大军停下脚步，他不得不改变策略，命三百弓箭手将手中另一把弓箭分给身边的步兵，瞬时，组织了一支六百人的弓手队。

张巡与雷万春交谈片刻，便低声命令道："弓箭手随某绕道而行。"他们本往西方去，此时却直奔南方的树林，雷万春率五十骑兵及千余将士快速往原来的路线上袭去。

半个时辰以后，雷万春率马赶到阵前，与史民会合，史民来不及问他伤势如何，便开始交谈敌情。

随后，两人立即上马等候，雷万春将一千战士分布在小镇以西的地区内，骑兵站在中间，而刀兵潜伏下去，悄悄来到南侧。

再说张巡此时进入了树林，从南面绕道而过，惊异地发现树林里有火光闪烁，本以为是叛军，仔细查验之下，竟然是逃难的生民，一时气愤不已，让他们原地等待，明日天亮之时，便是他们回家之日。

张巡率军来到了南面的土坡下，再走两里地便是大军的岗哨，走近细数，有十八名哨兵。张巡随即带二十刀兵匍匐而上，将这十八名哨兵暗中解决，同时命两百人将树枝砍光，露出朗朗夜空，为弓箭手开路，剩余的四百人则将箭头缠上沾了油的蒿草，他们要火烧叛军帐营内的草料，只要将草料点燃，即可大获全胜。

不大一会儿，六百箭矢全部射进小镇内，大部分插在了草堆上，燃起了熊熊烈火，一时间浓烟滚滚。

"着火了，救火呀，快救火呀！"小镇里混乱一片，噪声大作。李庭望走出帐营，立即反应过来，大声喝道："张巡就在南面的土坡上，他们是弓箭手，跑不了多远，快，赶快冲出去，杀啊——"李庭望率三千骑兵出镇，往南面狂奔而去。

张巡看外面火光冲天，趁着亮光又看了眼史民给他画的图纸，这个小镇成一个椭圆形，就像一个巨人踏出的脚印一般，南面和西北面是土丘，东面是树林，唯一的出路便是西面的缓地，叛军要想到南面，必须经过西面。也就是说，必须绕镇子半圈，最快也得半个时辰。他又看了看史民给他写的话：

"叛军居于东北，南侧有粮草，使者率弓手从南山火烧草料，引叛军前去，某等率骑士从后杀去，此镇颇为诡异，不可冲进暗袭，必须引蛇出洞。”

张巡将纸张握在手心，猛地一捏，他相信，史民会做好一切准备。就在弓手射出最后一支火箭的时候，外面传来接连不断的惨叫声，随即马嘶长鸣，火势一下窜得更高。此时，张巡命将士拿出长刀，随时准备战斗。

“杀啊！张巡鼠辈，不足为虑，今夜让他们葬身于此！”李庭望嘶声大喝，叛军骑士马匹一抽，狼的本性显现出来，嗷嗷直叫，横冲直撞，刚刚绕过西面，就听背后马匹狂叫，从身后杀来一队人马。这是史民率五百骑士从后夹击。

“杀啊！”史民率军杀意暴增，恨不得喝他们的血，吃他们的肉。他直接一个猛扑，窜进叛军中间，一个腰斩，连马带人分成两半，刹那间，将李庭望的骑兵一分为二。

史民的骑兵号称死亡骑士，那是刀刀致命，就连战马都不放过。顷刻间，李庭望的骑兵死伤五百余人，他从未见过如此骁勇的骑兵，一时慌了阵脚，就连他的战马四肢都不住地微颤，他挺起的脊梁有些发软。

此时，李庭望已经意识到这是调虎离山之计，心想，只要灭了南坡上的张巡，就可攻下雍丘，便不再恋战，立即率军往南杀去。

叛军一路冲杀，好不容易来到了南坡，正要与张巡交锋，史民率军赶了过来，张巡和史民前后夹击，叛军正好钻进了口袋阵，成了瓮中之鳖。有些叛军看这阵势，一时惊慌失措，赶紧逃命，有些叛军还未反应过来就被一刀击杀，他们毫无招架的念头，军心涣散，差点溃不成军。

“杀——唐军虚张声势，抓住张巡重重有赏！”李庭望高举大刀厉声大叫，猛地一拍战马，直接冲了过去，而身后的叛军也醒悟过来，一下将两百刀兵团团围住，没有马匹的他们扛不住多长时间。

在这千钧一发之际，史民率骑兵拼杀过来，叛军刚围住刀兵，就遭受了史民骑兵的围攻。

史民长刀一轮，直接将两人的后背斩断，整个身子飞了出去。雷万春更是骁勇，双脚一蹬，凌空冲了过去，横扫一个半圆，连斩四人，踩上了敌军的马匹，又是一个腾跃，两颗头颅横飞，雷万春跨马冲进了叛军内。

史民五百骑士成包围形式，将敌军一千骑兵封锁住，把叛军杀得晕头转向，分不清敌我，李庭望见此大惊失色，立即下令撤军。叛军见大将逃亡，士气大跌，三千骑兵竟然在一个时辰内伤亡殆尽，除了逃掉的不足六百的将士，其余的都成了这里的亡魂。

叛军帐营内，正欲涌下来增援的几千将士见李庭望丢盔卸甲，已经溃不成军，自知兵败如山倒，一个个也都傻眼了，不敢涉足一步，生怕自己也死无全尸，纷纷

逃离小镇，四处逃命。

张巡、雷万春与史民会合后，命人连夜整理小镇军务，将树林里的百姓接了回来，命大军休整片刻，待天亮赶回雍丘。

次日清晨，在百姓的千恩万谢之中，大军浩浩荡荡地赶回雍丘。队伍中，张巡领头在前，雷万春在侧，史民、陈蒙以及其余战将随后，走了三个时辰，突闻探子一声长报，从田间小道里举着小旗狂奔了下来，来到大军之前，一勒马绳，急忙下马，半跪道："报告先锋使、雷将军，前方十里处发现叛军！"

"什么？"张巡问道："多少人马？"

"报告先锋使，人数不足五百，但全是骑兵，不好对付，其中掺杂着胡军，着装各异！"探子急切道。

"好！"张巡看了眼雷万春，道："雷将军，此乃何地？"

雷万春拿出地图，勘察了下地形，眉头微皱，道："已经到了桃陵（今河南汜水县东南），这里也是叛军频繁出没的地方，那五百人可能是叛军的援兵。"

"走，随某包抄过去，这次某要抓活的！"张巡将马鞭一扬，直指前方，探子轻答一声，立即上马带路，只见张巡与雷万春耳语一阵，然后都会心地笑了，张巡随即带兵从另一个方向实施包抄。

张巡率军没走多远，就看见为首的燕军骑着高头大马，头戴白莹军帽，威武不凡，身后的骑兵整齐划一，看得出这是一支纪律严明的队伍，他们在快速奔跑中，马蹄声在旷野回荡。

眼看叛军就要穿过来了，恰在这时，雷万春率军及时赶来，他从前方阻拦，张巡则从后方包抄，两军气势压人。五百叛军得知遇到了张巡的队伍，吓得屁滚尿流，纷纷缴械投降，愿意跟随张巡抗敌。

至此，至德元年（756 年）八月，雍丘张巡以两千将士出城百余里至白沙涡，斩杀叛军三千骑兵，回至桃陵东南十里处，威慑叛军，以不战而屈人之兵，又俘获五百骑兵，这历史性的一幕将名垂史册。

这正是：白沙小镇锁胡尘，守城猛士不顾身。

自古疾风知劲草，从来板荡识忠臣。

欲知后事如何，且听下回分解。

第三十八回 燕王发出死命令 年底攻破雍丘城

上回书说到，张巡设调虎离山之计，出城百余里，夜袭白沙涡，李庭望丢盔卸甲，溃不成军，率领残兵败将四处逃命。张巡等将士连夜整理小镇军务，把隐藏在树林里的百姓接了回来，天亮以后返回雍丘城。

经过这场血战，李庭望似乎是被打怕了，足足半个月没有动手，也未见任何叛军来袭。百姓闻听张巡将燕军河南节度使李庭望杀得落荒而逃，心中的那份担忧渐渐消散。一时间，陈留、襄邑、宁陵等地有很多生民前来投靠雍丘，数日之间，竟归顺万余户，让张巡吃惊不已，没想到自己的一个举动竟带来这么大的影响，随即而来的是城内的负担加重，还有生民中的隐患，是否有叛军，他一直在严格把关，全部妥善安置。

此时，张巡的声望一下达到了巅峰，老百姓都在为将士们庆贺，并纷纷表示，上头不管你们，我们老百姓管。张巡听到这些话语，感到很欣慰，也打心眼儿里知足了，其实他不屑于那些所谓的名利。

当晚，张巡犒赏三军，张巡、雷万春、史民等将士开怀畅饮，很多将士都喝多了，张巡也有点不胜酒力了，他端着酒杯，向着众将士满怀激情地喊道：“苍天在上，诸君要为生民立命，为天地立心，为万世开太平！”

众将端起酒杯，回应道：“为生民立命，为天地立心，为万世开太平！”

是啊，八个多月的征战，让张巡早已身心疲惫。眼下，在生活方面，唯有倩娘懂得体贴他，女人的心很细，很敏感，她拉着张巡往回走的时候，就真切地感觉到爱人的忧虑，冥冥之中，她也想到了什么。

回到房间之后，张巡打了个酒嗝，倩娘倒来一杯茶递给他，只见张巡猛然将茶杯砸在桌子上，发出清脆的声响，吓得倩娘心里“咯噔”一下，脸色微变，小心问道：“大人，你这是怎么了？”

“唉！”张巡长叹一声，紧握着茶杯不放。

倩娘似乎明白了很多，劝道：“大人，顺其自然吧，有些事情不是个人就能够改变的，大人，你太累了，还是早点歇息吧。”说着，倩娘便为他脱掉外衣，开始

慢慢地按摩。

“大人，燕军的河南节度使李庭望真的就那么不堪一击吗？”倩娘轻声问道，此时微微加大按摩力度。

“不，李庭望征战沙场二十余年，绝不是鼠辈，不然安贼岂会将这中原大地交予他来收复，只是遇到了某，加上信任已死的令狐狗贼，才屡次战败，贻误战机，可这次之后，恐怕没那么容易了。”张巡道。

“哦？大人所忧之事就是以后的战局，奴家觉得，其他不说，大人守住雍丘还是绰绰有余的。”倩娘娇气道。

“守住雍丘自是不在话下，可无后继之力，不是长久之计，而且李贼绝不会善罢甘休，他定会想出万全之策，以绝雍丘，那时某孤城一座，只有困死之路，此来的万余户大大增加雍丘负担，粮草不多啊。”张巡忧愁道。

“万全之策？”倩娘撅起小嘴，侧眉沉吟道：“何来万全之策，有大人在，李贼纵然有万全之策，也要破败！”

“但愿如此，正如倩娘所言，要顺其自然，某也相信，有某在，有不怕死的将士在，苍天不亡雍丘！”张巡握着倩娘的小手安慰道。

“嗯，奴家明白，将士保家卫国，保的就是家，有国才有家啊！”倩娘坚定道。这时，她突然抱起张巡，舍不得放开，哭泣道：“大人，奴家舍不得你，奴家是你的，奴家不要与你分开。”

“嗯，睡吧，不分开，不分开——”张巡吹灭蜡烛，两人相依而眠。

次日中午，张巡从房间里出来，拉着倩娘去城里转悠，看着生民跟他热情地打招呼，他连忙回应问好，这就是他要为之坚守的灵魂，这就是他要保护的全部。此言不赘。

整整一个九月，李庭望似乎销声匿迹了，雍丘竟然未见叛军的身影，甚至于河南整个战场也很少有叛军侵入。整个战乱再次进入休眠期，似乎都在养精蓄锐，等待最后一击。于是，各自招兵买马，收集粮草，包括身在雍丘的张巡，曾多次暗中派人出去寻找资助，却毫无结果，镇守彭城的虢王李巨竟然只对几位将军升官，却丝毫不提物资之事，让张巡最后一点期望凉到了谷底。

此时已进入十月中旬，雄武大帝安禄山召见李庭望，得知雍丘仍未攻破，细细算来，张巡仅靠三千将士，屡屡对抗令狐潮和李庭望的数万之众，竟然还越打越强，越打越猛，这简直是在丢燕军的人，安禄山大骂不已，便与李庭望立下了军令状，命其务必在年底攻破雍丘城，不然提头来见。

李庭望回到陈留，立即召集幕僚和主要将领前往议事厅商量对策。议事厅内，很多将士一蹶不振，认为雍丘是攻不下了，还是绕道而行吧，甚至有人开始传言，张巡是战神，是老天爷派下来拯救苍生的，不然怎会将燕军阻拦一年都无法寸进一步。

这个传闻很快在军营里炸开了锅，这下可惹恼了李庭望，他把几个散播谣言的将士直接抓来，当即斩首示众。

“雄武大帝，披荆斩棘，直捣黄龙，血染江淮！”这时，李庭望拔下战旗，高举挥舞，嘶声大喝，彻底打消将士心中的疑虑，全体将士高举武器，望着风云变动的苍天，大吼道：

“雄武大帝，披荆斩棘，直捣黄龙，血染江淮！”声势浩大，呐喊声连绵不绝！

十月下旬，寒冷的空气从西北方吹来，肆虐着苍凉的大地。安禄山命令：远在山东征战的大将杨朝宗尽快与李庭望在陈留处会合，集中优势兵力，在年底合围雍丘而歼之。

此时，安禄山又从北方给李庭望调来五千精锐骑兵，许多逃难青壮年男子也被他抓来充军，或者运输辎重，合计五万之众，准备年底一举攻下雍丘。

再说，雍丘城内只有三千将士，怎御强敌？况且在缺乏辎重，又无外援的情况下，坚守了近一年，将士们都是穿戴着盔甲吃饭，包扎好伤口再战，打退了叛军三百多次进攻，早已精疲力竭，一时间，雍丘再次告急。

此时，雍丘城大堂内一片肃静，众将士一个个表现出很无奈的神情。张巡长舒了一口气，道：“据探子情报，燕军将会形成围合之势困住雍丘，但眼下具体所攻之地还未明确，某想就在宁陵、睢阳以及山东等地，这一带全在运河之源，那时，雍丘想逃，恐怕是插翅难飞，所以，某才叫诸将来此商量。”

听到这里，众将都觉得雍丘已危在旦夕，但他们不甘心被困在这里，他们要为大军开辟一条生路，这才是诸将之心。众将一看地图，大惊失色，可生路在哪里，叛军眼线极多，兵力充足，若是贸然出城，一旦遭到围剿，只怕是全军覆没，如今只能以不变应万变，先行通知，做好撤离的准备。

接下来，张巡加强对陈留的查探，每日派五十铁骑分两队在陈留与雍丘之间转悠，以勘察军情。后来发现，距离陈留东四十里处有一座驿站被叛军霸占，这里穿插着一条下江淮的主道，地理位置俱佳，叛军竟然在这里建造城池！

张巡得到这个消息，大吃一惊，拿过地图一看，脸色凝重，一年前，他去真源县当县令时，曾在这里住过，叛军在这里建造城池，有何用意？与众将分析后，恍然大悟：其一，切断驿站，阻隔北方对张巡的粮草供应，时日一长，雍丘便可不攻自破；其二，雍丘就算不破，在此地设立杞州，以屯兵之用，为攻下江淮打好基础。这一点，在李庭望做出来之时，张巡已经心知肚明，这就叫知己知彼百战

不殆。

此时，叛将杨朝宗还在山东一带游荡，他要等杞州建立起来再过去，张巡就那一个老巢，他自信张巡也不会弃城而逃。

杨朝宗年初被分配到山东一带，当时他只有不到一万的兵力，在他横扫之处烧杀抢掠，再富裕的城镇不日之间也会一贫如洗，经过近一年的积攒，他终于有了一定的实力。当然，他的大菜还是张巡这只猛虎，他就不信了，一个小小县令能强到哪去，信心满满的从东至西地扫荡而来。

睢阳太守许远获取情报后，立即派部将李滔前去救援，怎奈路途遥远，大军还未到，杨朝宗就换了下一个目标。

李滔立即转往东南方向追赶叛军，杨朝宗比他快得多，两日便到了东平（今山东东平西北），此时吴王李抵早就离去，撤往南方，城内兵力不足两千，粮草空虚，战斗力几乎丧尽，听闻叛军赶来，竟然没有一个守城的人。

杨朝宗进城之后，如入无人之境，但一无所获，留守者大多是五十多岁的老汉，他懒得理会，便匆匆离城而去，因为与李庭望早已约定，于十二月初必须赶到指定地点，这才是围攻张巡之大计。

杨朝宗的大军刚走，身后就追来了李滔的三千大军，因为拼命赶路，将士累得上气不接下气，再也没有打仗的士气。

杨朝宗发现有唐军追赶，便回头围攻，李滔被围在山中足足三日，眼看军粮不足，士气大跌，一想起之前的诸县节节败退，他心中萌生了投降的念头。

其实，杨朝宗也想收服了这支军队，毕竟这是受过训练的唐军，比起那些杂七杂八的强得多。于是，两人互派使者，前去交谈。最后，杨朝宗和李滔走在了一起，彼此热情地客套，歃血为盟，李滔最终成了叛贼，随着杨朝宗往下一个目标进发。

接下来，叛将李滔对杨朝宗忠心不二，便率一万大军攻打济阴（今山东定陶西南）。李滔费了九牛二虎之力才攻上城头，唐军虽然只有三千不到的兵力，却拼死抵抗，看得他心痛不已，自己枉为将领，贪生怕死，还不如堂堂大唐士兵，便羞愧不已。

几日后，睢阳太守许远知道李滔投降叛军，气得大骂，欲斩杀其全家人，被属下大将田秀荣阻拦，在田秀荣的万般求情下，才饶其家人性命。

睢阳太守许远本是一个文官，性子柔弱，经不起几下劝，此事也就罢了，为了谨防李滔与家人合谋，将其家人赶出了睢阳县，在田秀荣的帮助下，送到了江南之地，也算是善始善终。

花开两朵，各表一枝。且说陈留东四十里处新建的杞州，已经初具规模，预计十二月中旬完工，最迟年底，而年底，将是三军围攻雍丘之际。

此时，张巡还没有觉察到第三股力量的存在，一直在诸县附近查探。杨朝宗在济阴城打得如火如荼，对于生民来说，简直是掉进了万丈深渊。

济阴城攻破，杨朝宗打开城门，冲了进去，又想抢掠，却发现所有百姓都站在街道上，手拿着各种农具，怒斥憎恨，他们单薄的身影如此的渺小，可凝成的恨意让叛军戛然止步，都愣在那里，不知如何前进。

杨朝宗本想斩杀城中百姓，谁让他们强烈反抗，以至于自己耽误数十日，可当看到那种眼神时，那肃穆的一幕，让他的心猛然一颤，沉思了半晌，一勒马绳，下令撤军，于城外十里处扎营。

眼看到了十二月，李庭望派一位叫胡步大汗的大将带两万大军进驻杞州，此时城墙已经大概完毕，就差城头上的阁楼，这座小城能容得下两万大军吃住一个月，在这么短时间内建成，也算是颇有成效。不过此城只是一个幌子，其坚固程度甚至都不如一般县城，若是张巡拿来十辆投石车，不费吹灰之力就可将这个暂居的贼巢打塌。

李庭望在陈留焦急地等着杨朝宗的到来，谁知杨朝宗姗姗来迟。十二月一日杨朝宗还未到达指定地点，这个神秘地点就是自襄邑以东的宁陵县，那里粮草充沛，固若金汤，又等了两日，杨朝宗毫无音讯，李庭望命胡步大汗先出兵试探一下张巡。

与李庭望商量过后，胡步大汗率一万精锐赶往雍丘，留守一万在杞州，李庭望也率两万精锐准备出发，就等杨朝宗的消息。

胡步大汗率军赶到后，驻扎在雍丘外五里处，他连夜严守，谨防张巡偷袭，然而让人惊奇的是，雍丘竟然毫无动静。

雍丘城内，张巡在大堂之上开了一整天的军事会议，这是自雍丘保卫战打响以来，开得时间最长的会，这次会议决定着雍丘之后的生死。

“雷将军、史将军，诸位将领，眼下大敌当前，兵临城下，你们意下如何？”张巡道，其实张巡的意思已经明了，如今雍丘已经待不下去了。

诸将心里明白，撤出雍丘是必然的抉择，可身后老百姓怎么办？撤，这个字不是轻易说出口的，而且往哪撤，四周全是叛军的领地，就是撤，也要杀出一条血路来。

“张大人，传言李庭望不杀生民，这可信吗？”雷万春问道。

“我看，就算信了他，这雍丘城也不能拱手让给叛军！”史民坚决道。

“唉，李贼派胡步大汗率一万大军前来，难道是威慑某等，劝降某等？若是放某一条生路拼杀出去，恐他也自身难保……”雷万春越想越复杂。

“好了，都别争论了，雷将军和史将军暂且留下，其他将士先散去，回府歇息吧，听候命令。”张巡道。

待其他将士散去之后，张巡对雷万春和史民耳语道：“如此这般、这般、这般……即可扼杀叛军，镇守雍丘。”

正如南宋文天祥所诗：辛苦遭逢起一经，干戈寥落四周星。

山河破碎风飘絮，身世浮沉雨打萍。

惶恐滩头说惶恐，零丁洋里叹零丁。

人生自古谁无死，留取丹心照汗青。

欲知后事如何，且听下回分解。

第三十九回 以退为进保实力 驰援宁陵战火急

上回书说到，叛将李庭望派胡步大汗率一万大军打前阵，欲围攻雍丘，一时雍丘将士心中惶恐，进退两难。关键时刻，还是张巡想出了一个好计策，便对雷万春和史民耳语一番，两人侧耳恭听。他们耳语的大概内容是快速率领大军转移至襄邑，以退为进，再谋大事。三人约定，这个消息暂不扩散，逐步实施即可。然后，三人又制定了详细而周密的计划。

是夜，雍丘城门突然打开，史民率三百死亡骑士直袭胡步大汗的军营。叛军闻讯，大惊失色，但随即又镇定了下来，三百骑兵就敢夜袭大营，真是蚂蚁撼大树——自不量力，于是各将领快速组织人马准备迎战。

胡步大汗在帐营刚刚接报，又闻外面的骚动声，急忙跑了出来，他看到雍丘骑兵来势汹汹却无杀意，在距离大营不到一里处，从侧面穿插了过去，他立即大喝一声："全军听令，随本将追杀过去！"

此令一下，很多叛军将领都在心里打起了小鼓，一个愣头愣脑的将领一把抓住胡步大汗的战马，大声叫道："将军，这里面恐怕有诈呀，还是等友军到来再做打算吧。"

胡步大汗气得一脚将他踹开，眼看这骑兵消失在茫茫黑夜中，他独自一人追了出去，诸将见头领出去了，再也不敢怠慢，立即骑马追了上去，身后跟随五千战士，留守五千将士看管粮草。

胡步大汗的速度很快，绕过东城门，来到一片树林里，等他们进来之后，已经看不到雍丘骑兵去往何处，便放慢了追赶的速度，再往前走不多远，叛军将士发现前方一棵大树上插着一支箭，上面扎着一封信，胡步大汗急忙令人打开一看，信件内容如下：

胡步阁下：

吾乃雍丘守将张巡是也，卑职率军守城倏已一载，吾等为城中百姓而守，虽有多胜，但外无救兵又少辎重，日日惶恐。久闻胡步大将勇猛，吾等亦自知雍丘大限在即，只要胡步大将念及生民无辜，保全其身家性命，某愿拱手让与城池。

诚携三千守军，感激不尽。

张巡即日拜谢

胡步大汗看到这里，哭笑不得，收起信件，揣在怀里，他阴冷的目光扫过那片黑暗的树林，似乎想看穿这里面的一切。只见他率马就往回跑，来到了营地。

胡步大汗回去之后，与众将商议对策，有人建议把这一消息禀报李庭望，到时张巡等人插翅难逃。但也有人持反对意见，认为这是一个绝佳的立功机会，不战而屈人之兵，顺利占领雍丘城，岂不是上上策？最后，胡步大汗默许了后者。

接下来，胡步大汗下令全军休整，探明情况，明日再战。众将疑惑，胡步大汗便解释道："方才乃雍丘守军试探之势，见吾等整军备战，所以调头就逃，谅他们也不敢再来夜袭，不如虚张声势，外面加紧巡逻，内部休整，明日张巡必然突围，再围而歼之。"

话说史民率军回城之后，张巡命雷万春招来所有刀兵，鲁奇招来所有步兵，史民招来所有骑士，三千兵马整装待发，就连倩娘也穿着盔甲，似乎也想参与这场血战。张巡望着诸将，厉声道："全军听令，叛军不日便围剿雍丘，雍丘危在旦夕，诸君须随某出城勇破叛军围剿之计，我们只有主动出击，方可有胜，故此，今夜全军尽出，剿灭叛军。"

张巡一番号令，全军沸腾，士气高涨，大家都有个坚定的念头，跟着张使者出去，定然大胜。看着全军将士，张巡满心愧疚，他不得不用此法以保存实力，再图谋划。

"出发！"张巡最后一声号令，率军从南门出发，诸将有些疑惑，叛军在东门，怎么从南门出发呢？由于行军的速度较快，也来不及多想。这次是倾巢而出，城内不留一兵一卒。回头望去，只有孟老一个人站在城头之上，望着远去的将士，长叹一声，好生不舍，便深深地拜了一拜。然后，他的目光又投向火光微亮的叛军大营，一时心潮起伏，泪流满面，哭喊一声："女儿呀，老父找你们去了——"随后，孟老扑下身子，一头栽向城墙脚下，他那殷红的鲜血和女儿、孙儿的血融在了一起。此话不提。

且说张巡率军绕过燕军大营，快速赶往襄邑方向，他们狂奔六十余里，诸将鞍马劳顿，口干舌燥。当他们来到襄邑城下时，天已经蒙蒙亮，张巡停下脚步，看着苍凉的城池，这里没有军队，自从那三千英魂长眠在这里之后，整个城邑变得阴气漫漫，据说曾有一支千余叛军住进，一夜过后，连马匹都消失不见了，不知传言是真是假。

张巡一身浩然正气，他自是不怕，骑马来到城门前，亲自下马推城门，诸将前来帮忙，在三十人的力道下，大门敞开，里面渗出一股凉风，阴暗潮湿，地面上血迹未干，诡异之极。张巡不顾将领提醒，便要往里走，雷万春直接请命，长刀阔马地走了进去。

大军驻扎完毕，立即休整，张巡派探子在附近县城勘察，以做最明确的决断，此城粮草全无，他们只带了三日食物，不可久留。

晨曦的太阳挂在东方，柔和阳光照在将士们身上，暖洋洋的。由于张使者还没向将士们讲明情况，很多将士不知何去何从，军心有些萎靡。

此时，燕军大营内一片寂静，胡步大汗似乎还未睡醒。突然，外面响起了一声长“报——”。

胡步大汗连忙起身，怒喝一声：“何事？”

“昨夜张巡率军逃窜，不知去向，雍丘城内空虚，是攻占的最好时机。”

“嗯，知道了，这在本将预料之中。”胡步大汗挥挥手道：“下去吧！”

说过，胡步大汗穿上盔甲，走出帐外，望了眼远处的雍丘城，那城头上的军旗已经不见了，便轻蔑地一笑，立即抡起大鼓，全军集合，向雍丘城进发！此言不赘。

且说从陈留赶来的李庭望率两万精兵从西侧围攻雍丘，他接到一份快报，杨朝宗终于到达指定地点，在西北方正欲围攻宁陵，此时城父县（今安徽省亳州市东南）原县令姚訚正在孤守宁陵，战事在即。李庭望大喜，命杨朝宗务必在明日晨曦之前攻下宁陵，准备一起围剿张巡。

此时，李庭望还不知道张巡已经转移，率军继续前进，在他的预计中，雍丘三日便可到手，殊不知，现在已经到手，而且轻而易举地就到手了。

襄邑城内，张巡与诸将共进午餐，忽闻一声长“报——”，便急忙放下碗筷，探子道：“杨朝宗率两万大军正欲进攻宁陵。”

“什么，杨朝宗来了？”史民愤怒道，因为在杨朝宗手上还有贾贲和一城数千百姓的血债。

“是，史将军，杨朝宗率两万叛军正欲攻下宁陵，似乎是想阻隔大军退路。”探子分析道。

史民一时怒发冲冠，眼冒火光，被雷万春一拍肩膀，瞬时清醒了过来，心想，一切还要听从张使者的指挥，更何况对方是有备而来，凭自己的这点兵力，还不足以报仇。

“走！”张巡起身，肃然道：“宁陵在襄邑东方五十里处，看来李庭望、胡步大汗还有这个刚冒出来的杨朝宗就是想三面围攻雍丘，就算是打不下，也要活活困死吾等，现如今李庭望还不知某已经来此，他与胡步大汗会合还需一日，趁着一日时间，吾等必须灭掉杨朝宗，守住宁陵，才能再次站稳脚跟！”

众将起身，拱手应答:“使者英明，愿听从使者调遣！”

“众将听令！立即召集全军将士，集结城外，火速赶往城东五十里处之宁陵，一场血战将为全军将士洗礼寒冷！”张巡大喝道。

片刻之后，张巡的三千将士整齐地站在城外，整装待发。张巡站在城门之上，高声喊道:

“将士们，叛军三面围剿吾等，果真歹毒，难怪叛军一月不动，他们蓄谋已久，想瓮中捉鳖，想不到吾等是万年老龟，哈哈哈……眼下，宁陵告急，吾等必须全力支援，以粉碎叛军围剿。全军将士听令，向着宁陵出发——”在西边的太阳斜照下，张巡长剑一挥，直指东方。

花开两朵，各表一枝。且说睢阳太守许远，得知叛将杨朝宗率军来到了河南宁陵，部将李滔又叛变投其门下，若不清理门户，难消心头之恨，便命最得力的大将南霁云率两千精兵火速救援宁陵，此时早已经出发。

前文书说过，南霁云生于魏州顿丘南寨村农民家庭，因排行第八，人称“南八”，曾因蒙受冤屈而占山为王，被张巡、许远等收服后，跟随许远鞍前马后。由于他精通七十二路枪法，善骑马射箭，能左右开弓，百步穿杨，百步之内箭无虚发，很快得到了重用。

再说守卫宁陵的姚訚，他与张巡只有一面之缘，起兵之初，谯郡太守杨万石将他们叫去，也只有张巡和他没有投靠叛军，他只得悄悄转移至宁陵坚守，早闻张巡在雍丘的事迹，敬佩不已，可此时望着城外数万大军，他城内只有两千将士，不禁心中黯然，但是，将士们决心已定，就是战死，也要坚持到最后一刻。冥冥之中，他心中有一种感觉，只要坚持到最后，就会有人来救宁陵的。

再说张巡一路上马不停蹄，将士们跑得热血沸腾，有的双腿已经麻木，仍在艰难地奔跑，希望今晚能赶到宁陵。在即将到达宁陵时，忽有探子来报:“从东南处赶来一支骁勇铁骑，为首的身材魁梧，双肩挎两篓长箭，眉色飞扬，一看就是骁勇善战之将。”

“此乃何许人也？”张巡问道。

“已经探明，此人名叫南霁云，是从睢阳赶来的救兵。”探子道。张巡等将领闻听此言，心中一乐，张巡立即命人前去迎接。

再说南霁云闻听是张巡的军队，岂敢怠慢，他打心眼里佩服张巡，便立即赶来，下马抱拳道:“睢阳太守许远帐下都尉南霁云，拜见张先锋使。”

“岂敢岂敢，不必多礼。”张巡急忙拉起南霁云，两人目光对视的瞬间，都心头一颤，好强的魄力。旁边的史民有些不屑，雷万春轻咳一声，纠结的肠子都扭到了一起，泛起既生瑜何生亮之感，不过此人不卑不亢，他甚是喜欢，值得相交。

“来，某给你介绍，这是某的几位兄弟：雷万春、史民、鲁奇、李翰、石承平、宋若虚、李辞、冯颜、张至诚……”张巡大概介绍了几位，所有人都钦佩南霁云那股英勇不凡的气质。

南霁云拱手逐一施礼，张巡所介绍之人，他都铭记在心里，他深知这些人绝非等闲之辈。史民，骑兵之术远在众人之上，他的死亡骑士更是让敌军闻风丧胆，每次都冲在最前，就凭这股子劲儿，足以自傲。雷万春，棍法入神，可以说和南霁云的箭法不相上下，两人正好互补，这在往后的征战中起到决定性的作用。

南霁云和张巡会合之后，加在一起有五千大军，其中有一千骑兵，一千弓箭手，其余皆为步兵。南霁云的亲锐部队绝非一般，排兵布阵，无所不能。这支军队由张巡统一指挥，战斗力急速攀升，士气大增，可望宁陵大捷。

再说胡步大汗率一万之众，不费吹灰之力，更没有损兵折将，就占领了雍丘，甚是欢喜。是啊，想当初，令狐潮和李庭望曾三百多次进攻，都没能拿下雍丘，想不到自己有那么好的运气，就这么轻而易举地得到了雍丘，真是立了大功一件，看来升官发财的机会到了，就等着安禄山和李庭望的奖赏呢。不过，话又说回来了，他还打心眼里感激张巡，要不是张巡有自知之明，拱手让与城池，雍丘岂能成为自己的囊中之物？于是，他要履行诺言，便下令全军：“凡是伤一人一物者，立即斩杀！”

这一道军令让所有的将士好像大冬天吃了个冰棍——心里拔凉拔凉的，都憋着一口气不敢发作，刚拿在手中的金银，刚抢来的女人，只好放手。城内的百姓从未见过这些生面孔，有的还是胡人，一个个胆战心惊，东躲西藏，或者闭门不出，苟且偷生。

接下来，胡步大汗开始布防，便召集部将，命令道：“命三千精兵守城，七千驻扎城外，以防唐军夜袭，其余一万大军休整，等待李庭望大帅前来，再行定夺。”众将听令，暂且按下不表。

且说张巡带领大军在凌晨卯时赶到了宁陵城下东南侧，城邑的另一面火光冲天，喊杀声响彻云霄。这场战斗已经打了两个时辰，姚訚苦苦坚守在城头之上，远望东方，天空即将发亮，他痛楚不已，不仅要指挥全军，还要拼杀敌人，此时两千士兵已死伤过半，城池岌岌可危。

叛将杨朝宗下令：凡是第一批登上城头者赏银一千两。俗话说，重赏之下必有勇夫。一时间，叛军士气大涨，个个如狼似虎，恨不得插上翅膀飞上城头。

可是，宁陵守军也不是吃素的，他们一直在顽强抵抗，眼看东方欲晓，叛军仍无进展，杨朝宗下了最后一道军令：若太阳出来之前还未攻破城邑，领将杀无赦！

这道军令下来，叛军将士更是铆足了劲儿，在最后一声号角中，终于爬上了城

头，与守军将士展开了面对面的肉搏，霎时鲜血染红了城头。

宁陵十万火急，作为援军的张巡已经做好了充分准备，此时不出手，更待何时?

这正是：夜色苍茫别杞都，敢问守军奔何处?

　　　　宁陵城头战火急，马不停蹄踏征途。

欲知后事如何，且听下回分解。

第四十回 三军共敌杨朝宗 旗开得胜告英灵

上回书说到，张巡撤出雍丘，以退为进，暂避襄邑，这屁股还没暖热呢，就有探子来报：叛将杨朝宗率两万大军正欲进攻宁陵，宁陵危在旦夕。张巡即刻率军驰援，在即将到达宁陵时，与睢阳许远帐下大将南霁云会合。他们在清晨卯时赶到了宁陵城下，做出了详细而周密的作战计划：先由南霁云率一千弓箭手行至西北叛军后方射杀，叛军第一轮攻击定会被打乱，射杀第二轮的时候，叛军肯定会回头追杀，这时，史民从北方穿插过来，铁骑打乱阵型，南霁云撤军，参与射杀主将，雷万春同时斩杀过来，打他个晕头转向，措手不及。之后，张巡率两千将士围剿逃跑的士兵，南霁云继续拦截和追杀主将。

一切安排周详，张巡立即发出命令：

"命：南霁云率一千弓箭手至西北叛军后方，射杀之！命：雷万春率刀兵及一千将士在西面隐蔽，见机行事！"

"得令！""得令！"

"命：史民率一千骑兵至北方冲杀过去！某率两千将士从侧翼杀过去，不得有误！"

"得令！"

此令一下，全体将士热血沸腾，特别是睢阳许远帐下的大将南霁云，对张巡的军事指挥才能佩服有加，便紧密配合。这时，各将领趁着尚有的夜色各就各位，基本上把宁陵城包围了，而东南方向是汴水河道，无法逾越。

张巡对于这几位将领的作战能力深信不疑，雷万春英勇，史民彪悍，南霁云慎笃，这场仗，他有十足的把握斩杀杨朝宗，为死去的兄弟报仇。

大军趁着夜色悄悄绕过杀声震天的宁陵城北门，各自占据好位置，望着城头上正在艰难拼杀的几百余将士，个个摩拳擦掌，等候命令。

此时，南霁云缓缓站了起来，握弓的右手捏得发紫，他身后的将士犹如昂起的雄鹰，敏锐的目光直勾勾地望着前方不断涌上的叛军。突然，南霁云高举弓箭，只听得绷紧的弦一声嗡鸣，发射出去，力道之大，直插一叛将眼中，射进大脑，这叛

将重重地摔在地上，一命呜呼。随即，数千支箭紧跟其后，“嗖——嗖嗖！”一个个叛军突然感到有刺骨的寒气袭来，回头一看，只见无数黑点蜂拥而至，刹那间，双眼上翻，“扑通”倒下，数千叛军瞬间死于非命。

杨朝宗正在东南河边指挥进攻，此时看到城头之上，许多将士摔了下来，直接猝死，大军霎时犹如热锅上的蚂蚁——乱成一团。杨朝宗脸色大变，感到有不祥之兆，立即鸣金收兵，整顿三军。片刻间，叛军恢复过来，遁甲兵高举遁甲防护，把将士围城一团，再欲攻之。

叛军慌乱之时，让城头上拼杀的姚訚压力大减，直觉告诉他，援军到了！便急忙清点人数，只剩下七百余人，立即修复城池，坚守阵地。

在城北方的史民闻听这惨叫声，立即率骑兵狂奔而来，奔涌的马蹄声震人心神。出于军人的职业敏感，杨朝宗感到脚下冰凉的大地在微微颤动，感觉有一支铁骑正在冲杀过来，且来势凶猛，杀气腾腾，便立即心生退意。就在他思索之间，“嗖——嗖嗖！”天空中又有无数黑点射来，虽然有盾甲兵防卫，可人数毕竟有限，最内侧和两侧的士兵被射杀六百余人，打得叛军窝在一起，不敢动弹。

杨朝宗怒火中烧，立即下令：“后路军率三千铁骑，往西北方向追杀弓箭手，唐军不多，千之有余，速去速回。”

“得令！”后路军快速上马，冲杀过去。

“中路军成防御阵势，准备迎接冲杀而来的骑兵，快，唐军不可小觑。”杨朝宗军旗一挥，厉喝道。

围在一起的中路军立即发动，由盾甲兵在前，想不到，刚转换阵型，空中又射来密集的箭矢，一时损失惨重，还未成型的阵营，方寸大乱，只听西北方马嘶不断，重重的碰撞声砸在地面。

杨朝宗为之震惊，凭他多年的战斗经验，觉得这只骑兵骁勇似曾经的死亡骑士，他立即上马，高举军旗向北方喊杀。在他的指挥下，慌乱的大叛军总算稳定了下来，有的还未反应过来，只听一声大吼：“叛贼，还某数万父老之命！”

“杀——杀呀！”史民彪悍的身躯终于出现在叛军眼前，方知死亡骑士再次到来，叛军见此两腿发软，不敢直视，直至被血红的长刀扫过脖子，热血喷涌，凡是大军扫过，没有一个活命的。

杨朝宗彻底慌了，这才想起当年在山东的一座小县城里，一支唐军被他围得水泄不通，可最后有一支骑兵从大军中冲杀出来，那似曾相识的身躯和战法，还有那撕心裂肺的大吼，就是当年的死亡骑士。

杨朝宗再也没心思整顿大军，立即收兵，四周六千将士围着他，快速往西方冲去。然而，史民率军一股猛撞，将数千将士逼进了汴水河内，此时寒风刺骨，河水冰凉，一下去，挣扎几下，基本上没有活命的。

“狗贼，哪里逃！”史民喊着，穷追不舍，杨朝宗慌不择路，忽然看到血红的陌刀映出他惊慌的面庞，心神巨震，猛抽马匹，冲了出去。

此时，西面的雷万春率马冲了过来，马嘶长鸣，刀兵在抡着长刀砍杀逃亡的叛军，一些叛军的身躯直接飞了出去，重重地砸在泥泞不堪的地面上，当场摔死，最后一股叛军被打乱。

杨朝宗趁着身后将士的护卫，快速向树林里逃窜，紧跟其后的只有三百余侍卫。殊不知，这三百侍卫早已慌了神，要不是杨朝宗给的赏钱高，他们真想丢下一切，自己逃命，这是连察哈尔都敢斩杀的铁骑呀，可以说无人能敌。

“狗贼，拿命过来！”史民大喊一声，突然直指西方，冲杀过去，他必须杀了杨朝宗，这样大哥贾贲的在天之灵才能安息。在史民和雷万春穿插的刹那间，两人对视一眼，由雷万春接手对付这溃不成军的万余叛军。

张巡见南霁云、史民和雷万春三支队伍冲进去之后，快速包围了整个西北面，阻止杨朝宗逃亡，一时也斩杀数百余人，怎奈没有骑兵，速度不够，加上分散力薄，被叛军冲开缺口，两千余叛军最终杀了出去。史民在后面追杀，许多叛军跳进汴水河，淹死大半，无奈，杨朝宗快马加鞭，很快不见了踪迹。

史民返回，与张巡和雷万春会合。史民手中提着四个人头，上面挂着头盔，一看就是大将，往地上一扔，叹息道：“唉，让杨朝宗这狗贼跑了！”

“呵呵，配合得不错，雍丘的战士到哪都能所向披靡，虽未斩了狗贼首级，但破了他的大军，夺了他的粮草，足以让他痛不欲生，就是不死，也难逃罪责。”张巡拍了拍史民的肩膀，又安慰道：“此时，我已安排南霁云部在另一处截杀叛贼杨朝宗，我们就等他的好消息吧。”

此时，东方缕缕阳光照在了守军将士的身上，他们心里倍感温暖，胜利的喜悦让他们激动得热泪盈眶，有的拥抱在一起号啕大哭，有的在振臂高呼：“胜利了，胜了，宁陵胜了！”

城头之上的姚訚听到城下的欢呼声，摇摇晃晃地站了起来，他看到城下飘扬在最高处的大唐军旗，方知那是援军，便命人立即打开城门，带领诸将下去迎接，诸将士激动得狂奔而下。

这时，从城内快速骑出一匹战马，上面驮着一位瘦弱的中年男子，摇摇晃晃，面色苍白，嘴角尚有血丝，身上的盔甲满是血迹，一侧破出一道口子，棉絮纷飞，眼看就要抓不住缰绳了，他就是宁陵守将姚訚，他一眼便认出张巡，用沙哑的声音喊道：“张大人、张使者——”

张巡一惊，定睛一看，方知是守将姚訚姚大人，张巡对这位血战到底的县令敬

佩有加，立即率马过去，然后下马扶住马上颤巍巍的姚訚道：“姚大人，某来迟一步，对不住啊，你也受伤了！”

“张使者，某没事儿，感谢诸位将士救了宁陵，不然，某早就成了刀下亡魂，万余百姓成了奴隶，家破人亡，张使者救万民于水火之中，某替宁陵百姓感激不尽。”说着，姚訚就要下马跪下，被张巡与雷万春连忙拦住。

“姚大人切莫如此，同为天子门下，叛军来袭，理应同仇敌忾，共同御敌，驰援宁陵也是某等职责，只是姚大人怎会到了宁陵？”张巡疑惑道。

姚訚咳嗽一声，吐出了一口血痰，长叹道：“那日谯郡一见，太守杨万石让吾等降之，你我心中不悦，心中本是不愿，后闻你起兵反叛，某就携家眷悄悄投往这里，宁陵县原县令早吓跑了，某来时，城内骚乱，已经走了不少生民，好久才安稳下来，某便急忙召集男子训练，保家卫国，你在雍丘之战绩，真乃大快人心，某佩服之极！”

“哼，谯郡的杨万石和山东的杨朝宗，乃一丘之貉，都不是什么好鸟儿！”史民知道张巡起兵的前因，所以忍不住插嘴骂了一句。

“咳咳——呵呵，将军骁勇，战法了得，听口音似山东人士吧？”姚訚轻咳一声问道。

“是，卑职山东单父人氏，拜贾贲为大哥，贼子肆虐山东河北，苦了那里的老乡，某不杀尽狗贼，难消心头之恨。”史民拱手道，丝毫不掩饰自己的痛恨，一股暴戾之气涌上心头。

张巡轻拍史民的肩膀，提醒他控制情绪。接着，张巡、雷万春和史民连忙扶姚訚下马，一行人搀扶着他正要进城，大军外围忽然传来欢呼声，只见南霁云带着将士跑来，背后的箭矢所剩无几，一脸兴奋。张巡立即前身迎接，雷万春眼眸微闭，好诡异的箭队，似乎无一人受伤，史民以为自己眼睛花了，定眼再瞧时，南霁云已经来到几人身前。

至此，雍丘张巡、睢阳南霁云、宁陵姚訚三军会合于宁陵城下，这场宁陵保卫战就这样胜利结束了。

“报告张使者，叛军三千精骑全部杀尽，又截杀叛军首将杨朝宗，斩杀其护卫三百余人，射伤首将杨朝宗左肩，怎奈叛贼马匹太快，往宁陵以北的袁头镇逃去，一时没能追杀。另外，某未看到叛将李滔踪影，甚是遗憾，请使者责罚！”南霁云双手握着长弓于胸前，半膝下跪，严肃道。

“快快请起，都是自家人，无须多礼，南将军箭法精妙，竟然全部斩杀，何罪之有？叛将李滔终究是要现形的，莫急莫急！”张巡惊喜道，急忙搀扶南霁云。

“不敢，临走之前，许太守多次强调，一定要对张使者敬爱有加，某办事不力，定请责罚。”南霁云犟着性子，始终不起。

“报告张使者。”这时，史民和雷万春也半跪而下，张巡心中纳闷儿，一个都拉不起来，又跪两个，正要说什么，又闻身后沙哑的声音：“报告张使者。”姚訚也跪了下来。

“报告张使者，都尉雷万春率一千战士斩杀三千叛军首级，其中军官二十四位，将领六人。”

“报告张使者，都尉史民率一千精骑冲杀叛军三千余人，斩杀十一位将领首级，未能追杀首将杨朝宗，跪请责罚。”

“报告张使者，宁陵守将姚訚抵抗叛军两万余人三个时辰，死伤一千四百五十八人，终将守住，不负国恩，请使者入城歇息，再商进退。”姚訚提起心绪，大声道。

张巡站在中间，左右为难，不知所措，他哪里知道，这是雷万春和史民的主意，现如今各部将领越聚越多，若无主次，不按军阶行事，恐内有纷争，所以借此机会表明张巡的指挥地位，为以后的指挥作战打好基础。

张巡感到气氛凝重，一时心潮澎湃，大喝一声：“好！诸将快快请起，今日之战大胜，进城再议！”

“多谢使者！”所有人立即起身，往城里走去。

他们进城以后，经过半日的清理，获战甲不计其数，金银三万两，珠宝百余颗，马匹三百余，辎重四万石，足以支撑五千将士半年之用，可谓是大获全胜。

这正是：天地昏暗虎狼凶，捍卫国家意志雄。

三军共敌杀贼寇，平定中原风云涌。

欲知后事如何，且听下回分解。

第四十一回 守宁陵众志成城 李庭望荒野丧命

上回书说到，叛将杨朝宗率两万大军进攻宁陵，雍丘张巡、睢阳许远帐下大将南霁云、宁陵姚訚三军会合于宁陵，他们协同作战，以五千将士战胜叛军两万之众，叛将杨朝宗逃至宁陵以北的袁头镇。

接下来，张巡命令全军休整三日，缴获的部分辎重沿路发放给饥民，缴获的部分金银向南方富庶之地征购粮草，为大军所用。此言不赘。

话回雍丘。且说叛将李庭望当日下午赶至雍丘，快到城下的时候，胡步大汗才出队迎接。李庭望心中不快，待问明情况，极其恼火，连声叫骂胡步大汗是个笨蛋，是个蠢货，便气冲冲地率军进城。

进得城来，李庭望端坐大堂之上，质问胡步大汗道："胡步将军，尔等昨日进城，为何今日才报，某若不来，是否就不再报了？是也不是？！"

"不敢，只是战事吃紧，一时忙过了头，请大帅见谅。"胡步大汗拱手道，心想，我是胡人将领，你汉将李庭望能奈我何？

"战事吃紧？尔等所占乃一座空城，你又下令不让手下将士扰民，请问何来战事吃紧？你和张巡又有何私下交易？"李庭望一拍惊堂木怒道。

"大人，某下令不让将士扰民，唯恐引起民众骚乱，不好把控，至于与张巡私下交易，实乃冤枉卑职！"胡步大汗不卑不亢，慷慨陈词。

"那好啊，传小六子上堂。"李庭望道。

书中暗表，这个小六子是李庭望安插在胡步大汗身边的亲信，因为李庭望和胡步大汗平时在军中谁也不服气谁，特别是胡步大汗，以为自己是胡人，自觉高人一等，恃才傲物，目空一切，这下李庭望抓住了他的把柄，他空占雍丘，非但不予奖赏，还要置他于死地，这就是官场。

言归正传。小六子摇摇晃晃走上堂来，从怀中掏出了一封信，这封信正是当天晚上张巡写给胡步大汗的那封信。李庭望把这封信往大堂上一摔，一拍惊堂木，训斥道："胡步大汗，你暗中勾结张巡，还有何话讲来？"

这时，胡步大汗暗叫不好，现在就是一百张嘴，也说不清，道不明呀，便一扫往日的傲慢，急忙双膝跪下，哭喊道："冤枉，大人冤枉呀！"

"某再问你，张巡逃往哪里，你可知晓？"李庭望怒道。

"这——这，好似逃——逃……"胡步大汗支支吾吾，说不出个所以然来。

"四肢发达，头脑简单的蠢货，要你何用？来呀，快把胡步大汗打入死牢，听候发落！"李庭望命令道。

"是！"胡步大汗被摘去官帽，拖了出去，打入死牢。

这时，传来一声长"报——"，探子来到跟前，李庭望急切道："快讲！"

"报告李大帅，杨朝宗将军率两万大军围攻宁陵，本能一举攻下，不想张巡从四面伏击，打乱战局，损失惨重。最后，杨将军只率四千余人逃了出来，现至宁陵以北的袁头镇，请大帅速速救援。"探子道。

"什么？都是一帮蠢货，该死！"李庭望怒喝一声，气得头皮发炸，叫喊道："即刻行军，明日一早进攻宁陵。"

"是！"叛军将领齐声应答，然后各自准备。

这时，小六子凑上前去，对李庭望耳语道："大帅，全军开往宁陵，胡步大汗那小子您看……"

"那就交给你全权处理，送他去该去的地方吧！"李庭望眼冒凶光道。

接着，小六子关于如何要挟张巡打开城门，给李庭望又出了个主意，小六子要拿城里的生民做文章，李庭望听后点了点头，两人发出一阵奸笑。

午后，天空飘起了雪花，一直下到傍晚，呼啸的寒风又开始肆虐。张巡与姚訚走出宁陵帐营，望着瑟瑟发抖的守城将士，心生怜悯，轻叹一声，道："诸位弟兄，此次形势危急，某也早就预料到，可无论如何，现如今雍丘暂无战事，他日恢复河山，就可找回妻儿老小，望诸将放心，因为家就在心中，英勇的将士们，尔等可有信心，横扫河南，踏平叛军，护住家园？！"

"有！"诸将听到"雍丘暂无战事"六个字时，终于明白还是张使者想得周到，不仅防止叛军围剿，还能围剿叛军，守住宁陵，更能护住雍丘，可谓是前后左右都顾及。于是，将士们都高举臂膀，齐声大喝：

"踏平叛军，护住家园！踏平叛军，护住家园！"

"好！"张巡双臂一展，示意停下，激动道："某早已派人前去雍丘察看，相信很快能得到消息，诸将安心休整，想必叛贼李庭望定会来袭。"说到这里，便转身回府。

张巡回到府内后，没有困意，便凝视地图，心里一直在推想：陈留有一万守军，李庭望自己带三万大军，及雍丘的一万将士，合成五万大军，分骑兵七千人，弓箭手四千，步兵两万六，重甲兵三千，可谓是抽调了河南三分之二的军事力量，

这是要某围死在宁陵呀，这将是一场空前的决战！

想到这里，张巡再也坐不住了，立即走了出去。此时天色已黑，但外面白茫茫一片，加上月光的照耀，与阴沉的白天一样，能看得很远。张巡亲自招来五千将士，做了最新的安排，又立即招来雷万春、南霁云、史民、姚訚等将士一起走上城头，分别布置防御工事及陷阱。

张巡厉声命令道："务必在明早完工，未完工者，斩首将！"

"是！"将士们齐声应答，无人怠慢，不顾疲倦，砍伐的砍伐，拉绳的拉绳，双手冻得发紫，喘着大口的白气，都感觉一场大战即将来临。

此时，李庭望已经全军撤出雍丘，百余生民用绳索牵着，夹在叛军中间，正浩浩荡荡地赶往宁陵。皑皑白雪之下，李庭望穿着厚厚的貂皮大衣，心里那个乐呵，他还以为张巡在宁陵昏昏大睡呢，渴望一举拿下宁陵。

至德元年（756 年）十二月二十二日，天空渐亮，张巡派出的探子来报："叛军五万之众，最多还有两个时辰到达宁陵。"

此时，张巡只能守株待兔，以逸待劳，为了保证军队的战斗力，他命大军休息一个时辰，让将士们很快恢复了体力。张巡和姚訚依旧站在城头，他们紧皱眉头，观察四周，力争准备得充分些、再充分些，做到万无一失。

一个时辰之后，张巡又接到探子报告："叛军已经到了十里外的仓和镇，发现叛军中间夹有百余生民，一个个被绳索捆绑，预计休整一下，就会到此。"张巡闻听，紧握双拳，用力锤起了战鼓，"咚咚咚"的鼓声震得所有人鼓膜刺痛，立即起身，准备迎战。

一会儿，张巡已经将大军聚集到校场，此时又下起了小雪，他们一夜的埋伏和陷阱在雪地的掩盖下，毫无破绽，除非细心的人踩在上面，兴许有所感触，但寒风刺骨，冻得双脚发麻。

"某对不起各位！"张巡望着将士，突然深深一拜，让所有人都懵了，张巡继续道："对不起，某的计划失败，李庭望携生民逼我们出城。"张巡这一句话一出，军内瞬间炸开了锅，有怒吼声传来："李贼，狗犊奴，老子杀了他！"

顿时，守军将士恨意暴涨，大军内一阵骚动，南霁云、雷万春和史民好不容易才压住阵势。

张巡临危不乱，大喝道："诸将听令：南霁云，率一千弓箭手隐蔽于城西，一千弓箭手隐蔽于城头，密切注视生民身边的叛贼，一有变动，立即射杀；史民，率一千铁骑藏于北侧的树林，冲杀叛军；雷万春，率一千将士埋伏在南侧，阻隔冲进城门的大军；姚訚，率一千战士藏于城门之内，随时打开城门，用已备的器械，冲出去护卫生民，大挫叛军，要让叛军知道，民不可欺，国不可叛！"

“是，得令！”诸将立即四散，按照部署到达指定位置。

此时，叛军终于来到了宁陵城西，转眼到了城下，很多生民步履蹒跚，有的脚已经冻裂，渗出鲜血，可他们依旧坚持着，相信张巡会来救他们的。

张巡望着生民心焦如焚，眼神一转，看到了后面骑马的李庭望，两人目光对峙一眼，李庭望哈哈大笑，接着令一将士喊话：“城上的守将张巡听着，城下乃雍丘百姓，有的身怀六甲，燕军大爱，不忍伤害他们，若开门投降，大帅不计前嫌，一律重用，否则，片刻将这些生民杀于城前。”

“呵呵，叛臣贼子，伤天害理不说，还想用随处抓来的贫民逼某投降，真当某是傻子，某身后有万万计江南子弟，就是杀了，也是为国牺牲，不像尔等懦夫，苟且偷安，枉为人也，来！给某杀呀！”张巡长臂一挥，厉喝道。

“且慢！”李庭望脸色一变，阻止道。

“哈哈，原来是手下败将，李贼李庭望，那次对战可让你终生难忘否？”张巡得意地大笑道，眼睛却一直看着生民，心里阵阵作痛。

“你！”李庭望气得马鞭怒指，随即喝道：“你可看清，此乃雍丘之众，你若不管，某就此斩杀，来，给老子杀！”

“那好，你若杀了他们，这宁陵就别想攻下一块砖头，某定杀你片甲不留，哈哈哈，比起我这五千大军，你这数万大军，可是宝贵得很呐，似是河南过半战力耳？”张巡此言一针见血，两军一时傻眼了。

李庭望此时也有些急了，可他岂是普通将帅，立即道：“那是说，张使者不信？”脸色一沉，身边的将士长鞭一抽，一生民大声惨叫，这一下抽得张巡脸色大变，他之所以如此对话，就是想拖延时间，把生民引至城下，好实施下一步作战方案。

此时，李庭望将其四千弓箭手围至城西门口，谨防有变，又能随时射杀生民，又以盾甲兵挡前，两万步兵将城西、北、南城墙围得水泄不通，盾甲兵在外围守卫，抵抗冲击，他生怕张巡从侧面冲袭，还有七千骑兵，全部与自己在一起坚守中间，随时分为三队，对三侧实行围剿及控制整个战局。

这一切，张巡看得清清楚楚，于是，又对李庭望大声喊道：“且慢，信与不信，某一看便知，你让生民来到城下，某对其喊几句话，然后再谈战局，可否？”

“好！”李庭望道，其实他也不想就此杀了生民，那样会激起民愤，方寸大乱，他也不怕张巡偷奸耍滑，这样对峙了半个时辰，叛军诸将的双脚已经麻木，他们来到城下，只感到这里的地形升高，像是垫着什么东西，可又说不上来，也不敢乱说乱动，因为城头上的弓箭手正虎视眈眈地看着他们的一举一动，他们的心一下子提到了嗓子眼。

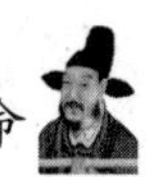

城门前有个十丈见方的包围栏，生民因为寒冷走进了那里，便紧缩在一起，抱团取暖，这是个安全的区域，张巡见目的达成，立即大叫道：“城下何人，抬头上看，看某是谁？”

生民被这一声叫喊提起了心力，都抬头仰望，他们对张巡敬爱有加，也深信，有张使者在，他们不会有事的。

张巡又立即对李庭望高喊：“李大帅，且慢，某打开城门，先让生民进城再说。”

李庭望闻听，心中一喜，打开城门，虽说是让生民进城，那自己的大军不也可乘机进去吗？他立即扬刀阔马，正欲前行，只听“呼啦啦”几声响动，生民四周雪花飞溅，生民霎时消失，随之出现一道高墙，这道墙遮住了整个城门，有一丈多高，是用牛皮和上好的木板做成的。

李庭望大惊失色，还没反应过来，就听一阵阵的惨叫声，叛军被城头上的弓箭手和隐蔽在城西侧的弓箭手所射杀，而叛军的弓箭手本能地失去了反抗，瞬时一千余人丧生，叛军大乱，李庭望见势不妙，连连后退，他胸前也中了一箭，要不是身穿盔甲，就直接被射死了。

牛皮墙内看不到什么，只见高大的城门被打开，涌出无数的脚步声，直接将生民带了进去，城头上和城西侧的弓箭手又是一阵乱箭，杀得叛军惊慌失措，连连溃败，李庭望大喝一声：“盾甲兵何在？”

片刻间，那些只顾自己防御的盾甲兵涌到面前，高举盾牌抵御，眼看城头上的弓箭手就要失去威力，只见城头上出现了一个小型投石机，它的巢栏里放着一个牛肚大小的皮囊，里面装着冰冷的河水，在一声压砸声中，皮水囊飞了出去。

弓箭手瞄准飞出的皮水囊千箭齐发，将它射成了筛子，瞬时，瓢泼大雨洒到了叛军头上，冰冷的河水比起鹅毛大雪更加的寒冷，深入骨髓。接着，如法炮制，投石车又一连发射多个皮水囊，叛军将士一个个淋得像落汤鸡似的，冻得哆哆嗦嗦，脸色变得发紫，一场“冷水浴”，让很多叛军将士失去了战斗力。

叛军还未反应过来是怎么回事，生民已经被救回了城内，大门也随之紧闭，城门面前还有一个不知多厚的牛皮墙，李庭望惊慌之间，怒喝一声：“全军听令，围攻城门！”

一声令下，城池四周的叛军蜂拥而至，冲在最前面的直接几刀将牛皮墙割破，露出里面用树木做成的框架，城门露在了众人眼前。

叛军将攀城梯搭到城墙上，可是怎么也搭不上，墙面上滑滑的，仔细一看，整个城墙像是被水浇了一样，冻出三寸多厚的冰面，梯子根本无法稳住，就算勉强稳住，也耽搁了不少时间，好不容易冲上去，没有见到刀光血影，就被摔了下来。

叛军将士苦不堪言，身体冰冷刺骨，再无征战之心，有的开始逃跑，张巡看着，不禁冷笑。

李庭望见势不妙，若再打下去，军心一散，他就回天乏术了，便立即鸣金收兵。他不得不承认，这宁陵似乎比雍丘还难攻，他决定择日再战，叛军在这声令下后，退得飞快。

张巡等了片刻，高举旗帜，命令道："收兵！"雷万春与史民接到命令后疑惑不解，这仗还未打过瘾，怎么就收兵了呢？两军回到城内，雷万春与史民前去找张巡问军情，其余将士自行解散。

姚訚在城内倾其所有，妥善安置被李庭望胁迫来的雍丘生民。大雪渐渐变小，就连肆虐的北风似乎也停了下来，宁陵城再次陷入寂静。

此时，张巡、南霁云、雷万春、史民等将领在帐营内商议军情。张巡厉声道："大雪封路，叛军肯定走不远，因为李贼心有不甘，某已经派人前去查探，待夜黑之时，某亲率诸将士杀尽叛军，斩李贼狗头于马下！"

众将领齐声大喝："斩杀狗头，民不可欺，国不可叛！"

就在这时，探子突然来报："发现李贼踪迹，藏于宁陵以北三十里外的一片树林里，正等待与袁头镇的杨朝宗残部会合，而且四周守卫极少。"

闻听此言，将士们一个个摩拳擦掌，史民更是咬牙切齿，长剑一挥道："李贼，今夜定是你的死期！"

张巡立即安排下去，趁着这股子劲儿，天黑之时，由他统一指挥，各自为战，令：史民亲率一千骑兵，用布包裹马蹄，冲锋在前，其余战士紧随其后；南霁云率一千弓箭手断后，行军要极其隐秘，像是黑夜中的一只暗箭，趁敌人不备之时，给予猛烈的一击，一击即垮。

当唐军来到树林一侧时，果真看到土丘下营帐布满，里面微微映出火光。由于叛军白天攻城时遭遇张巡的"冷水浴"，此时包括李庭望在内，有两千余将士染上了风寒，而且传染速度极快，现在三分之二的将士都流着鼻涕，不停地打着喷嚏、咳嗽，头脑一片眩晕。

李庭望正躺在行军床上，军医给他弄了碗中药，他急忙喝了下去，这才长长地舒了一口气。他暗暗发狠：待大军与杨朝宗部会合之后，定取张巡首级！接着，他又喝了一碗热汤，吸了吸鼻子，之后躺在床上睡下，帐内的炭火还在微微发亮。

探子向张巡报告，叛军都已睡下。张巡命令：史民立即率军冲杀过去。由于他们将马蹄用布包裹着，加上厚厚的积雪，基本听不到声响，等来到帐下之时，叛军才有所察觉，可此时头昏脑胀，无力反抗。史民并没有对不反抗的叛军进行灭绝人性的屠杀，只是率军从营帐一侧冲过，将帐篷破坏，蜷缩在里面的战士抱团取暖，

见这阵势，抱得更紧，毫无抵抗。

话说李庭望，他不愧是久经沙场的大将，直觉让他猛然惊醒，恨不得抽自己一个耳光，明知张巡善于夜袭，自己竟然毫无防备，他还来不及穿戴盔甲，外面就厮杀声一片，那些没有生病的万余将士抵抗了一下，很多被射杀，剩余的残兵败将见无力回天，便四处逃散。

此时，李庭望双腿发软，他自知这次恐怕凶多吉少，穿上战甲拿起宝剑就往外跑，然后飞奔上马，逃向荒野。

史民率数十死亡骑士紧追不舍，李庭望回头一望，眼看就要被追上了，心中一惊，瞬间头脑一片空白，身子一歪，竟然从马背上滚落了下来。史民和数十死亡骑士快速将他团团围住，等他反应过来，便想垂死挣扎，本能地冲了出去，还未跑出几步，背后就中了一刀，可求生的欲望让他再往前走，这时腿部又中了一刀，再也动弹不得，身上的盔甲早已四分五裂，露出了满是刀痕的身躯，鲜血淋漓。他开始绝望了，甚至是悔恨了，当他惊慌地再次回头，只见史民大刀一扬，他的头颅从脖颈上飞向空中，霎时鲜血四溅，一命呜呼！

这正是：五万叛军烟飞散，死到临头如鼠窜。

　　　　山河破碎心作痛，大刀抡起把命还。

欲知后事如何，且听下回分解。

第四十二回　洛阳政变暗潮涌　张巡转战睢阳城

上回书说到，张巡驰援宁陵，以五千将士大破叛军五万之众，史民率死亡骑士取了叛军大帅李庭望的项上人头，彻底毁灭了李庭望三面围剿雍丘的阴谋。

此时，史民提着李庭望的人头，正与张巡会合，大军振臂欢呼，这可是大燕国堂堂河南节度使的人头啊，相当于现在的军区司令员，被他一个小小的都尉砍杀，足以自傲。

话说杨朝宗得知李庭望被斩杀的消息后，吓得屁滚尿流，赶紧逃回陈留，然后又连夜修书，向洛阳的安禄山报告军情，大意是：李庭望殉国，河南大半兵力损失殆尽，大局岌岌可危，速速派兵增援。

自从安禄山攻占洛阳之后，由于其眼睛问题，加上身体的肥胖（据说三百余斤），就没出宫门一步，日日笙歌，夜夜享乐，加上战局的不稳定和对张巡的敬畏，他的病情急剧恶化，所以才立下了年底攻下雍丘的军令状。无想，眼下河南大败，他的心绪便一落千丈。他自知命不久矣，再也无力朝政，便与最宠信的段妃私下商定，立小皇子安庆恩为太子，不日继承皇位。

恰巧，这一切被太监小李子听到，小李子告知大臣严庄，严庄怕大燕国会断送在这女人手上，又把这一消息悄悄告诉了晋王安庆绪，安庆绪是安禄山的二儿子。严庄道：

“自从大皇子安庆宗走了以后，本应由您接替皇位，可您也知道，皇上宠信段妃，又生下一儿安庆恩，那段妃妖媚蛊惑，屡次提议要将小皇子庆恩立为太子，这次皇上已定，殿下，您可要及早拿定主意啊！”

安庆绪心想，这太子之位本就应该是他的，皇位更是顺理成章的事儿，若是被一个小屁孩安庆恩占据，他有何脸面苟活于世，事情决不能这样，便征求严庄的意见。

“严大人，你觉得如何是好呀？”安庆绪问道。

“唉，为今之计，只能——只能……”严庄轻叹一声，欲言又止。

“无妨，严大人请讲。”安庆绪急切道。

“眼下只有先下手为强。”严庄低声道。

“啊？！”安庆绪这一下慌了神，他可没想过要杀父皇，这可是逆天大罪。

“殿下，皇上病重，您也是知道，皇位乃迟早之事，若不先下手，待昭告天下太子之位乃安庆恩之时，您就是再发动政变，只怕也是无力回天了啊。”严庄老谋深算道。

“这——”安庆绪还是左右不定，低声道：“这——这能成吗？”

“成！大成至以，燕国上下都希望在您的带领下剿灭唐军，还天下一个太平盛世，臣等誓死追随皇上！”严庄胆大心细，这一声皇上，叫得安庆绪彻底懵了，这可是自己期盼已久的称谓啊，这称谓要名留青史，受万代人敬仰啊！

“严大人，有何妙计？”安庆绪正色道。

“殿下，就这么……这么办……”严庄与安庆绪耳语了一阵，他们耳语的主要内容就是：借太监小李子之手，除掉安禄山。

至德二载（757 年）正月初五，洛阳城内一片欢腾，宫里宫外灯火通明。安禄山犒赏百官，喝得烂醉如泥，在被扶到床上的时候，小李子顺手就拿走了侧面的挂剑。

当夜子时，小李子悄悄开门而入。他叫了几声，可是没叫醒安禄山，便慢慢来到他的床前，今夜没有段妃的陪伴，是他一个人入睡。此刻鼾声大作，小李子一咬牙，猛一使劲儿，一刀捅进了安禄山肥硕的肚子里，又猛地一拉，划出一尺多长的口子。

安禄山猛然惊醒，只感到肚子刺痛，脑子发懵，一见血染床被，肠子掉到了地上，彻底地清醒了过来，急忙一把要抓脑后的宝剑，两下之后，已无力气，宝剑早被小李子藏入床下。

安禄山看着床顶的花絮，眼睛睁得大大的，就是发不出声来，大脑的意识开始减弱，他知道是严庄的手段，可怎么都想不到，自己防备着，终究逃不过这一劫，临死前，竟然流下一行清泪。

一代枭雄，昔日北方的霸主，如今称雄天下的雄武皇帝，燕国的缔造者——安禄山就这样去了天国。

安庆绪等人连夜将安禄山的尸体用毯子裹住，揭开地板，直接在床底挖了一个大坑，埋了下去。

第二日清晨，安庆绪在雄武皇帝寝宫号啕大哭，宫外跪满了宫女太监。此时，洛阳钟鼓发出阵阵声响，这是举国大事的声律，所有大臣齐齐进宫，一时不知发生了什么大事。

当他们来到大殿外面时，只见严庄跪在了门口，趴在地上泣不成声，众臣暗叫不好，脸色大变，立即围住问明缘由，严庄哭喊道:“一生英勇的雄武皇帝，因为常年征战加上国事操劳，病危不治。弥留之际，皇上不忍天下战乱纷纷，立次子仁执（安庆绪初名，后被唐玄宗赐名庆绪）为太子，军国大事全由太子处理，望诸位大臣辅佐，以平天下，太子连夜赶入宫中，一直未出，不舍离去，诸位快去劝劝吧。”

见严庄哭成这样，大臣们也没怀疑什么，他们赶紧把严庄扶起，便一起往寝宫赶去。

安庆绪从寝宫出来，鼻涕横流，见了众臣欲要下跪，严庄一把扶起，急促道:“殿下，您贵为燕国储君，万万不可。”其余大臣随之附和。

在大臣的拥簇下，安庆绪当上了皇帝。他昭告天下:燕国雄武大帝病危，尊为太上皇。几日之后，又发出一道诏令:太上皇驾崩，不日发丧。之后，储君安庆绪登帝，年号载初，由严庄为相辅佐。

至德二载（757 年）正月二十五，新任大燕皇帝安庆绪急于建功立威，便即刻召集众臣，分析目前战况，讨论军国大事。

这时，一位中年男子站了出来，只见他身穿银白盔甲，头飘红色长缨，一副武将装扮，此人名叫尹子奇，他双膝跪下，拱手道:“臣有话要说。”

“尹爱卿请讲。”

“臣昼夜探究战况，对天下战局略知一二，欲意为国效力，请圣主圣裁。”尹子奇道。

“好！”安庆绪连忙道:“希望爱卿知无不言，若战略精妙，吾定然重用！”

“谢圣上，现如今三方略地，东北史将军拥护，西进蔡将军围攻太原，唯独这南下江淮之路不得，去年年底之时，河南节度使李庭望不幸战死。臣以为，这雍丘已不足为虑，南下还有一座要城，若破了此城，就可彻底打开江淮通道，那江南富庶之地的粮草便源源不断送入我大燕国，天下将尽收圣上手中，圣上将与秦皇齐名！”尹子奇谄媚道。

“爱卿所指何地？”安庆绪急忙道。

“睢阳！此城乃运河第一要城，只有拿下此城才能控制江淮，供应北方战事，与唐奴周璇，到时唐奴粮草殆尽，便会不攻自破。”尹子奇得意道。

说到这里，大臣严庄上前奏道:“尹将军此言极是，睢阳乃中州重镇，江南门户，历来就是兵家必争之地，楚汉鏖兵在此成王败寇，决出胜负。吾等一旦拿下睢阳，大唐将回天乏术。”

“好！”安庆绪激动道，“众爱卿听令:史思明固守东都范阳，蔡希德继续围攻太原，尹爱卿，朕任命你为汴州刺史、新任河南节度使，接替李庭望之职，三月

之内，务必拿下睢阳，出兵江淮。”

“陛下英明神武，雄图伟略，江淮为唐室粮仓钱库，如此大任交付微臣，微臣受宠若惊，愿从此肝脑涂地，竭尽全力荡平睢阳，直取江淮，以效陛下知遇之恩！”

“哈哈，尹爱卿，朕就是等你这句话。攻克了睢阳，进入江淮之地，大燕就算完胜李唐了，哈哈……”安庆绪开怀大笑，继续道，“朕在洛阳等候佳音，等睢阳城一破，朕就为你摆酒设宴，封你为左丞相、辅国大将军！”

“谢主隆恩！吾皇万岁、万岁、万万岁！”尹子奇受宠若惊，连忙下跪受命，至此，河南全部兵力及兵权落入尹子奇手中。

礼毕，尹子奇火速赴任，率妫、檀二州及同罗、突厥、奚等十三万精锐将士，在陈留与杨朝宗三万人马会合，合军十六万，气势汹汹，浩浩荡荡地向睢阳城挺进。

梅开两朵，各表一枝。且说宁陵战事已过月余，由于睢阳城内空虚，作为主将的南霁云不能离守太久，便率两千人马回归睢阳，宁陵守将姚訚不便久留，便与张巡等将领一起出城相送。

此时，张巡的心情依然沉重，他知道睢阳跟雍丘一样，处于江淮要地，他担心睢阳是叛军的下一个目标，与南霁云临别之时，嘱咐道：“南将军，根据情报，安禄山已死，其子安庆绪继位，某有预感，叛军将要大举进攻睢阳，直取江淮，若睢阳有难，某定前去守卫！”南霁云闻之拜谢，率军回归。此言不赘。

“睢阳告急！睢阳告急！”传令兵驰报朝廷。在灵武登基的唐皇李亨此时已经自顾不暇，闻听睢阳告急，江淮受危，心急如焚却又无可奈何，只能向睢阳空传皇谕：“各镇节度，守土有责！睢阳周边各县，相助驰援，共抵敌寇，力保江淮之无虞！”

睢阳太守许远闻讯，急忙向周边各县求援。只是当时叛将层出，各县力求自保，并乘机大捞一把，发起了国难财，根本没有派兵驰援的念头。无奈，只有向转战于雍丘和宁陵的张巡求援。

此时，宁陵城里一片祥和，张巡正在校场观看将士们比武操练。忽然，一位传令兵手拿文书闯了进来，张巡接过文书仔细一看，这是睢阳的告急文书，上面写着：“叛将尹子奇率十六万大军，正向睢阳城挺进，睢阳告急！”

张巡接到战报，紧皱眉头，紧握拳头，立即召集将领，商讨军事，最终达成一致，全军撤离宁陵。姚訚命一副将廉坦留下，带领几百人守卫宁陵，他则与张巡一同驰援睢阳。

张巡站在高台之上，一打手势，开始向将士们发话：“各位将士，你们辛苦了！吾等转战雍丘、襄邑、宁陵一带一年有余，一路走来狠狠打击了叛军的嚣张气焰，吾等要向世人证明，大唐不可欺，国家不可叛。眼下，叛将尹子奇与杨朝宗会合，合兵十六万，正向睢阳城挺进，睢阳告急，各位将士可否愿意跟我前往？”

“愿意！”众将士异口同声道。

“某自从跟了张大人，就誓死追随，共捍大唐江山！”雷万春走上前去，摩拳擦掌，大声说道。

“将士们，某本是一介书生，怎奈杂胡贼众乱我大唐江山，杀我父老乡亲，幸得各位将士鼎力扶携，同仇敌忾，屡建奇功。今睢阳告急，如睢阳城一破，江淮再无屏障，贼人将趁势长驱江淮，到时殃及万千生灵。睢阳一城系一天下，国家兴亡，匹夫有责，吾等吃军饷，享皇恩，杀贼报国是吾等天职！吾等要誓死保卫睢阳，捍卫大唐！”雷万春之后，姚訚又大声说道。

“保卫睢阳，捍卫大唐！”众将士的呐喊声响彻云霄。

“各将听令：速去准备装束，明日丑时启程，开进睢阳！”张巡命令道。

张巡回到寝帐，与倩娘商量，让倩娘暂留宁陵几日，待到睢阳安顿好之后，再令人回接倩娘。倩娘点头应允。

第二日丑时，寒夜阴森，张巡悄悄起床，走出帐外，率军从宁陵出发，向睢阳驰援。只见队伍当头举着两面旗，一面是“保卫睢阳”，一面是“捍卫大唐”。他们疾速行军，一路上小心谨慎，并派探子去察看敌情，又让人前去通报。路途中，他们发现四周的村庄全部摧毁，正如那北风一样，所过之处，一片凄凉。正如杜甫诗《无家别》所云：

寂寞天宝后，园庐但蒿藜。
我里百余家，世乱各东西。
存者无消息，死者为尘泥。
贱子因阵败，归来寻旧蹊。
久行见空巷，日瘦气惨凄。
但对狐与狸，竖毛怒我啼。
四邻何所有，一二老寡妻。
宿鸟恋本枝，安辞且穷栖。
方春独荷锄，日暮还灌畦。
县吏知我至，召令习鼓鞞。
虽从本州役，内顾无所携。
近行止一身，远去终转迷。
家乡既荡尽，远近理亦齐。

永痛长病母，五年委沟溪。

生我不得力，终身两酸嘶。

人生无家别，何以为蒸黎！

当天上午，张巡率军来到了睢阳南湖外围，望着湖内高耸的城墙，真是巧夺天工，活生生的一座水上城池，他们还是第一次见，一共有四座城门，四条通道大桥，张巡来到东门，许远已经站在那里等了半个时辰。

书中暗表，许远，字令威，高宗宰相许敬宗的玄孙，新城（今浙江杭州富阳市新登镇）人。唐开元末年进士，也是海宁历史上第一位进士，曾入剑南节度使府为从事，因忤节度使章仇兼琼，贬为高要尉。

天宝十四年（755年），安禄山叛乱，唐玄宗召其为睢阳太守。说起来，许远和张巡也算得上是故交了，从当年三县云峰山上联合剿匪，收服南霁云，到宁陵合兵大战杨朝宗，又将燕军河南节度使李庭望斩于马下，使襄邑、雍丘和宁陵一带贼情稍有缓和，两人从此建立了深厚的友谊。此言不赘。

言归正传。且说许远见张巡大军已至，立即徒步迎来，南霁云紧随其后，张巡见此，急忙下马相迎。

“张使者驰援睢阳，某为百姓感谢诸军！”许远说着，就要下拜，这哪里使得，他比张巡官高两品，张巡连忙拦住。接着，张巡又与南霁云寒暄几句，便开进城内，与许远合兵。许远派人清点人数，传令兵来报，张巡部雍丘兵三千，睢阳守兵三千八百，合兵六千八百人。

午饭后，这六千八百将士齐聚睢阳城太守府前，整装待命。此刻，张巡和许远正在太守府内谈论守城事宜。

“张兄，尹贼来犯，十六万之众号称三十万，直指睢阳，不日将兵临城下，当下之际如何是好？”许远一脸的诚恳，请教道。

“许兄所镇睢阳，当江淮要冲，镇东南之锁钥，为今强敌即将来犯，已别无他法，只有修葺城垣，训练士卒，囤积粮草，睢阳若是铜墙铁壁，兵精器利，加之粮草充足，虽然贼众我寡，或以一挡百，得以侥存，自不在话下！”张巡侃侃而谈。

“精辟！张兄守雍丘、战宁陵，奇招迭出，什么偷袭粮船、草人借箭、出城取木、诈降借马，如此等等，天下闻名。去年，也就是两个月之前，我派部将南霁云与张兄合兵转战宁陵，张兄更是审时度势，神机妙算，许某自知才智胆略不及张兄，有何妙见尽数说来！”

“某曾研读《商君书》，发现其中记载了守城战法，打好守城之战，必须做好五件事，望许大人能够如此去办！”

“请问哪五件事？许某定从！”许远急切道。

“其一，树立必胜之心。信心比黄金都来得珍贵，敌人在高大坚固的城下进攻，死伤肯定惨重。即使他们攻破城墙，我们也可以以逸待劳与其巷战，况且我们熟悉地形，不难把敌人歼灭或击溃，所以一定要有心理优势，而绝不能恐慌。其二，坚壁清野。敌人攻城之前，一定要把城外房屋、庄稼等一切财产转移或者烧毁，不能资助敌人。其三，把全城百姓分为三个部队：一是壮男部队，直接列阵参加战斗；二是壮女部队，组织起来可以给作战的军民分发武器；三是老弱年幼部队，负责后勤。作战期间，三个部队绝对不许相互来往和混合，因为男人如果见到妇女和老幼，就会产生怜悯和留恋的心理，不利于死战。其四，城内一切私人财产由大军征用。其五，食物等实行配给制度。”

“这五件事不难办到，某命人速速办理。全城上下，众志成城，军民一心，守城到底！”许远坚决道。

“许兄，这军心可锻，只要在战斗中将帅能身先士卒奋勇杀敌，在战术上出奇制胜搞几场胜绩，便可激军心。至于这民心如何，要看你在睢阳的官德政绩了。自古道‘天时不如地利，地利不如人和’，军心可用而民心可御，抱必死之决心，‘民不畏死，奈何以死惧之’，这样睢阳就成了一颗铜豌豆，铜豌豆虽小，却是响当当，针刺不进，锤敲不扁……”

“呵呵，许某虽愚钝，但视百姓为父母，施惠于民，民心可望！”

“那就好，上下相睦，军民同心，同仇敌忾，攻则驱敌杀贼，守则保土护城，何患逆贼来犯？”

“张兄文武双全，精于战术，排兵布阵，无人能敌，尤其雍丘之战，名声大振，吾等敬佩之至。方才又闻张兄之言，句句在理，声声入耳，请张兄为睢阳领兵主帅，许某愿唯命是从。”许远拱手道。

“这如何使得，许兄身为睢阳太守，乃朝廷钦定一城之主，使不得、使不得……再议、再议！”张巡连连摆手，婉言谢绝。

这正是：黄河千载水东流，鼓角争鸣笛韵悠。

铁骨铮铮英雄汉，睢阳城里写春秋。

欲知后事如何，且听下回分解。

第四十三回　张奉忠排兵布阵　睢阳城全民皆兵

上回书说到，洛阳政变，安禄山遇害，其子安庆绪继位，任命尹子奇为汴州刺史、新任河南节度使，率十六万大军，欲在三个月之内拿下睢阳，出兵江淮。一时间，睢阳告急，张巡率军驰援。

第二日，张巡与许远合兵六千八百人，相聚在睢阳城内。许远深知张巡文武兼备，精于战术，排兵布阵，无人能敌，为了大局，许远让贤于张巡，让张巡为睢阳的领兵主帅，被张巡婉言谢绝。许远坚决道："不行。张兄应当仁不让，首先许某求援各县唯有张兄前来，这是义举；再者张兄与贼兵交锋多次，作战经验丰富，屡建奇功，威震叛军，这是本事。因此，你作为守军统帅，自然是实至名归。如果让许某来统领全军，恐心有余而力不足，再请张兄当仁不让！"

张巡沉默不语。

此时，雷万春、史民等将领听从张巡之命，已令士兵在睢阳城中的校场周边扎营，许远部将南霁云、田秀荣等将领也已将百姓集于城门之下。随后，各将前来太守府复命，看到张、许两人互相推让军中之首的位置，性格爽朗的南霁云就耐不住了，开口就说："张大人，我南八是个粗人，只会冲锋陷阵，也不曾服过谁敬过谁，但是，自从跟着您打了几回仗，我就深感您战术高明，能够出奇制胜，是世上少有的帅才，既然睢阳一城系天下之安危，望张大人临危就命，不要再推辞了！"

"对，部将雷万春也认为，睢阳之战绝不止于睢阳，而是睢阳城后的江淮大地，大唐丢不起江淮之地，望大人不要谦虚了，以天下苍生为重！"

"南将军、雷将军都说得有道理，睢阳一城系天下之安危。张兄刚才说守城战的五件大事，实为动员群众、后勤保障之事宜，这些事我许某在行，我就当仁不让了，由我去完成！至于指挥打仗，统兵用将，张兄你在行，你也就当仁不让吧！你在前我在后，一唱一和，共捍睢阳！"

"许兄如此深明大义，再者各位将军如此看重张某，统兵之事张某就当仁不让了，某当竭尽全力，坚守睢阳！"张巡拱手应允，众将士开怀大笑。

此时，百姓已聚城门之下，许远道："走、走，我们一起去见见睢阳的百姓！"

许远牵着张巡的手，神采奕奕地走出太守府，来到百姓之中。

百姓们已知睢阳军情告急，又闻叛军每破一城必屠之，自然惊恐不已，他们一看到许远，便呼啦啦全跪了下来。

许远走到人群当中，扶着一位长者，亲切道："乡亲们快起来，起来吧，现在我有事想对你们说！"

百姓们纷纷站了起来，倾听许远训话："父老乡亲，睢阳自高祖、太宗建唐以来，承平至今。今胡人安禄山父子造反，我们这开元盛世就没了太平，睢阳也危在旦夕。某身为睢阳太守，保你们安居乐业是某的职责所在，如今敌寇压境，战事不可避免，你们要能走的，就早日逃离战乱吧！"

"许大人啊，吾等祖祖辈辈生活在睢阳，能够逃到哪里啊？难道举家逃到蜀地，去追随太上皇吗？不！我们愿意追随许大人，与睢阳共存亡！"那位长者流着泪，对许远道。

"对，我们愿意追随许大人，与睢阳共存亡！"百姓们立即响应起来。

"对父老乡亲的决心，许某深为感动，吾等也决心与睢阳共存亡。但是，某有自知之明，治理郡守某能够做好，若要守卫睢阳与叛军交兵，某不是良帅猛将。"说着，许远转向张巡，继续道，"今天睢阳城来了援兵，这位就是张巡，张使者张大人，想必大家早有耳闻，他跟胡人贼兵打过很多仗，雍丘之战天下闻名。某要告诉大家，我许某从今以后就负责后勤保障，一切军事大权均由这位张大人定夺！"

长者拍手称道："好，许大人深明大义，主动让贤，为的是大唐睢阳和江淮之地的千万苍生。张大人之名，老朽早有耳闻，两位大人阵前阵后和衷共济，和谐相处，乃睢阳之幸，百姓之福啊，这乱世跑到哪里都是兵荒马乱，不如守住睢阳，守住家园！"

张巡闻听长者之言，感奋道："各位父老乡亲，许大人之意某心领神会，某定竭尽全力，率军御敌，就是拼尽一兵一卒，也要誓保睢阳，守住家园！"

"誓保睢阳！守住家园！"全城军民振臂呐喊，声音响彻云霄。

张巡右臂一挥，继续道："现在听某指挥，所有百姓分成三部分，一部为壮男，一部为壮女，其余一部为老弱年幼，均由各将训练之后交给许大人统一调度，南将军、雷将军，你们帮一下许大人。"

接着，许远、南霁云、雷万春等人都忙开了。没过一个时辰，所有百姓分成了左、中、右三部分。

"雷万春、史民、鲁奇、李辞、宋若虚接令！"张巡见城中百姓已各站其位，便厉声道，"左边这壮男部分，贼兵来犯，此部将直接列阵参加战斗！雷万春你再将此部分成两列，史民、鲁奇领一列，李辞、宋若虚领一列，统由雷万春调遣，主

要任务有二：一是战前训练，二是加固城防。记住，二事不可废一，加固城防时还要配合许大人收集各类物资，将石料、木材、铁器集中起来，就集中在各城门之下，这些物料一可筑城，二可铸箭，三可情急之下直接御敌。诸将明令否？”

“末将得令！”

“石承平、冯颜、田秀荣接令！”张巡说道，“中间这壮女部分暂归你们调遣，负责制作箭矢为主的兵刃器械，刀磨快了好杀贼，远程杀伤力强的武器要多，多多益善！待战事一开，负责补给武器！”

“末将得令！”

“姚訚、张至诚接令！”张巡继续命令道，“右边老弱年幼这部分暂归你们调遣，辅助雷万春部修葺城墙，石筑铁浇，越坚固越好，越是坚固就越少死人。”

“末将得令！”

“各将切记，时间紧急，务必在最短的时间内达到‘军民相习，各自为战’的目的。如此之后，将各部百姓交由许大人统一调遣，诸将归于某营下，由某等统一调度应敌！”

“末将铭记！”

城中百姓经过动员各自忙开了，积极投入到这场睢阳保卫战的准备工作之中。

此时，太守府里只有张巡、许远、南霁云三人。南霁云心想，怎么将我闲置在这里了，这张大人怎么不安排我呢？

张巡看南霁云纳闷不已，便走到他跟前说：“南将军，打好守城战还需一支出则能战、退则能守的精兵锐旅，这里所有兵士训练之事就托付给你了，你箭术高明，武艺高超，作战经验丰富，希望能够在最短的时间提升他们的战斗力！你要记住，必须让守军中的每一个人都要像你一样成为‘万人敌’，以一挡百，杀敌如入无人之境。”

“这？！张大人，我……”

“南将军，这任务最重、最急，你就不要再解释什么了，时间不多，许大人已经将睢阳城中守军的情况都给我介绍了，也作了调度。你手下的杨振威、耿庆礼、马日升等将士，都在等着你去训练士兵呢，你就使出十八般解数，和他们一起训练出大唐最有杀伤力的士兵吧！”

“末将得令！”

于是，整个睢阳城开始了全力加防，磨起了大唐历史上最锋利之剑，筑起了最坚固之盾，开始了中国历史上可歌可泣的睢阳保卫战。

三日后，尹子奇带领十六万叛军纷至沓来，压向睢阳，只见旗帜蔽天，刀枪林立，大有排山倒海之势，中军驻扎在睢阳城外五里处的啸虎道西北口。

此时，雷万春、石承平、姚訚等诸将训练睢阳城百姓已毕，百姓皆归许远调度，南霁云等诸将也已训练守军三天，整个睢阳都在高度备战。

当晚，天空阴云密布，朔风狂吹，伸手不见五指。虽已入夜，但睢阳城内灯火通明，一片热火朝天：杨振威、耿庆礼、马日升等将士还在训练士兵，冲杀聚散，阵法娴熟，进退自如；许远还在督促百姓们加强城防，有的正往城上运送石块、巨木等防御器械，有的在加固城楼。

此时，张巡来到城门口，仔细观看城墙，之后，走到许远跟前，道："许大人，睢阳孤城一座，很难守住十六万大军的首次冲锋，必须早作准备呀！"

"张大人，某已经准备了大量的弓箭及粮草，足以支撑半年，某相信，半年之后，你就可以将这帮叛贼拖垮剿灭。"许远自信道。

"不！"张巡一口否决，脸色凝重，继续道，"当年六万大军攻下陈留，更何况这睢阳，虽然它处在湖中，可叛军人数太多，第一次定然勇猛，正所谓用兵之道，一而强，再而衰，三而竭，睢阳难矣！"

"请问张兄有何良策？"许远急忙道。

"有句话说得好，准备得再充分都不过分。许大人，还有几件事要立即吩咐下去，赶紧照办。第一，立即再派细作连夜出城，打探叛军动向；第二，立即命令将士们把这南北两座桥拆掉，以防叛军四面夹击，我军兵力一散，就很难守住，留西面一桥以作万全之策，因为它处在城背，叛军难以转入，就是前去攻入，也会将叛军分成两截，使其首尾不能及，此乃基础之策，不然睢阳难矣！"张巡肃然道。

张巡说得一针见血，听得众人如梦初醒，许远岂敢怠慢，赶紧命人如法而做。此言不赘。

且说叛军首领尹子奇正在帐营内与众将领研究天亮之后如何攻城。此时，忽有探子来报："唐军张巡部已与许远部合兵睢阳城。睢阳太守许远主动让贤，由张巡统领全军，他们不足七千兵力，正连夜加固城池，严阵以待！"

副将杨朝宗听后，看着尹子奇，谄媚道："区区几千人，岂能与吾等十六万大军抵抗？只要攻下睢阳，江淮之地尽收。"

"嗯，睢阳还有六万百姓，睢阳太守许远勤政爱民，民心可用。再加上这张巡，转战雍丘、襄邑、宁陵一带，屡能以少胜多，又大挫你杨朝宗部，军威兵锋了得，不可轻敌啊！"尹子奇肃然道。

杨朝宗自知拍马拍到了马蹄子上，自讨了个没趣，便不再多言。尹子奇扫视众将领，问道："吾等五里之外就是睢阳，各位将军，对攻打睢阳有何高见？"

"睢阳乃水上城池，确是易守难攻之城，然守军区区几千人，众寡悬殊，应该不难攻下，可能明天一个猛攻就能拿下。"一牙将道。

“睢阳乃弹丸之地，哪能经得起吾等精锐之师之冲荡。再说了，这张巡乃一介书生，年少时曾与我交往过，他有几斤几两，我还不清楚？”胡人将领孤保安自信道。

“奏请尹大帅，吾等明日愿为先锋，冲锋陷阵，杀敌立功，首破睢阳城！”副将杨朝宗拱手道。

“嗯，尔等精神可嘉。但是，你们应该知道这张巡用兵如神，雍丘之战挫了令狐潮，宁陵之战败了李庭望和杨将军，都是以少胜多，出奇制胜。吾不是长他人威风灭自己志气，只是希望各位要慎重，切不可轻敌啊！”尹子奇望着各位将领，肃然道。

“尹大人言之有理，言之有理。”各将领都随声附和。

“各将听令：杨朝宗率兵三万为急先锋，经啸虎道，明日一早进攻睢阳城，各部随时待命！”尹子奇厉声道。

“得令！”杨朝宗和各部将纷纷拜别，回营待命。

这正是：胡营鼙鼓响云天，运河萧萧北风寒。

　　　　金戈铁马闻征鼓，睢阳城里战火燃。

欲知后事如何，且听下回分解。

第四十四回　张巡奇袭啸虎道　睢阳城首战告捷

上回书说到，燕军大帅尹子奇命副将杨朝宗率三万大军为急先锋，待天亮以后，经啸虎道进攻睢阳城，其余各部将随时待命。

是夜，张巡、许远、雷万春、南霁云、姚訚等将领在张巡的虎帐内研究敌情，忽有细作来报："尹子奇十六万大军整装待发，明日一早由杨朝宗率三万大军为急先锋，经啸虎道前来攻城。"

张巡转向细作，反问道："确定他们经过啸虎道？"

"确定，眼下尹子奇率十三万大军驻啸虎道外五里处，杨朝宗部三万人马正驻于啸虎道外一里处。"细作道。

"这啸虎道狭长，只能鱼贯而入。尹子奇驻在啸虎道外是防我夜袭扰军，说明他今夜想好好休整，养足精神，明日来攻。"说到这里，张巡转向许远兴奋道，"哈哈，许大人，某认为战机来了，吾等可以充分利用啸虎道，在啸虎道设伏，明天给尹子奇来个当头一棒！"

"不据城而守，到城外去交战？这是不是太冒险了？"

"用兵，以奇为正，化偏为中，这尹子奇是万万不会想到我们会到啸虎道迎接他们的到来，这叫攻其不备！"

"此计尚好，还需周详一番。"许远道。

"机会难得，吾等要充分利用起啸虎道的地形，将杨朝宗的三万兵力引入啸虎道，进行围歼。"张巡展开地图，继续道，"我看这样，由南将军和许大人于今夜丑时出发，绕过啸虎道，潜伏于啸虎道西北口，明日一早待杨朝宗先头部队进入啸虎道后，乘机而动截其后，将杨朝宗部与尹子奇部一分为二，啸虎道东南口由我和雷万春、姚訚等诸将迎击杨朝宗部。"

"此计甚妙。"姚訚说道，"这啸虎道我很熟悉，崎岖狭长，不少地方仅容三人并行，所以不利于甲兵、轻步兵铺开推进。吾等先是一阵箭攻，再是配陌刀和断柄重刀，冲杀过去，来个措手不及，就可以如切菜一般将杨朝宗部给做了！"

"但是，这尹贼骑兵骁勇无比，见吾等设伏围歼，他总不能见死不救吧，定会

派骑兵推进相救，吾等挡不住其冲击咋办？”许远疑惑道。

“哈哈，许大人不必担心……”接着，张巡与许远耳语了一阵，两人开怀大笑。

“张大人用兵如神，许某实在佩服，请张大人明示！”许远竖起大拇指，夸赞道。

“好，那我就下军令了：许大人你速派人去炒两百斗黄豆，切记要香，要甜，最好用麦芽糖来炒！”

“尊听张大人吩咐！”

“石承平听令：迅速准备一百辆装有石灰袋和柴草的马车！五十辆交给许大人或者南将军，五十辆交给我！记住优先许大人。”

“末将得令！”

“南将军，你率精骑两千，加选五十名勇士，每人背上两斗黄豆，再带上石承平准备好的马车五十辆，与许大人一起绕道啸虎道，潜伏于啸虎道西北口。明日以炮声为号，炮声响起，啸虎道东南口已厮杀开始。尹子奇自知中了埋伏，必派骑兵向啸虎道奔救，你需见机行事，领两千骑兵杀出奔救，先命五十勇士冲向敌骑，砍马撒豆，马将争食香豆，自乱一气，相互踩踏，尔等趁乱射杀一阵，务必震慑敌骑，使之不敢往前。尹子奇知骑兵无救，必将派步兵推进，此时你再命人把五十辆马车推出，冲向敌阵，鞭打石灰袋，借西北朔风，尘漫于贼军之前，尔等皆是神射手，火箭齐发，引燃马车的柴草。这啸虎道一带本身雾气较重，加上这石灰和烟雾，烟熏雾漫，叛军惧有伏兵，必有所徘徊。尔等要充分利用这段空档，迅速冲入啸虎道，由西北杀向东南口，务必全速杀回啸虎道东南口，要在烟雾散去之前与我等会合。此去万险，若不能及时与我会合，被尹子奇追上，反被贼军所围歼，故必须倾力全速杀敌！谨记！”

“末将得令！”

“姚将军、石将军听令！尔等点兵四千，开赴啸虎道东南口，也是每人背上两斗香豆，再派五十辆车。这马车待许大人、南将军与我们会合后，再冲入啸虎道中，以阻贼军追击。如此安排，可否明白？”

“末将等明白！”

“各将如有不明者留议，明者速去准备！”

一个半时辰后，许远来到张巡帐营道：“张大人，两百斗香豆及石承平的一百辆装有石灰及柴草的马车已备！”

“好，许大人你对啸虎道地形熟悉，南将军已在此候命，尔等速速去准备出发！今夜丑时出发赶到啸虎道东口，切不能让贼军发现，否则功亏一篑！”

“好好，睢阳部的五十名勇士我已点齐，现交由张大人调遣，这些勇士家中亲属多被贼军所害，有深仇大恨！”

“这些勇士如果在睢阳有亲人，那务必送出睢阳，以保忠士有后！”

“这事我已着田秀荣去办！”

“好，许大人、南将军，此去万险，成败在此一举，拜托！”

“末将得令！”“谨遵张大人之命！”

两人拜别，稍作休息，便马蹄裹布，带着两千精骑从啸虎道侧翼潜至啸虎道西北口，隐蔽在丛木之中。

一切准备就绪，就待杨朝宗一早来攻。

第二天一大早，尹子奇就聚兵于啸虎道西北口。只见军炊冉冉，人声鼎沸，一片喧哗。他们根本没有注意到啸虎道西北口已经伏有唐军，都想饱食一顿，攻向睢阳城。

“将士们吃饱了，就一鼓作气攻入睢阳，我们要在睢阳城里用午餐！”尹子奇探视各个营帐，并鼓励士气。

“杨将军，你与张巡部在雍丘交过手，你又是这次攻城的先锋官，睢阳一破，这首功就归你了！”尹子奇走到杨朝宗跟前，鼓励道。

杨朝宗自知尹子奇是安庆绪的红人，当然是一脸的殷勤，坚决道:“多谢尹帅抬举，杨某定当全力以赴，万死不辞，攻进睢阳城。不过……”杨朝宗话锋一转，低声道，“不过，张巡狡诈，吾等要谨防其埋伏啊！”

尹子奇不以为然，冷笑道:“哼哼，笑话，谅他张巡也不敢来奔袭我部，不守着睢阳城，难道与我们决战城外？这不是来找死吗？我看杨将军是不是被张巡打怕了？”

杨朝宗又愧又急，“尹大人，杨某不曾怕过谁，我是败给张巡过，但今非昔比！”说着，就下令自己的部将挺进啸虎道。

见杨朝宗先头部队进入啸虎道一切顺利，尹子奇对胜利胸有成竹，掐指一算，估计半个时辰就可兵临睢阳城下，两个时辰之后布阵完毕，就可以全面攻城。尹子奇想，这睢阳城无天险可依，十六万大军压阵，即使固若金汤，毕竟是弹丸之地，经得起几次冲荡？估计快则四个时辰之后就落入自己手中。

尹子奇还在打如意算盘之时，啸虎道东南口已是炮声响起。杨朝宗的叛军在还不明情况之下，先尝到了万箭齐发的滋味，前头部队死伤无数。几个叛将见势不妙，想领兵回撤，谁知这啸虎道仅容三人并排而走，根本折不回去，只得跟突如其来的唐军力拼。

许远和南霁云应声而动，马上冲下啸虎道西北口，仿佛从天而降，截下了杨朝

宗的部队。两千精骑先是一阵箭雨，杨朝宗的辎重车便瘫痪在啸虎道中。然后背靠背，许远所领一千人对着进入啸虎道的先头部队，南霁云所领一千人对着尹子奇的后续部队。

“报，我军中了埋伏！”

杨朝宗还在尹子奇营中商议攻城之策，听说自己部队被袭，不由惊惶失措。此时，尹子奇倒是显得十分沉稳。

“来了多少人？”尹子奇问道。

“在啸虎道西北口约有两千敌骑，啸虎道东南口多少至今未明。”

“杨将军莫急，吾等十六万大军，这区区两千骑兵其奈我何？”

尹子奇和杨朝宗不敢耽搁，披甲上马，前来督战。

“骑兵编队上，速速救援杨将军的先头部队。”尹子奇大声喊道。

贼军骑兵上马，气势汹汹地向啸虎道奔来。

南霁云早有准备，速命阵前五十勇士背着布袋，手挥陌刀，冲向敌军骑兵阵营。敌骑不明何故，只有区区五十人岂不是前来送命？便奔马挥刀砍去。

可怜这五十勇士，虽然勇猛无比，但哪敌得了这数万铁骑，非踩即砍，死于骑兵阵前，又被马蹄踩成肉泥。

尹子奇看到此情此景，不知这张巡是施了何计，继续命令骑兵全军压上，万不能让唐军将己军中间切断。

可谁知，此时战马根本不听使唤了。这些马匹闻到香豆味儿，忙着争相抢食，骑兵已经乱作一团。后面的骑兵冲上来，前面的马儿不走，就互为冲撞，发生了踩踏，这两万铁骑未及开战就乱作一团，死伤不计。

许远见贼军的骑兵已经牵制住，机不可失，立率一千人先冲进啸虎道，从背后射杀进入啸虎道的杨朝宗的贼军。南霁云率一千人继续正面抵挡尹子奇部，纷纷射杀乱了阵脚的敌骑。

尹子奇见状，深感棘手，知是睢阳守军有备而来，当机立断下令骑兵向侧翼跑开，腾挪出空间来让步兵方阵全体推进，弓弩手准备射杀来袭之敌。

看后续的骑兵已调转马头向两边移去，步兵方阵气势汹汹如排墙而进。南霁云见机行事，马上命五十辆马车冲向敌阵，车上的士卒用鞭子奋力抽打石灰袋，石灰借风势而扬，啸虎道西北口顿时灰尘满天，这石灰进眼就灼伤眼球，那些步卒根本看不清前面部队。

“是时候与张大人会合了”，说完又是一阵火箭射向尹子奇前来救阵的步兵方阵，五十辆马车顿时变为火车，浓烟四起，马见身后着火，更是拼命向前冲。啸虎道便消失在这石灰尘和浓烟之中。

“尹大帅，这如何是好，这张巡诡计多端，定是前后夹击，可怜我这三万部众……”

尹子奇知情势紧急，但又不能全军压上，徘徊不前，徒自等着这尘灰与烟雾稍散再作处理。

南霁云所率的一千精骑追上许远所率的一千精骑，合力杀向啸虎道东南口。

啸虎道中的敌军顿时哭爹喊娘，这东头攻来不久，那西头又杀了过来。东头张巡借地势之高，先是一阵猛烈的箭射弩发，再是凶神恶煞的陌刀兵冲杀而来，贼兵早已吓得肝胆俱裂，毫无斗志，抱头鼠窜，可又无处可逃。这西头又是两千铁骑冲杀过来，挥着陌刀只顾左抡右劈，个个似索命金刚，顿时啸虎道头颅乱飞，血水四溅。没到两个时辰，这杨朝宗的先头部队损失惨重，幸存下来的就是那些伏在地上，抱着头哭爹喊娘的士兵。

整场战事，如张巡所设之计进行。最后，许远和张巡顺利在啸虎道中会合。血浴战袍的唐军会合之后，马上奔向东南口，等待尹子奇前来再战。

也是这两个时辰，尹子奇慢慢清醒过来，他知道中了埋伏。等这烟雾散去，他马上命令全军奔向啸虎道东南口。一路上，啸虎道中尽是杨朝宗部队的尸体，一层压着一层，血水也汇成了小溪，汩汩地流着。

尹子奇看着眼前的惨状，后悔道:“惨啊，都是我的大意让杨将军部众损失殆尽。”

待尹子奇率部挺进到啸虎道东南口，恰与张巡部相遇。张巡见前来的不是骑兵，知尹贼已经识破乱敌之计，便让勇士回撤，以免徒作牺牲，再命马车冲出，顿时又是灰尘扬天。

尹贼见啸虎道中损失惨重，疑再中埋伏，自不敢上前，命三军站在原地按兵不动，再待尘雾消去。

张巡见首战挫敌，知敌势汹涌，不可再正面冲突，便鸣金收兵，班师回了睢阳城。

尹子奇眼睁睁地看着张巡给他当头一棒，无可奈何。此时，杨朝宗更是心痛不已，只得悻悻而退，回到啸虎道以外收拾残局，重新整队，清点人数，三万人马只剩下了五千残兵。

尹子奇吃了这当头一棒，暂不敢进攻睢阳城，将十三万大军退至离睢阳城二十里以外的地方安营扎寨，待休整后，再作攻城计划。

张巡和许远率军回到睢阳城，清点人数，雍丘部五十勇士无一生还，睢阳部五十勇士全部生存，另南霁云、许远所率两千精兵损失三百余人，张巡、雷万春所率四千损失五百余人，斩敌二万五千人。

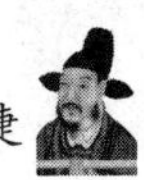

至德二载（757年）二月初八，睢阳军民还在欢庆胜利之时，但闻一声长报，城外奔进一匹骏马，下来一位官员，半膝下跪，一把拿出怀中的黄卷，高举道："皇上有令，张巡接旨！"

书中暗表，这本是张巡应该下跪，传旨的官员却先跪了下来，这是对睢阳将士的尊重和敬畏。张巡见此，立即扶起，只见传旨官打开黄卷道："张巡接旨！"

张巡下跪洗耳恭听。传旨官继续念道：

"奉天承运，皇帝诏曰：

卿坚守雍丘，力挫叛军，吾深感敬慰，特命卿为主客郎中兼河南节度副使，与太守许远等坚守睢阳，待功成之时，吾亲自迎接诸君，大唐河山，全权依仗！钦此。"

圣上礼贤下士，听得张巡更加坚定，立即接旨道："谢主隆恩，吾皇万岁万岁万万岁！某自当竭尽所能，誓与城邑共存亡！"

"张使者，大唐给养之地全权依仗了！"传旨官通报完毕，立即扶张巡起身，继续道，"现在举国皆知，江南咽喉之处有个叫张巡的守卫者，一旦攻破，大唐危矣！"

"某谨遵使命。"张巡见传旨官脸色苍白，急忙扶住道，"大人昼夜奔波劳累，快请休息。"

"不了！"传旨官拒力一退，竟然将张巡推了两步，但见他从怀中拿出一把匕首，斩钉截铁道："某先行一步，为诸将血洒睢阳，死亦坚守！"

话闭，猛地一个转身，只见脖颈喷出一股气血洒在城墙之上，他重重地倒在地上，热血滚滚涌出，面带笑容，缓缓地闭上了眼，因为他在最后一刻看到大唐终将挺过这一劫，死而无憾。

张巡等将士怎么也没想到，一个传旨官竟有如此气魄，立时懵了，但又瞬间清醒，便上前抱住血流不止的传旨官，紧紧握住他手中的匕首，久久不愿松开。张巡自知，若守不住睢阳，也自当随之。

这正是：铿锵铁骨一硬汉，血洒睢阳意志坚。

　　　　千里传旨鼓士气，舍生取义万代传。

欲知后事如何，且听下回分解。

第四十五回 雷万春出城对阵 尹子奇大败而归

上回书说到，张巡在睢阳城南五里处的啸虎道设伏，挫败了燕国大帅尹子奇，其副将杨朝宗所率三万人马只剩五千残兵，睢阳首战告捷。恰在这时，皇上传来圣旨：任命张巡为主客郎中兼河南节度副使，与太守许远等坚守睢阳。张巡接过圣旨，谢过皇恩，只见传旨官掏出匕首自刎身亡，以死明示坚守睢阳之决心。

张巡处理完传旨官的后事之后，站在睢阳城头，眺望远方，忽闻探子来报："报告张大人，尹贼大军在二十里以外，正调兵遣将，随时进攻睢阳城。"

"嗯，再探、再报！"张巡点头道。

书中暗表，当时大唐形势一片黯淡，各军镇面对叛军非降即逃。郭子仪在忙于组织河东之战，河北颜杲卿被叛军在洛阳处死，从弟颜真卿在河北、山东一带继续作战……个个吃紧，自顾不暇。

其实，尹子奇瞄准的目标并不是睢阳城，而是睢阳城后那富饶的江淮之地。正如他的手下所说，眼前的睢阳城守军不足八千，又无天险可依，攻占睢阳并非是件难事。当狼瞄准了猎物，就准备围猎。啸虎道一战虽然损兵折将，但那损失的是杨朝宗的部将，自己的十三万大军丝毫没有损失，再说，打仗哪有不死人的，杨朝宗只能自认倒霉。

言归正传。此时，尹子奇一脸的沉稳，一副胜券在握的样子。他走进校场，在临时搭建的高台上对众将士大声道："将士们，为大燕国建功立业的时候到了，如果攻占了睢阳城，我们就可以长驱直入，进入江淮之地，到那时，吾等就有漂亮的女人、上等的丝绸、极品的美酒，还有数不尽的金银财宝……这些，你们要吗？"

"要、要、要，喔——"来自同罗、突厥的蛮族部众的将士们狂叫乱跳，或是双拳抡胸，或是举剑碰盾，纷纷准备请战，要求告首功，贼势极为嚣张。

"要得到这些，尔等就要一鼓作气，一举攻下睢阳城！"

经尹子奇这么一鼓动，贼军无比兴奋，异口同声道："一鼓作气，攻下睢阳！一鼓作气，攻下睢阳！"叫阵之声响彻天空。

贼军喊声隐隐约约飘至睢阳城，张巡也不甘示弱，他站在城头之上，高声喊

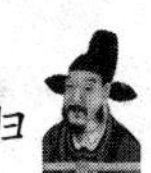

道："睢阳城的将士们，你们是大唐最优秀的战士，大唐江山就在你们身后，你们应该知道怎样教训这帮叛贼！"

此刻，各城门坚守的将士也开始高声呐喊："人在城在，人亡城亡，誓与睢阳共存亡！"声音响彻云间，盖过了贼兵的叫喊。

"哼！"尹子奇恼羞成怒，尾袍一摆，长剑一指东面的睢阳城，叫道："全军压进，务必在下午占据城下，连夜攻城！"

随后，尹子奇令旗一挥，示意先锋部队就位于阵前，各将领立即回归部署，大军开始缓缓向二十里外的睢阳城进发。

此刻，只见尹子奇魁梧的身材带起银白色的盔甲，一个跳跃飞身上马，长剑挥舞，气势磅礴，大声吼道："诸将，凡第一个冲上城邑者赏千户，亦可永不军用，逍遥在世！冲啊——"

号令一出，十三万叛军加快了速度，如潮水般开始涌向睢阳城。杨朝宗的五千先头部队首先冲至睢阳城正北门，他抬头一看，只见城头上站立着两位将军护佑张巡两侧。一位是南霁云，只见他素袍银铠，面赤如关公，头顶银盔，腰系狮蛮带，袋插一壶狼牙箭。杨朝宗与南霁云交手过，知道他射箭之术独步天下，能左右开弓，无人可敌，更可怕的是他的手下个个善射能守。另一位就是雷万春，也非等闲之辈，其棍法和刀法堪称一绝，雍丘一战仅头部就中了八箭，而他仍巍然屹立，一动不动，令叛军闻风丧胆。杨宗朝见此情此景，不由心有余悸，不敢再往前一步，便在弓弩射程之外待立，开始向城上守军喊话：

"睢阳守军将士，杨某承蒙大燕皇帝器重，协助尹大帅围攻睢阳城，久闻张巡张大人爱民如子，因此不便强攻，特来好声相劝，出城献降，将帅升官发财，百姓免遭涂炭。若张大人及众将士执迷不悟，只恐玉石俱焚，那时悔之已晚！"

南霁云默不作声，心静如水，静观其变。雷万春生来脾气火爆，急不可耐，径直跑到城头，居高临下回话过去：

"败将杨朝宗，你手下还剩多少残兵？竟还有颜面前来招降？你认贼作父，为虎作伥，不以为耻反以为荣。今天对阵互为敌我，我家张大人说过了，誓与睢阳共存亡！我劝你赶紧滚蛋，要不然，休怪爷爷我不客气！"

这番话说得杨朝宗面红耳赤，唯唯而退，灰溜溜地跑向尹子奇汇报军情去了。

来到尹子奇面前，杨朝宗有一肚子的委屈，等杨朝宗说完，尹子奇笑了笑，安慰道："杨将军不必多虑，待我将睢阳夷为平地，直取江淮，你的仇也就报了！"

说完，尹子奇策马提剑，号令三军全线压阵，两军正式开战。

只见尹子奇十三万大军分成三个巨大的方阵，两边方阵是骑兵方阵，中间步兵方阵。这步兵方阵前是甲兵和车兵，后是轻步兵，他们率先攻城，如墙而列，全体推进。

“弓箭手准备！”贼军传令兵一个手势，“发！”，于是万箭齐发，如密雨般钉进睢阳城内。

眼见箭雨密下，睢阳城里的守军身退城墙之后，失去踪影，箭雨白白地掉进城内。待箭停顿后，守军即刻站了出来。睢阳城防经过加固，抵挡远程攻击的防御能力已是很强。尹子奇见靠箭攻无益于进攻，就长剑一挥下令道：“迅速攻城，全体冲锋！”

杨朝宗的五千先头部队冲锋在前，开始攻城，骑兵上马从两翼向睢阳城正北门靠近，甲兵推着云梯等攻城车具也直奔而来，以排山倒海之势向城墙方向推进，轻步兵垫于阵后，箭在弦上，待命再发。

眼看离城墙不足三百米，睢阳城北正门顿时大开。对峙双方的军鼓顿停，攻城士兵便停止前进，以为有大部唐军从中杀出。

这时，让贼兵感到意外的是，城中只有一位将军威风凛凛地疾速冲杀出来。只见他：头带三叉凤翅盔，身挂连环锁子甲，腰系狮蛮宝带，脚穿鹰嘴战靴，坐下追风骏马，手提丈八蛇矛。此人大声喝道：“来者大唐骁骑将军雷万春是也，谁敢来交战！”

杨朝宗刚受过雷万春的羞辱，眼下又来这一套，想自己兵多势众，如此这般哪有睢阳城不破之理，此势可借，便拍马前来应战。只见杨朝宗头系绛红巾，身披黑铁甲，手执长枪，腰悬利剑，怒目圆睁，大叫一声：“万春小儿，不听好人相劝，某今日与你决一雌雄！”

霎时，只见两人枪迎矛取，互不相让，两般兵器空中盘旋，八只马腿前后交错，一个是矛无破绽，一个是枪无遮拦，大战三十个回合。怎奈雷万春勇猛无敌，杨朝宗处处吃紧，左支右绌，担心丢了卿卿性命，留得小命在，不怕卷土重来，便拔马逃命，跑回本阵。

张巡见雷万春败了杨朝宗，气势可借，于是擂响战鼓，各城门同时洞开，五千精兵全力冲杀出城外，皆是清一色的陌刀兵。

顿时，城下两军短兵相接。唐军杀气之盛，无人可挡，杀得贼军哭爹喊娘，溃不成军。眼看杨朝宗的五千将士即被砍光，同罗、突厥部的骑兵见状从侧翼向中间攻来救阵，不想城头的弓箭手已经箭在弦上，刹那间，万箭齐下，如雨点般密集，可怜这些蛮族将士，虽是重甲装备，却因箭利无比，纷纷应箭而倒，饮血沙场，惨死他乡。这一顿狂揍，让攻城贼军如吃了闷头棍，士气大挫，不敢冒进。

因是短兵相接，混战一团，步兵方阵后的轻步兵也不敢轻易放箭，而骑兵却因步兵方阵的攻城机械无法靠近城池，也只有在两侧徘徊不进，有些冒进的骑兵也吃

尽苦头，南霁云正带领弓箭手躲在屏障之后，居高临下，纷纷射杀来犯之骑。

激战中，守军英勇无比，特别是睢阳和雍丘合兵组成的陌刀兵犹如困兽出笼，贼兵冲上多少，像切菜一样斩杀多少，顿时贼兵血肉横飞，死伤无数。

战况让尹子奇越来越憋不住气，歇斯底里道："全军压上，全军压上！弓箭手跟上，射，快射！"与此同时，各路传令兵纷纷来报：

"报，程将军被敌斩于马下！"

"报，刘将军被敌生擒！"

"报，攻打西门的李怀忠将军说，敌军士气高昂，是不是退后一里，再寻攻城之计？"

听到部将连连战败，尹子奇火冒三丈，大骂道："你们这帮没用的家伙，来之前都想争首功，简直丢人现眼！告诉李怀忠，快给我往上冲，言退者斩于阵前！"

谁知，这李怀忠留有一手，又派传令兵来报，"再报，李怀忠将军说，刚才杨朝宗将军败于阵前，弃军而逃，可否当斩？"

话音未落，杨朝宗一脸沮丧地跑回营帐内，"报尹帅，万春老儿有万夫莫当之勇，属下无能，未能敌之，特向大帅来请罪！"

尹子奇心里憋的火顿时窜起，手作拔剑式，欲劈了杨朝宗，谋士见机，迅速挡于尹子奇面前，说："两军对垒，帅心不可乱！"尹子奇收气敛性，心想，若是自己部将早就斩于阵前，无奈杨朝宗是安庆绪封点的副帅，是御命大将，尹子奇只能骂道："你这个不争气的东西，饭桶，也只配做张巡的手下败将……"

此时，只见尹子奇走出营帐，跃马而上，执辔夹镫，亲自跑到阵前督战。贼军顿时士气大受鼓舞，各部将持枪挺矛身先士卒，再次向睢阳城攻去。攻势甚猛，然而这睢阳固若金汤，始终叩不开这城门。所谓一鼓作气，再而衰，三而竭，足足发起了三十次攻势，直至夕阳西下，仍无战果，贼军死伤无数，车兵所推的攻城器械根本无法靠近城池。

尹子奇自知如此下去，徒耗军力，无可奈何，只得挥手叫传令兵过来，道："传令下去，鸣金收兵！退至睢阳城三里以外。"

尹子奇撤军以后，睢阳城里一片欢腾，守城军民士气大振，欢呼声此起彼伏，很多人聚于太守府前，把张巡奉若神明，疑是诸葛再世，韩信重生，敬重有加。

此刻，各路将领齐聚太守府内，各自汇报战绩和下一步的作战计划，唯有田秀荣将军久久未到。正当部分将领交头接耳、纷纷议论之时，田秀荣气喘吁吁地跑来了，显得有些惊慌失措。许远太守问其缘由，他支支吾吾道："方才城外作战之时，偶遇了叛军骑兵追击，好不容易才绕了回来，顺利脱险，顺利脱险！"

田秀荣的这个理由，让雷万春、南霁云、史民等将领"哈哈"一乐，张巡却面不改色，只是在用眼睛的余光审视着他，唯独许远脸色微变，不知在想些什么。

且说叛军回到营寨，伤兵们在哀叹，将领们在骂娘。尹子奇在虎帐中更是郁闷，他猛喝一碗酒，短蜷的胡须上满是酒渍，然后把碗摔得粉碎。这时，突然闯进一个人来，这人身穿褐色战甲，手握红玉长剑，正是杨朝宗。尹子奇看到杨朝宗，气儿就不打一处来，厉声喝道："杨朝宗杨将军，枉你还流有突厥的血脉，真是丢脸，一个雷万春就把你打得缩回原形，不敢面战，实乃无用之辈，难成大器，哼！说吧，何事？"

杨朝宗放低身子道："大帅，某带来一人，有军情相告！"

"谁？有话快说，有屁快放！"尹子奇怒道。

杨朝宗暗藏怒火，头颅低得更低，脸色绷紧，道："末将从山东赶往宁陵时，攻占了几座小城，被睢阳太守许远的将领阻拦，无想被某设计擒获，后归降于部下，他名叫李滔。今日两军交战之时，李滔混进城中，乘虚与睢阳一守将见面，两人平素关系较密，可助大帅攻破睢阳，当然，全凭大帅斟酌。"

尹子奇一听，觉得有戏，赶紧让杨朝宗请李滔进帐营说话。只见李滔低着头，长剑不留于身，缓步来到尹子奇面前，双膝下跪道："杨将军部下左先锋使李滔，拜见大帅！"

"起来吧。"尹子奇道，"今日两军混战之时，你去城中见了何人？"

"末将在城中有一兄弟，官至都尉，两个月前，末将投靠杨将军之后，是他为我做了善后工作，顺利转移我家老小，才使我一家老小免遭杀身之祸。他今日见我之后，说是睢阳兵力不足七千，唯恐不守，愿暗中相帮，只求破城之后，留一性命，若大帅看得起，给予官位，不胜感激。"李滔再次叩拜道。

"哈哈哈，还是有识时务者，睢阳这等要地，区区几千人相守，大唐真的是没人了，也真的把张巡当神了，哈哈，可笑之极，可笑之极呀！既然此人有这个念头，就让他好自为之吧，若破城有功，定然重用，下去吧。"尹子奇摆摆手，兴奋道。

李滔连忙退下，杨朝宗仍然站在一旁，表情木然。

"杨将军，此人的话不足全信，但可用之，若出了事端，你自己掂量，若攻破城池，某不会忘记。"尹子奇说得含糊其辞，话里还阴阳怪气，显得非常傲慢。

"是，末将告辞。"杨朝宗自知无话可说，便微微地答了一句，走出大帅帐营。

这正是：将军对阵显神威，杀得叛军鬼魂飞。

失鹿得马相伏倚，叛变投敌来谄媚。

欲知后事如何，且听下回分解。

第四十六回　雷万春情场失意　南霁云获赠神弓

上回书说到，燕军大帅尹子奇率十三万大军围攻睢阳城，张巡部将雷万春有勇有谋，单枪匹马出城对阵，挫败尹子奇的副将杨朝宗，随之与众将士杀得叛军屁滚尿流，直至夕阳西下，叛军发起了三十次攻势仍无战果，死伤无数，尹子奇只得鸣金收兵，退至睢阳城三里以外。当天，在双方激战之时，睢阳太守许远手下叛将李滔偷偷混进城内，暗中勾结一人，此人愿暗中相帮，以苟且偷生。尹子奇闻听，将信将疑。这是后话，此言不赘。

且说睢阳将士守城获胜之后，叛军不敢轻易袭扰，睢阳城也暂时恢复了往日的宁静。此刻，张巡正在太守府与许远、雷万春、南霁云、姚訚等将领一起，手指地图，分析敌情，研究战法。

突然传令兵来报："报告张大人，二夫人倩娘已接至睢阳，正在大人虎帐中歇息。"

"哈哈，二夫人来睢阳了，走，咱们去欢迎一下！"许远笑着，拉着张巡的手道。

"对，二夫人厨艺精湛，什么红烧鲈鱼、栗子黄焖鸡、酱牛肉……都是她的拿手菜，走，去张大人虎帐喝酒去！"南霁云的酒瘾上来了，说着嘴角竟流下了口水。

"哈哈，我说各位将军，俗话说小别胜新婚，吾等就不要打扰他们了！"姚訚笑道。

"哈哈，姚将军说得在理儿，吾等恭送张大人回营歇息！"南霁云笑道。

"恭送张大人回营！"诸将附和道。

在诸将之中，只有雷万春沉默不语，一种莫名的痛苦掠过他的双眸，但一般人难以觉察，只有张巡心知肚明。张巡走上前去，拍了拍他的肩膀，安慰道："好了，雷兄，要不，你我一起前去看看你的义妹？"

"哪里哪里，大哥，你还是赶紧回营吧，倩娘还等着你呢！"雷万春爽快道。

于是，张巡就顺水推舟，拜别各将，回到虎帐之中。

再看柳氏倩娘，色绝一方，可谓“一顾倾人城，二顾倾人国”，自古才子配佳人，美人赠英雄，自从她和张巡在一起之后，琴瑟和谐，恩爱有加。

当倩娘见到张巡匆匆而回，便起身相拜。

“倩娘，你为何早早地来了，睢阳还处在战乱之中啊！”

“贱妾识夫君于乱军之中，自打跟了你，就决心天天侍候夫君。”

“只是睢阳危困，此来凶多吉少！说句真话，睢阳是死地，孤城守战也是死撑，你何必自跳火坑呢？”

“贱妾的命是夫君的，生为夫君人，死为夫君鬼。再者，乱世一女子，能到哪里安身啊，再说了，如若回到南阳老家，只恐与夫君家人相处不谐，不如伴君于营帐，侍奉衣食矣。”

“唉，也罢，只是委屈了你啊！”

是夜，两人相拥而眠，小别胜新婚，郎情妾意，云雨酣畅，缠绵良久，不必多言。

且说雷万春特意去张巡虎帐看望义妹倩娘，走至张巡虎帐之外，见张巡和倩娘早进入寝帐，便在虎帐之外徘徊许久，方才垂泪离去。

雷万春在回军营的路上刚好碰到南霁云。其实，南霁云早就注意到雷万春心中不快，便问道:“雷将军，你怎么啦，缘何愁眉苦脸？”

“没事儿，只是想家了！”

“想家？久闻你老家已无亲人，我看你是想女人了吧，哈哈……”

“别瞎说，想女人？你看我雷万春缺过女人吗？”

“别再装了，你这样说就见外了！我看你还在心痛，真是英雄气短，儿女情长啊！”

“嗯。倩娘是某义妹，也早已是张大人的二夫人，某尊张大人，敬二夫人。再说，某与倩娘兄妹相称，岂敢自作多情？”

“你嘴上说，可心里还是放不下。兄弟，你爱倩娘无过，但是倩娘最终选择了张大人，你就尊重倩娘的选择吧。再说，倩娘选择的张大人，是个大英雄，你我都敬之如兄事之如父，吾等应该欣慰才是啊，一个大老爷们不要为情所困，睢阳城虽战事已开，妓院照开，人们照常寻欢作乐，走，我陪你去喝酒，要女人，某请客！”南霁云说着，拉起雷万春的手就走。

“哈哈，买醉可以，买春也就罢了！”雷万春自嘲道。

“好，吃饱了，喝足了，再战贼军！”南霁云安慰道。

说罢，两人携手往城中的望月楼走去。望月楼掌柜见是南霁云、雷万春两位将军光临小店，心中大喜，显得格外殷勤，笑脸道:

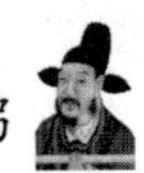

“原来是南大将军和雷大将军，你们守护睢阳，保一方平安，久仰久仰，今日相见，三生有幸，快、快坐，快上坐，今晚我来请客。”说着，转身对店小二吩咐道，“小二，上最好的羊肉、红烧鸡块、五香糟鱼，还有拿上我窖藏十年的两缸槐花酒。”

“掌柜的，吾等只不过是当兵的，为何如此盛情？”雷万春问道。

“两位将军有所不知，在下乃贾贲堂兄贾虎。我堂弟贾贲曾与张巡守军共战雍丘，今晚见到你们甚是欣慰！”

“哦，原来如此，幸会幸会，想当年贾贲攻克睢阳，斩杀安禄山大将张通晤，震惊了整个河南战场，贾贲乃真英雄也，只可惜战死沙场，壮志未酬啊！”雷万春难过道。

说着，菜酒开始上桌，贾虎先作告辞，拱手道：“是啊，两位将军慢用，我先去拿件东西，去去就来。”

槐花酒果然是好酒，开塞酒醇香四溢，入口更是甘洌无比。雷万春斟满两杯酒，端起一杯道：“嗯，好酒，槐花酒真是好酒啊，南兄来干！”

“干！”两人喝着喝着，不禁聊起了往事，南霁云继续道：“前几年，我行走江湖，占山为王，多亏张、许两位大人的知遇之恩，才能出得山来，为国效力啊！”

“南兄啊，家家都有一本难念的经。多年前，我家滋生变故，某一度流落街头，幸得张大人识中，方有出头之日，而今你我共聚张大人帐下，同为骁骑将军，为大唐建功立业，甚幸甚幸。”雷万春道。

“是啊，两年来，大唐战事未歇，一个好端端的开元盛世竟被打得山河破碎，现在只盼天下太平，百姓安居乐业。”南霁云豪饮一杯酒道。

“南兄，等天下太平了，你我身为武将，有何打算？”

“解甲归田。当年行走江湖，就是讨份生活，盼的就是有田种，有牛养，小富即安。咱立了功，就有钱置田买地，过上富足平淡的生活！”

“某也有这个想法！”南霁云兴奋道。

“吾等只会打仗，不会做官，以后能讨个太平日子，也就罢了。”雷万春端起酒杯，继续道：“来，南兄，再干一杯，喝！”

两人喝得正酣之际，贾虎挽着一把弓箭前来，一脸的凝重道：“两位将军，贾贲爱武，臂力过人，后为单父县尉。安史之乱，天下便风云际会，英雄辈出，为兄知堂弟有报国之宏愿，遂散尽大半家财，购得天下名弓——落日神弓。可惜天不假英年，我堂弟贾贲战死，无缘此弓。俗话说，宝剑赠英雄，名弓赠神手，久仰南将军是射箭神手，现将落日神弓赠予南将军！”说着，贾虎便把落日神弓递给了南霁云。

“贾兄，这……这哪里使得？落日神弓乃天下名器，某一介武夫，岂敢受用！”南霁云边说边琢磨起这天下名弓，早已喜形于色。

“南兄，难得贾掌柜一片诚心，你就收下吧！”雷万春顺水推舟道。

“南将军，这名弓留在我处发挥不了应有的作用，再说，堂弟贾贲为叛军所杀，现在十三万叛军兵临城下。若睢阳兵败城破，这望月楼也将不保，我乱世一商人，也难保小命。我只愿将军用此弓多多杀敌，保我大唐江山，保我睢阳之无虞。”

“贾兄此话实在鼓舞了南某，好，某就收下了。来，贾兄坐下，咱们一起喝酒。”南霁云爽快道。

一时间，三人开怀畅饮，笑谈天下战事。一个半时辰后，雷万春自感不胜酒力，知目前敌情严重，不敢再多贪杯，便要告辞回营。

南霁云要付酒钱，贾虎说：“小店能有两位将军光顾，已是荣幸；名弓能为真识弓之人所用，已是万幸。南将军你就不要客气了。”

南霁云作揖，道：“先烈贾贲与我家张大人共起于雍丘，杀贼而死，天下英雄敬仰。今晚贾都尉之堂兄又以天下第一名弓相赠，如此深明大义，实在让南某敬仰。贾兄，请受南某一拜！”

拜罢，南霁云便背着落日神弓，与雷万春一起走出了望月楼，去巡查各个城楼，督促守兵加强警戒。

第二日一大早，张巡命人清点兵数并加派斥候，仔细侦察敌军动向。现在军情危急，张巡又把现有守军重新规整：雷万春统领步兵三千，石承平、田秀荣等诸将归其部下。步兵，也就是当时的所谓刀兵，装甲充足，能有效厮杀敌军有生力量。南霁云率领两千弓箭手。史民操控骑兵一千余骑。新增的千余民兵由许远带领，姚訚辅助。于是，张巡守军形成了以步兵为主、骑兵和箭兵为辅的三大军队。

刚刚部署完毕，就有探子来报：“陈留方向仍有叛兵陆续向睢阳开赴而来。尹子奇誓要十日内攻破睢阳城。”

“哼，十日！做梦去吧，你来多少俺就杀多少！俺的丈八蛇矛，还有南兄刚得的落日神弓，都不是好惹的，专杀攻城贼将！”雷万春道。

“为今之计，不能让贼兵靠近睢阳城下，只能多出奇招、用奇兵，这些都有赖于张大人！”许远道。

“张大人，你有何高见？”南霁云问道。

“各守城门，按部就班，各尽其职，无令死守，有令听令。”张巡说完，转向许远，“对了，许大人，敌情危急，你动员城中一切军民，迅速挖五个地道，通至城外百米处。如有贼军来攻，由雷万春、石承平诸将各率五百勇士，由地道冲出，截杀敌军于阵前，有效阻止敌势于百米之外，这样一旦有所突破，南将军训练有素

的弓箭手又会发挥最大的杀敌效果，将之一一射杀！”

许远当即领命而去，开始挖地道。各将士得令坚守城门，不敢懈怠，以备来犯之敌。

话说尹子奇两次进攻睢阳，虽是告败，但斗志未挫。原因是还有燕军继续向睢阳开拔过来，再说两次交锋，都是阵脚未稳，他开始整顿军队，策划新一轮的进攻。

第三天，尹子奇将十多万大军稍作调度，以压倒性的优势卷土重来，屯兵睢阳城下，再次拉开战事。

叛军这次进攻更为猛烈，全军而上，志在必得，大有一洗前耻之决心。

睢阳军情紧急，守军各将领聚在张巡帐营请战领命。张巡问道：“许大人，地道挖好了否？”

“早已挖好，雷万春等诸将所领之兵皆熟地道，进退自如，我还命人在百米处挖了一道壕堑。”

“好，一切妥当就好，吾等就与尹子奇决战城下。”张巡紧握的拳头重重地砸在几案上，愤怒道。

接着，张巡开始与诸将交代战术，命令道：南霁云率两千弓箭手与某率一千将士共守于城上拒敌，其余悉数由雷将军等诸将带领通过已挖地道，潜伏于城下百米处壕堑之中。待敌军攻城，甲兵和攻城车兵推进至城下百米处，奋然跃出，冲入敌阵，奋力斩杀，短兵相接，混战于敌阵前，使敌军弓箭手无法发挥作用。南将军密切注意敌骑动向，不可让骑兵与步兵会合，共同攻城，接近城下务必射杀。

各将明确作战计划，出去应战。

此时，只见尹子奇纵马于阵前，亲自督阵，巡视各军。他见兵多将广，气势冲天，心中很是安稳，便号令全军猛攻，步兵方阵和骑兵方阵同时推进。

叛军开始如蝗过野，密密麻麻地涌向睢阳城下。眼看就要冲到城下了，却突然停滞不前了。原来在离城墙百米处，从地下钻出两千多睢阳守军，摆起陌刀长枪阵。贼军不明就里，毙于刀阵，冲得越猛死伤越重。偶有小部贼兵冲过了陌刀长枪阵，可是城上的南霁云便率人箭攻，顿时箭矢齐下，一把把箭矢就像猛扎在稻草人身上一样，刺穿了叛军将士的身体，统统成了刺猬，攻城贼兵无不惊惧不已。再说，有了这地道，陌刀长阵一旦有了缺口就马上有人从地底钻出替补上，要冲破这陌刀方阵万难，何况冲到城下又是一阵箭雨狂射。

尹子奇见状一阵惊骇，大感不妙，马上下令弓箭齐发。雷万春所领的陌刀阵早有准备，顿时散开，迅速冲入敌阵，化整为零，与贼军混作一团。尹子奇见状，只能命令停止箭攻。

叛军的先头部队阵脚大乱，后续部队又停滞不前。尹子奇气不打一处出，歇斯底里地喊道："冲，给我全军压上！"

叛军死冲，竟有几股敌军突入城下。南霁云哪能放过这些贼兵，弓箭手奋力反击，箭如密雨，贼军惊慌万分，攻防不及，纷纷成为刺猬人；而许远率睢阳城百姓中的壮男们也在奋力守城，将巨石和满是铁刺的圆木从城上倾泻而下，不少贼军竟压碾成肉泥。

又有敌军突破到城下，雷万春等率兵左突右进，回援至城下，砍杀完毕，又冲向敌阵，这样来来回回，竟如入无人之阵，来去自如。贼军前后不继，难有作为，而敌骑更是只能两边张望，不能靠近城池。

尹子奇见破城无望，只能作罢，再次鸣金收兵。叛军闻之，撒腿就跑。

尹子奇败阵回营后，自知士气低迷，不可屯兵于睢阳城下，只好再次退至五里开外的啸虎道东南口，安营扎寨，从长计议。

雷万春等诸将见敌军退去，稍作追击便全师而返。张巡见尹子奇败阵，再令许远率人引南湖之水注入城下堑壕，以防尹子奇以其人之道还治其人之身，也挖地道来攻城。

近段时间，张巡通过啸虎道设袭、城下对决、暗修地道等战法，让尹子奇损失了六十多员战将，阵亡了四万余兵卒，狠狠地教训了尹子奇，使他清醒地意识到对手张巡并不是只读圣贤书的一介腐儒，也不是一介赳赳武夫，他有雍丘之战的守城经验，更有游侠江湖的英雄气概和文韬武略。尹子奇思前想后，还是屯兵啸虎道，采取围而不攻的战术，静观其变，以待时机之策。于是，整个战局一时陷入了僵持阶段。

这正是：自古英雄爱美人，儿女情长暗伤神。
睢阳城下出奇兵，英雄本色照乾坤。

欲知后事如何，且听下回分解。

第四十七回 阵前怒杀两叛将 里应外合终泡汤

上回书说到，叛军第三次兵临睢阳城下，张巡命人从城内往城外挖地道，出奇兵，克敌制胜。尹子奇败阵回营后，再次退至五里外的啸虎道东南口，采取围而不攻之策，整个战局一时陷入了僵持阶段。

睢阳军民见敌营从城外撤走，终于又迎来短暂的和平。城里再现往日的热闹和繁华景象。

张巡和许远商量决定犒劳守城军民。这一个多月的苦战，能够撑下来，并且在损失极小的情况下杀敌无数，全靠睢阳城军民同心同德，同仇敌忾。于是，在许远的张罗下，睢阳城内的校场上，军民同乐，喝酒、唱歌、跳舞，一片欢腾。

此时，张巡带着倩娘走出虎帐，来到校场，与睢阳城军民同欢共饮。

姚訚显得很是平易近人，坐在士兵中间，拿出他心爱的洞箫，一曲《离别难》，箫笛悠悠，如泣似诉，荡漾起战士们浓浓的乡愁和情思。可别小看这姚訚，他是唐明相姚崇的族孙，生性豪放不羁，悲天悯人，极富正义感，擅长丝竹音乐，因此在官场中很有影响，别人也都愿意和他接近交朋友。

张巡悄悄走到姚訚旁边，拍起手来，“久闻姚大人箫声天下闻名，今日一听，果然是天籁神韵啊！”

“战事频仍，很久没有动过它了，今日睢阳欢欣鼓舞，所以献丑了。听说张大人文才了得，吟一首诗如何？”

张巡推辞道：“世人都说‘作诗当推李白，吹箫当推姚訚，舞剑当推裴旻，射箭当推南八，张某就不在这里丢人现眼了！”

“张大人你就不要再谦虚了，你能文能武，为吾等吟一首诗，也是鼓舞士气呀！”

倩娘一听，也鼓动张巡道：“大人，将士们的要求也不为过，你就满足他们吧！”

“对，妹妹此言极是，来一首，来一首吧！”雷万春兴奋道。

众将士和睢阳城百姓齐声高呼：“张大人，来一首，来一首！”

张巡见推辞不掉，便笑道："我是听到姚大人的笛声而来，就以《闻笛》为诗名，草成一首：

岧峣试一临，虏骑附城阴。

不辨风尘色，安知天地心。

营开边月近，战苦阵云深。

旦夕更楼上，遥闻横笛音。

"一段乡愁苦，万种离别恨，姚将军真乃好笛；不辨风尘色，安知天地心，张大人真乃好诗！痛快！"许远也赶过来，兴奋道，"各位大人、将士们，痛快饮酒，今天要好好尽兴！"

"许大人，你也作一首诗，如何？"雷万春怂恿道。

"有好诗，好笛，好酒，我就不献拙了，我来发布一个好消息，大唐天子来任命书了，张大人仍为河南节度副使，擢升为御史中丞，我为侍御史，姚将军为吏部郎中，以后啊，这睢阳军民皆由张大人统领！"

"这睢阳太守是许大人，等击退这尹贼，睢阳还是你许兄的。"张巡推辞道。

"张大人你不必推托。许远身为太守，当睢阳危急，曾向临淮的贺兰进明、谯郡的杨万石、彭城的尚衡、雍丘的你四人发出求援信，唯有你一人响应，立即驰援睢阳，合军对付尹子奇。如果没有你的到来，睢阳城恐怕已经不是李唐之睢阳了，许远我也非擒即逃！保睢阳就是保大唐，守一城而捍天下，我自知难当此任，由你统一调度，才是正道啊。"

张巡听罢，连忙道："这万万不能，你是太守！再说，名分这东西算什么？"

"张大人，带兵打仗最怕权职不明，更不能有两个主将。你刚来睢阳城，我就已经说明我负责后勤保障和动员群众，但你处处相让于我，我看这样吧，朝廷的任命书也下来了，论官秩你也高我一级，从今往后，我许某就是你的部属，归你吩咐，大人可直呼吾名，叫许远即可，不要再分什么睢阳军、雍丘军，都是大唐军。"

这时，大将南霁云连忙进言："许大人言之有理，强敌压境，何计名分。张大人你雍丘一战天下闻名，朝廷已经让你总领河南军政要务，睢阳是河南重镇，拱卫江淮大地，如今之睢阳不再是许大人之睢阳，也不是张大人的睢阳，是大唐的睢阳，守住可保江睢之无虞，我和许大人等追随张大人，正想建非常之功！"

张巡拱手道："承蒙许兄和众将士抬举，既然如此，吾当勉力从之，誓死守城。"

"张兄早就应该如此，这是睢阳城之幸，更是大唐之幸，许某愿为张兄调军粮、修战具，负责战事后勤！"

许远说着，便与张巡等将士一起走进太守府，正式交接城内相关事宜。

 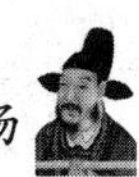

书中暗表，得知朝廷嘉奖睢阳，特别是张巡的官职一路攀升，各路军镇心里就不平衡了，按当今的话来说，就是羡慕嫉妒恨！尤其是在睢阳周围拥兵自重的节度使们，如临淮的贺兰进明，想想自己宦海沉浮，好不容易谋得官至三品的御史大夫，这张巡倒好，平步青云，两年前不过是个名不见经传的真源县令，跑到雍丘而又后跑到宁陵，再跑到睢阳，就一下子就窜至官居正四品上，与自己只差半级，而且还有再往上升的势头！

有人说，官场是没有硝烟的战场。朝廷这一加封，使得睢阳更是处于孤军无援的境地。周边拥兵自重的军镇盘算着，若帮了你张巡守住睢阳，数你张巡的功劳最大，来共守睢阳只是个帮衬的。这本账，那些官老爷算得很清楚。这是后话，此言不赘。

言归正传。转眼间，又到了开春备播的季节，古城睢阳换上春装。树林里，一片翠绿，莺歌燕舞；池塘中，水波不兴，鱼儿欢游；道路旁，姹紫嫣红，百花争艳。此时，有不少农民正在田间劳作，可是，当他们看到一队队骑着高头大马，耀武扬威的叛军时，纷纷四处躲藏。

尹子奇的军队在不断扩展，从城头上看去，就形成了半圆包围之势，分四组，各举着高大的旗帜，上面飘扬着“燕”字，在大军后方，出现了另一只鲜红的大旗，上面倾洒着巨大的“尹”字，这是尹子奇的亲卫军，安庆绪为他保命的一万精锐大军。

此时，本来沉寂的睢阳城又开始恐慌起来，城头上的守将早已看傻了眼，就连张巡都微闭双眸，心里一阵骇然。如今这周围各城纷纷投降了叛军，独有这睢阳仍然挺立在中原大地。此情此景，张巡不由吟起起杜甫在长安刚刚写就的《春望》一诗：

国破山河在，城春草木深。

感时花溅泪，恨别鸟惊心。

烽火连三月，家书抵万金。

白头搔更短，浑欲不胜簪。

吟罢，张巡感慨道：“江山如此多娇，岂容乱臣贼子横行作乱！”然后，转身对着守城的将士喝道：“兄弟们，这是叛军在壮势扬威，不足为虑，攻城战讲究快、准、多，而睢阳城地处南湖中间，四面湖水围绕，因为南北几座大桥拆除以后，叛军无战船，只有从这西门而进，可此地狭小，只能容下两万余人，也就是说，叛军人数再多也无用，据此城的险要，充其量就是两万人的攻入，自是能守。诸位将士，绝不能退缩一步，因为有尔等守护，睢阳才固若金汤！”

“是！”诸将士齐声道，“绝不退缩，固若金汤！”

"绝不退缩，固若金汤！"睢阳守军这庞大的气势竟然压住了叛军的嚣张气焰。常言道，没有攻不破的城墙，只有打不垮的意志。这种坚强的意志，一旦激发出来，将无所畏惧，战无不胜！

且说尹子奇虽几经败绩，但灭睢阳之心未死，便想起了前段时间副将杨朝宗向他推荐的一人，此人正是许远手下叛将李滔。尹子奇令杨朝宗赶紧招来李滔，密谋破取睢阳之事。

李滔走进尹子奇的帐营，便上前施礼，尹子奇和上次的态度来了个一百八十度的大转弯，面带微笑，上前搀扶，夸奖道："李将军知时务、识大体，带兵来降，实乃尹某之幸，大燕之幸啊！"

"小的慑于大人之军威，诚惶诚恐，俯首前来，小的愿为大人驱使，冲锋陷阵，效犬马之劳！"李滔卑躬屈膝道。

"嗯，现在风云际会，英雄辈出，李将军是良禽择木而栖，勇将择主而事，你大有用武之地！"尹子奇高兴道。

"尹大帅挥师南下，拥十数万之众，得睢阳指日可待。之前，我已禀告大帅，睢阳城内有一郎将田秀荣，是末将的兄弟，素来关系甚好，我们烧香磕头拜过把子，说好的有难同当，有福同享。末将派人前去和他约定，来个里应外合，打下睢阳城不在话下。"李滔谄媚道。

"哈哈，我盼就盼睢阳城能有个缺口可攻，今天李将军如此出力，着实让尹某感动，你去办吧！等打下睢阳城，记你首功，向大燕皇帝举荐你做睢阳太守！"尹子奇许诺道。

"只是田秀荣和我都是许远的部下，旧主许远为人仁厚，曾多次有惠于我和田秀荣，我怕田秀荣……"李滔欲言又止。

"这个好办，许远若能投诚，加官晋爵；若不投诚，尹某保他不死。田秀荣跟你一样升官，你尽快去办，争取更多的人来投诚！"

叛将李滔听尹子奇如此定夺，便喜出望外，不敢怠慢，趁双方处于僵持状态，就秘密派亲信潜入睢阳城，和田秀荣商量破城投敌之事。

睢阳城正北门是南霁云和雷万春二将镇守，而这正北门当值的是田秀荣将军部众。这田秀荣本属许远手下勇将，正北门首对贼军，万一城门攻破，骁勇的田秀荣也可以拼杀一阵，张巡如此安排也是人尽其用。李滔正想利用田秀荣这一特殊位置，来个里应外合，立破睢阳城。

话说李滔派亲信潜入睢阳城中，秘见田秀荣。田秀荣见此人手持李滔手书，便称兄道弟，密谋一番，约定三月十二日尹子奇出兵来攻，趁人不备，来个里应外合，开门献城，引敌入城。

许远作为睢阳太守，平素为人宽厚，部下受其恩惠者不计其数，深得人心。田秀荣的部下多半跟许远有渊源，受过他的接济不少，自安史之乱后，更是亲随作战，因此田秀荣的部众对许远感恩戴德，一听说田秀荣图谋投敌叛唐，就有人密报许远。

许远倒也老道，便秘而不宣，待查明情况，交由张巡定夺。许远暗中派人前往调查，之后来报，确有李滔亲信住在田秀荣处，而且确有约定三月十二日开门献城这事儿。许远确认无误后，就独自到张巡帐营，向张巡说明了事宜。

张巡认为秘而不宣为上策，决定阵前挫败这场阴谋，当着两军之面处决田秀荣。

三月十二日上午，尹子奇按李滔之计，一切安排妥当，再次聚兵睢阳城下。老谋深算的尹子奇胸有成竹，稳坐在金鞍之上，注视着眼前的睢阳城。

睢阳守军早已习惯作战，闻贼兵来犯，都各就各位，准备应战。

只见城外黑压压的贼兵，越聚越多，传令兵已按尹子奇的命令，排兵布阵，骑兵都已列位战马旁边，就待一声令下，全军而上。贼兵表现出来少有的沉稳，秩序井然，看来谁都知道今天有大的事件要发生。

未等尹子奇擂响战鼓，号令全军推进，张巡就站在城头上，大声喝道："立宣田秀荣速速走上城楼！"

田秀荣见战事未开，而主帅传令走上城楼，知是此去凶多吉少，不由背脊一凉，慌作一团，但又不敢违背命令，只有硬着头皮走上城头。

城下贼兵主帅尹子奇本已一切准备妥当，就待手一挥，战鼓响起，就可全军而上。不料，这内应田秀荣竟被传唤至城头。他知情况有变，便静观其变。战斗突然停止了，双方陷入了沉寂，所有的视线都集中在了睢阳城头。

张巡居高临下，沉着冷静，应该说是面无表情，等待着田秀荣的到来。田秀荣心虚不已，心想，行动败露了？但这几天都很平静，还是平常的调兵遣将。是不是该立即行动，调转矛头，开门降敌？但约定之时未到，尹子奇虽已至城下，但战鼓未擂，时机尚未成熟，而且这张巡老谋深算，像是留有一手，说各城门守将轮值，宣我上城时，已另派他人接管城门。想到这里又看到这些，他双腿有些不听使唤了。

之后，在众目睽睽下，田秀荣的阴谋被揭穿，告之是叛徒、小人，千夫所指，万口所唾。此时，田秀荣恨不得插翅飞出睢阳，逃离睢阳这是非之地。田秀荣还来不及细想如何应付张巡的问答，还未到张巡面前，雷万春就利索地砍下了他的脑袋。田秀荣血溅城墙，城内城外更是一片寂静。

雷万春臂力非凡，举起田秀荣的首级，巡视城内城外，对内是警告守军有投敌者身首异处，对外是宣告贼兵阴谋败露。巡视完毕，雷万春猛地将首级往城下一掷，大声说：“尹贼，田秀荣亲自下城，去跟叛贼李滔商量里应外合的事宜了！”

城内，田秀荣部下纷纷丢下武器，睢阳城的老百姓知道军中有变，便拿起石头，准备砸死这数百士卒。

许远匆忙跑了上来，说道：“住手，快快住手，父老乡亲们、将士们，这些人是受田秀荣胁迫，实属无奈。”说着，又转向被围攻的士卒，“你们都曾跟我出生入死，我已求张大人网开一面，既往不咎！”

一士卒站出来说：“我们生是许大人的人，死是许大人的鬼，唯许大人之命是从，这次田将军假借许大人之命，说张大人、许大人不合，所以……”

“田秀荣卖主求荣，投敌叛唐，自然要找这么个理由。再说，贼兵久攻未下，用离间计也属常理，想让睢阳城不攻自破！我也知你们报国之愿、杀敌之心，有与睢阳共存亡的决心，国家兴亡，匹夫有责，我们要听张大人的安排！”

“我们愿誓死保卫睢阳！”

城外，叛将李滔眼睁睁地看着田秀荣被当众斩首，怒不可遏，抡枪上马，横冲直撞，向城墙下奔来，大叫道：“杀我义兄者雷万春速速来应战！”

南霁云拿起落日神弓，搭弓欲射，李滔面无惧色，竟然不打算离开，还叫道：“万春小儿，杀我兄弟，下来跟我单挑！”

张巡对南霁云说：“南将军，李滔此人虽勇而对大唐不忠，虽义而对睢阳无节，如此逞强，是小勇小义，是自来送死，你就无须迟疑，速速射杀！”

南霁云点头称是，举起落日神弓，弦振箭驰，李滔应弦而倒，从马背上摔了下来，竟一箭贯穿胸膛，一命呜呼！马儿在他身处打着圈圈。

尹子奇见此情景，不禁倒吸一口凉气。原本他想通过李滔和田秀荣里应外合，从内部瓦解睢阳城的防守，一举攻破睢阳城。谁知道他苦心孤诣，结果一临阵，全盘的棋子都乱了。尹子奇觉得这棋子走得太臭，越想越懊恼，但不能善罢甘休，于是一挥手，擂响战鼓，全线攻城，并且在阵中大喊：“退阵者斩！”

贼兵吃过几次苦头，虽是连续冲锋，但早已不如上几次的大对决。冲杀了几次，根本没有赚到便宜。尹子奇在中军营寨前好生闷气。只见南霁云在守城，箭无虚发，近城者必死；雷万春一副万死不辞的样子，带着一帮勇壮之士冲出城来，所向披靡，近身者必死！

叛军将士见了雷万春就吓得肝胆俱裂，落荒而逃，竟然眼睁睁地看着自己的车马牛羊被雷万春劫进城里，尹子奇气得咬牙切齿，恨自己的将士个个都是怂包，只会哭饷叫封！

尹子奇自知前几次吃过亏，不宜恋战，就命令鸣金收兵。就这样，贼兵叫杀一

阵后，便丢下尸体再次退去。逃回到啸虎道后，尹子奇命人清点兵士，发现又是损兵三千。

春色无边的睢阳城下，尸横遍野，这是一个血染的沙场，天边的红霞也血一样红。雷万春陪在张巡的身边，默默地注视着他，不知跟他说些什么，只是静静地站在他身边。

此时，倩娘走了上来，给张巡送上风衣。雷万春一看到她，便默不作声地走开了。他也不再埋怨倩娘的选择，她的选择是对的，张大人不仅是才子，更是英雄，佳人配才子，美女爱英雄，自己毕竟是一介武夫，雷万春心里一阵翻江倒海，一边走一边安慰自己。

张巡和倩娘向虎帐走去，张巡道："雷将军心有大爱，是希望我们好，在阵前极力保护我。他是我的守护神，可你我都有负了他这片痴心！"

"万春哥深明大义，不会责怪你我的，说好的，我俩是永远的好兄妹。"

"那就好，倩娘，我们不说这些了。走，我们回虎帐中，一起研究卫国景武公李靖的用兵之道！"说着，张巡挽起倩娘的手，一起走进虎帐。

这正是：金戈铁马抵春愁，千里征战几时休。

睢阳军民齐呐喊，绝不退缩响神州。

欲知后事如何，且听下回分解。

第四十八回　尹子奇引蛇出洞　张奉忠将计就计

上回书说到，睢阳太守许远手下叛将李滔叛变投敌之后，向燕军大帅尹子奇献了一计，那就是暗中勾结睢阳城内他的拜把子兄弟，也就是许远手下大将田秀荣，他们预谋里应外合，一举攻破睢阳城。不料，此计被许远和张巡识破，便将计就计，在阵前斩杀了李滔和田秀荣两个叛将，使叛军里应外合之计最终泡了汤，尹子奇损兵三千，逃回到啸虎道。

经过这次惨败，尹子奇有些心灰意冷了，便上书在洛阳的大燕皇帝安庆绪，说攻睢阳之事要从长计议，便离开了睢阳城外的啸虎道，在陈留稍作修整，回驻汴州。

其实，尹子奇这是在明撤暗聚，养精蓄锐，以集兵再犯。他在汴州又补充了五六万贼军，兵力又扩至十六万。

四月上旬，尹子奇率十六万大军返回啸虎道，再次围攻睢阳。张巡在睢阳城内做好了一切应敌准备，随时痛击来犯之敌。

这日上午，张巡等将士正在睢阳城头观察敌情，忽有探子来报："叛军先头部队已从睢阳城外的啸虎道出发，正向睢阳城进发！"

"再探！"张巡感到情势危急，但表现得镇定自如，以不变应万变。

半个时辰之后，尹子奇率十六万大军终于来到南湖边缘，当看到十丈宽的大桥，通往城下一里的地方，他瞠目结舌，回头看向黑压压的大军，都等着他发号施令，此时他显得出奇的冷静，立即派人游转整个城邑，观察地势，寻找突破口。尹子奇在等汇报之时，一屁股坐在侍卫给他准备好的椅子上。

杨朝宗见此，长叹一声，来到尹子奇身边，道："大帅，张巡非等闲之辈，他若没有精妙的布置，也不会以区区几千兵力抵抗某十六万大军。卑职认为，大帅不必为虑，此战看似大军劣势，亦是优势。"

"哦，此话怎讲？"尹子奇厉声道。

"卑职以为，正因此等地形让张巡自以为是，以为能守住城邑，所部兵力不多，但却不知道车轮战，我军兵力、粮草充足，耗上一耗，就是东都洛阳也得垮，

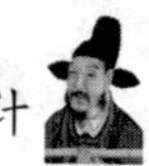

更何况这小小的城邑呢？”

“杨将军，你的意思是？”尹子奇兴奋地问道。

“卑职认为，从此之后，决不能给唐军补给机会，那么少则三个月，多则五个月，即可破城。”杨朝宗自信道，“加上我军人数众多，张巡自是不敢出城迎敌，所以一切优势尽在我手，攻亦可加快破城之日，守亦可稳固破城之意，一举两得，现如今大燕根基稳固，时间充裕。故此，某说不足为虑。”

“嗯，说得在理儿。”尹子奇连连点头，大声喝道：“传令下去，立即在睢阳城四周安营扎寨，围守城池，今夜再攻！”

“不可。”杨朝宗阻拦道，“不可分散兵力，睢阳四周方圆数十里，若将十余万大军分散，那就是每处一万有余，对于张巡精锐之师来说，断然拦不住，大帅只需守住东西两座城门，而南北桥断，只需加强巡逻即可，他们也出不来。”

“呵呵，杨将军说得对！”尹子奇阴冷一笑，拍了拍杨朝宗的肩膀继续道，“嗯，是本帅大意了，那就由杨将军率三万步兵，孤将军率一万铁骑进攻西门，某带十二万大军冲击东门，来个瓮中捉鳖，可否？”

“是，末将定不辱使命！”杨朝宗拱手道。

书中暗表，杨朝宗每每向尹子奇出谋划策，不仅仅是为了博得尹子奇的信任，更重要的是他想得到属于自己的兵权，此时目的达到，也可报唐军一箭之仇。

杨朝宗带上胡人将领孤保安，领兵四万从城东而过，赶至城西，绕了大半圈，因为南湖的面积很大，足足跑了四十余里才到西门。杨朝宗侧目看着城头上的将士，心中暗暗发誓：一定拿下睢阳，砍杀张巡！

城头之上，唐军诸将见叛军不攻而停，又开始分兵至城西，感到有些莫名其妙，而张巡看到这些情况，或者说看到这种战略意图，深感事态严重，他轻叹一声，道：“某不愿看到的事情，还是发生了，看来贼将也非等闲之辈啊！”说着，张巡便转身看向诸将，开始研究战法，排兵布阵。

话又说回来了，尹子奇见杨朝宗带走兵力之后，心里有些后悔，感觉不该给杨朝宗那么多人，要是这东城屡攻不下怎么办？他来不及多考虑，就命令盾甲兵压进，从大桥之上踏过，直接来到城下，高举盾牌，抵御唐军弓箭，随后是步兵，至于骑兵，在这攻城战内起不了多大作用，只能做巡逻，谨防唐军逃亡。

尹子奇对自己的布置自信满满，他要引蛇出洞，再由重骑兵和轻骑兵从两侧向中间聚集，实现对张巡守军的包抄，最后才由中军步兵方阵推进，再实现对张巡守军的围剿。

傍晚时分，尹子奇一切安排妥当，亲率兵马来到城下。他远远望去，看到张巡已经站在城头督战，旁边还是南霁云、雷万春两将在守卫着，周围的将士们紧攥着兵器，兵器上沾满凝血，颜色黑红，他们的眼神里充满着杀敌的欲望，个个都以一挡百，早已把生死置之度外。

张巡用兵如神，不按常理出牌，似乎早就看穿尹子奇心思，对全城军民大喝道："全体官兵，某战旗一挥，全体冲杀，杀出军威，贼军步兵已经被我们打怕了，现在要教训教训那两侧的骑兵。"张巡转身向各将领发号施令："雷万春率一千五百勇士，南霁云率五百弓弩手，奔袭尹子奇的右侧骑兵方阵！"

"末将得令！"

"姚訚率一千五百勇士，石承平率五百弓弩手，奔袭尹子奇的左侧骑兵方阵！"

"末将得令！"

"雷姚二将所率三千勇士配以陌刀和长枪，务必全力冲向贼军骑兵方阵，见马就斩，见人便砍！南石二将所率一千弓弩兵紧随其后，有效射杀骑兵！"

"末将得令！"

"某和鲁奇率一千将士配发弓弩，藏于城头见机行事，里应外合。"

"末将得令！"

"切记，以鸣金为号，见好就收，不可恋战！"

"末将得令！"

"许远、史民、陈蒙等将，带领一千勇士，五百弓弩手坚守西门，没有命令，不得擅自出城应战。"

"末将得令！"

随后，各将领各就各位，准备出战。经过时间的洗礼，战斗的磨砺，睢阳军民对张巡佩服得五体投地。南霁云更是如此，他虽然箭术独步天下，又精通枪法，独创南氏枪法，有七十二套路，路路索人性命，但是他对张巡非常崇拜，更是唯命是从。

这尹子奇在燕军将领中也算是佼佼者，要不然安庆绪也决不会将攻打睢阳、挺进江淮的任务交给他。只可惜，偏偏遇到了张巡这块难啃的骨头。尹子奇见排兵布阵已毕，便策马跑到阵前发号施令。

尹子奇战马未定，张巡已经擂响了战鼓。于是，各路守军从高处而下，趁地势之便，排山倒海而来，分成两部，按照部署，向叛军的两翼冲来。叛军骑兵还没有上马，尚在待命状态之中，就遭到当头一棒，死伤惨重。

张巡自知这是尹子奇在玩引蛇出洞之术，绝不会轻易上钩，便见好就收，鸣金收兵，雷姚二军逐渐会合，顺利退至城下。雷万春殿后，大声喊道："张大人有令，以鸣金为号，见好就收，不可恋战！"各人在城中守军的掩护之下进入城中。

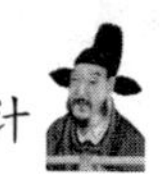

尹子奇已收拾好乱局，组织将士追至城下。而此时，雷万春、姚訚退回城中，登上城头，摘弓搭箭，准备教训来犯之敌，而南霁云、李辞所领的弓弩兵们且战且退，也已退至城下，见贼军气势汹汹而来，张巡一声令下：“放箭！”顿时，城上和城下万箭齐发，直射贼军阵营，一时间，叛军又是死伤一片。

尹子奇见势不妙，不能再去白白送死，立即命人鸣金收兵。他知道这又是张巡的诡计，冲出来乱砍一阵，然后迅速撤离！

此时，副将杨朝宗在西门那边却不见动静，他们正在西门搭灶做饭，忙得不亦乐乎，听到东门的厮杀声，都装作没有听见。胡人将领孤保安走到杨朝宗面前，请求返回东门，前去助战，被杨朝宗断然拒绝，说这是大帅的命令，要在这里坚守阵地，这西门万一有情况，也要随时上前拼杀，谁都有那么一天，能多活一会儿是一会儿，他们在城下尽情吃喝！

尹子奇在城东门吃了大亏，损兵折将一万余人，便怒火中烧，气急败坏，却又毫无办法，咬牙切齿道：“娘的，你这个张巡，张疯子！我要千刀万剐了你！”他呆呆地站在睢阳城下，望着这坚不可摧的睢阳城墙，近在咫尺，却似乎又远在天边，遥不可及。他心里有些失落了，他在骂娘，他在发泄，他在捶胸顿足，他在嗷嗷抓狂。

就这样，尹子奇率十余万大军在睢阳城下安营扎寨，整个四月间，攻城无数次，张巡双眼布满血丝，二十多个日夜不卸战甲，谋攻论伐，指挥若定，使得叛军始终没能叩开睢阳城门，战斗仍然处于胶着状态。

这正是：睢阳一城锁江淮，一城在手社稷在。

十万叛军围城邑，张巡守军不言败。

欲知后事如何，且听下回分解。

第四十九回 兵分十路袭敌营 胡酋骂阵被生擒

上回书说到，尹子奇集结十六万大军再次围攻睢阳城，并且驻扎在睢阳城下，和张巡玩起了引蛇出洞的把戏，张巡将计就计，以迅雷不及掩耳之势出城剿杀叛军，然后里应外合，迅速撤回城内，使得叛军死伤惨重。

转眼间，到了农历的五月。五月，是中原地带收获的季节，睢阳城外的麦子一片金黄，庄稼人已经开始拿镰割麦了。尹子奇认为睢阳城内此时粮草不多，只要将外面的麦子收割了，再围上几个月，到了年底，一定不攻自破，所以他不断增加围城的兵力，与农人抢收麦子，以充军粮。

再说了，经过四个多月的血战，张巡守军严重减员，打一次少一部分，满打满算，还剩下不足四千的兵力，可他们依然负隅顽抗，誓守睢阳。而尹子奇的军队后续是源源不断，发誓非要拔掉睢阳这颗钉子不可，原因之一当然是安庆绪的皇命，打开江淮门户，吞并大唐；之二就是趁机做强做大自己，也像唐军的一些地方节度使一样，拥兵自重，做个地方王，当个土皇帝，称霸一方。

于是，尹子奇慢慢地开始学聪明了，他对睢阳城来了个围而不攻，把主要精力放在与庄户人家抢收麦子上面了。雷万春、南霁云二将得知这一情况，觉得事态严重，一起来到张巡帐营报告城下敌情。

“报，南将军、雷将军来见！”传令兵道。

“请他们进来！”

“是！”

雷南二将进入帐营，就发现张巡和许远围着睢阳城的地形图，在商量守城事宜。

“参见张大人、许大人！”两人异口同声道，雷万春向南霁云使了个眼色，南霁云心领神会，就继续说道：“贼兵欺人太甚，竟视我等无人，在城外收麦，以充军粮，他想长期吃住在睢阳城下。敢问两位大人如何是好？”

张巡沉默不语，看了看许远。许远接过话茬道：“这尹子奇也是无可奈何，打到现在没有捡到过便宜，来到睢阳又不敢轻启战端。他退怕安庆绪不许，进怕攻不

下睢阳再损兵折将。他是心有苦衷，进退两难，所以只有收收麦子！”

“张大人、许大人，眼看着敌势日盛，又收起粮来以充军粮，想和吾等耗下去，我心里发毛啊！”雷万春道。

“哦，我说雷万春，还有你南霁云，这尹子奇来睢阳四个多月了吧，难道他们收收麦子，你们就慌了，怕了不成？”许远道。

“怕他个鸟，我雷万春誓死追随张大人，出生入死从无怨言！”

“我南八自从跟了许大人和张大人，冲锋陷阵，赴汤蹈火，从来没有皱过眉头……”

“好了好了，你们不要表决心了，这些我都知道，能够得到两位将军的看重，也是我张某的荣幸，张某一介书生，能够建立军功，幸有两位将军啊！”

“中丞大人，依我看来，你镇定自若、胸有成竹的样子，想必已有退敌良策了？”许远严肃道。

“许大人，某退敌不能保证，不过，近期再挫尹贼气焰，教训教训他，倒有一计！”张巡自信道。

许远、雷万春、南霁云三人一听这话，都来了劲头儿，便洗耳恭听。

“既然贼兵聚在睢阳城下不远处抢收麦子，那就传我命令：从今日起，日夜鸣鼓整队，特别是晚上擂鼓声要更大，造成时刻要出城冲杀的架势！”张巡向传令兵喊道。

“得令！”传令兵应道。

“如果以后天天夜袭敌营，那我该去准备松明了！”许远道。

“整而不攻！”张巡捋了捋胡须继续道，“许大人不必准备松明，你还是好好去准备粮食物资，以备不时之需啊！”

张巡和许远、雷万春、南霁云又围着睢阳战图研究和部署了一番，张巡道，应该这般这般，三人心领神会，便退下去执行命令。

接下来，睢阳城里总是时不时地擂鼓整队，好像时刻准备出击。叛军见状立刻停止收麦待战。这时，张巡止住擂鼓，让军士做出休息的样子，这样一而再再而三，叛军见状放松了警惕。尹子奇想，你张巡还有多少人？白天打不够，难道夜里继续打？雕虫小技，扰兵而已。

“传令下去，密切打探城里的动静！”尹子奇喊道。

尹子奇越来越聪明了，为了能更好地看到城里的动静，开始命人建造观敌楼。

这观敌楼比城墙还要高，但又不敢靠近城墙，叛军都知道南霁云箭术之精湛，其手下个个也是神箭手，太近了自然成了活靶子。

观敌楼搭起后，虽不能全窥城内，但至少可观其一二。经过几次探视，发现城中军民只是平常的整兵训练而已，就不以为然了，几日下来，就习以为常，晚上继续与农人抢收麦子。

“传令下去，昼夜有效布防，养精蓄锐，待收割完麦子，再围攻睢阳！”尹子奇喊道。

“得令！”传令兵传令下去，各部将领令。

就这样，睢阳城上的战鼓一连擂了十天，许多守城将士已耐不住气了，纷纷请战。张巡见时机成熟，便召集各部将领齐聚太守府大堂议事。

一向沉稳的许远再也坐不住了，他将紧握的拳头往桌面上一击，愤怒道：“张大人、雷将军、南将军、姚将军，现在尹子奇在城外抢收麦子，想跟吾等打持久战，也就是说想困死吾等，吾等绝不能坐以待毙，要给他来个迎头痛击。”

“张大人，我们在这里虚张声势，久未上阵杀敌了，我要求一人冲向敌阵，杀他个鸡飞蛋打！”雷万春爽快道。

“只是我们久未开战，手痒心更痒啊！”石承平说道。

“各位将军不要着急，我们杀敌报国有的是机会，我们听听张大人怎样安排。”南霁云起身道。

“好，各将听令！”张巡大声道，“我们习惯了这擂鼓声，想必这贼军也习以为常，今晚酉时趁其不备，全力攻向敌营，奋勇冲杀，听到鸣金后，全速返营。”

“一切悉听张大人指令！”众将异口同声道。

“令南霁云点五十兵马从正北门攻向尹营！”

“末将得令！”

“令雷万春点五十兵马从西北门冲向尹营！”

“末将得令！”

“令石承平点五十兵马从东北门冲出！”

“末将得令！”

“令姚訚点五十兵马从西南门冲出！”

“末将得令！”

……

当夜，睢阳城战鼓再次响起，叛军对战鼓声早就习以为常了。叛军白天不敢枉次，所以基本在晚上收麦。谁知这夜睢阳城门顿开，张巡派了十员大将率十路兵马如泄洪之水，冲向敌营，待已近敌营，鼓声更是大振。十路精骑，横扫尹营，杀声震天，如得神人相助，如入无人之境。守军将士手执陌刀，特别是南霁云，枪术精湛，无人能敌，叛军闻风丧胆，竟然毫无反抗之力，杀得鬼哭狼嚎，跪地求饶。

“报——，唐军十路大军杀向我阵！”传令兵跑到尹子奇营中来报。

尹子奇闻讯，一骨碌从营床上爬起，心想，这张巡也越来越神出鬼没了，竟然还有兵力派十员大将，从十个方向攻来，难道天降神兵不成？

“有多少人马？是不是倾城而出？快去查明！”

“得令！”

顿时，叛军四周喊杀声一片，由于叛军来不及整队，又不知敌情，纷纷弃甲逃跑，早已溃不成军。

尹子奇倒还沉稳，披挂上阵，准备指挥调度，命令骑兵救阵、弓箭手作掩护，谁知刚部署好反击力量，只听睢阳城上鸣金收兵，唐军毫无恋战之意，带着抢回的军粮迅速返城。

尹子奇心中一阵懊恼，自言自语道：“好你个张巡，你故伎重演，老夫又被你骗了。”

“报——，唐军出动五百人，折我将二十人，损我兵七千人，抢走一少部分军粮！”

“哼！下去，再探！”尹子奇接报，心里更不是滋味儿，却无处发泄。

天亮以后，探子又向尹子奇报告：“睢阳城中现有三千余守军，昨夜城中百姓趁乱有所逃逸，由原来的六万减至四万。”

得知这个军情，尹子奇心里稍稍有些安慰，毕竟张巡现在只有守军三千。他要速速攻破睢阳，挺进江淮，他知道这样耗下去也不是长久之计，是应该找个机会速战速决。

这天，杨朝宗的得力部将孤保安耐不住性子了，率军把庄稼地里来不及收割的麦子点起一把火全给烧了。然后，从西门来到东门，直接到大帅帐营求见尹子奇，见面就夸口道：“尹帅，我乃胡人将领孤保安，是来请战的，想破这睢阳城很容易。”此话说得尹子奇一愣，示意孤保安继续说下去，“恳请大帅准我领胡骑一千，招降这张巡。”

“哦，孤将军，你有何破敌之策？”尹子奇半信半疑道。

“报告大帅，我和那张巡早年曾有些交际，我看他也没长三头六臂，他能派五百精骑冲荡我部，我愿领精骑一千前去招降张巡，如果招降不成，就杀进睢阳城，绑了张巡前来让大帅自由处置。”孤保安拱手道，好似胸有成竹。

尹子奇闻听此言，很是高兴，心想，或许奇迹就是这么发生的，也就准了他的请求。

第二天上午，孤保安带着胡兵千骑，威风凛凛地站在睢阳城下，只见他弓挎腰间，弯刀在手中，走到正北门，对着城上喊话：“守城的小子们，我乃胡人将领孤保安，快叫你家张巡出来见我。”

孤保安喊了几声，城上无人搭理他，骂道："娘的，人都死光光了？上面站的都是死人吗？"

又是无人搭理。孤保安大手一挥，示意骑兵攻城。谁知，他刚一挥手，只见城上兵士剑拔弩张，孤保安对南霁云的箭术早有见识，他虽猛但不至于白白送死，就不敢造次，便再挥手示意胡骑在原地按兵不动，继续叫阵。

这时，雷万春嫌这胡贼聒噪，便派人向张巡通报。

"报——，张大人，雷将军要我传报，城下有一胡杂在叫阵，说要见你！"

"传令下去，不要理他，让他嚷嚷去吧！"

"得令！"

传令兵便跑到雷万春处如是吩咐。孤保安看着城中将士对挑衅毫无兴趣，叫骂更凶："听说，城里的雷万春勇冠三军，有种下城来跟爷爷俺单挑！"他喝了口酒，继续骂道，"怎么没有雷万春，哪个是雷万春呀？我看万春小儿徒有虚名。你们城里的人一个一个都像龟孙子，汉人就是胆子小，躲在城里不出来，就像躲在龟壳里不出来！"

说过，孤保安和手下一阵狂笑。

书中暗表，其实，孤保安早已心知肚明，眼前站在城墙上的一位将军就是雷万春，他性格狂躁，众人皆知，想用激将法让他下城来战。可是，雷万春也是以纪律严明而闻名，没有张巡的命令绝对不会吭一声的。雷万春脸上的疤痕，就是在守雍丘城时严守军纪落下的箭伤。那时任凭敌军射箭，他就是如草人一样站在那里，没有得到张巡的命令，他坚守不动，致使令狐潮认为真是草人，令探子走近一看方知是活生生的雷万春，故不敢攻城。可见，想叫雷万春出城应战，除非得到张巡的应允。

言归正传。且说孤保安和雷万春一下一上双目对视，本来胡人带有狼性，有噬血的渴望，然而让孤保安心里发毛的是这个雷万春的眼睛里更是狼性十足，而且是头噬血的狼，这绝对不是好惹的主。

俗话说，高手过招先看定力，再比眼神。孤保安经这一对视，更是输到哪里都不知道，自知远在雷万春之下，不免心虚，像吃了闷棍的狗，不敢多说了。这时，雷万春看到了孤保安的怯场，大声喊话下去："胡杂，赶快回家放羊去吧，这里是中原大地，不是你放羊的地方。某看你也喊累了，你等着，容大爷我亲自向张帅禀报一声，老子下去跟你玩命。记住了，千万不要跑开，我要活捉了你！"

"玩命，活捉，你有那能耐？还是叫你们的张帅下来受降，免受屠城之苦！"孤保安嘴硬道。

雷万春向南霁云递了个眼色，便下城而去。城头之上只剩下南霁云一位大将，

只见他虎背熊腰，高大英俊，神武非凡，叛军最怕他的箭术，只要一入他射程范围，便一箭穿心，当即毙命。有这么两个不好惹的主挡在面前，想见到张巡看来是不容易啊。

孤保安知道雷万春去请示张巡了，看来与这雷万春一场肉搏是在所难免了。孤保安一时心中胆怯，他想走开，但又死要面子，死撑在那里。

张巡的虎帐内，许远、姚訚都在，雷万春提矛前来。

"雷将军，你来得刚刚好！"张巡道。

"禀张帅，这个胡杂孤保安聒噪得厉害，已经叫阵一天了，还是派我下去把他给做了！"

"这孤保安有勇无谋，不足为虑。这天下一乱啊，他也跑到睢阳来凑局子？当年我浪迹江湖，游走天下，与他相识一场。那时他也惜我少年英雄，曾酒肉相待，称兄道弟，好生客气，不想今日竟对阵城下，他一介武夫，对付他，我自有良策。"

"抓住他，我就好好教训教训他，好好掴他几个巴掌，挫挫他的威风！"雷万春发狠道。

"雷万春听令，命你率十名敢死之士，佩戴陌刀和铁钩，今夜从城内地道行至城外护城壕中藏匿起来！明天如果这班胡杂再来叫阵，以鼓声为号，奋起将他们擒住！然后蒙上眼睛，速速挟回城内！"

"得令！"

"传令下去，命南霁云加强防守，让弓箭手处于一级戒备，明日以鼓声为号，鼓鸣放箭应敌！"

"得令！"传令兵奔向南将军，传达张巡军令。

话说孤保安在城下骂了一天，见城上无人搭理他，自知无趣，便收兵回营。

在回营的路上，很多胡人将士耐不住性子了，问孤保安："明天要不要继续叫阵，这样叫骂，能让张巡出来受降吗？"

"要的，前几天这张巡不是躲在城里鸣鼓布阵，扰我军心吗？现在我想学学这张巡老儿，也扰扰他们，让唐军不得安宁！"

第二天一大早，孤保安又带着胡兵千骑，走近睢阳城下。他想，昨天这雷万春不是请战去了吗，结果不是没有出来，谅他也不敢下来。于是，孤保安又开始叫骂起来，从张巡的曾祖父骂起，骂到张巡的儿子。骂完张巡再骂许远，骂完许远再骂雷万春，唯独不敢骂南霁云，生怕他一箭下来，要了他的小命。

"真是痛快，骂得爷爷我真是痛快！睢阳城里的将士，方今大燕皇帝雄才伟略，足以有为。南大将军，我惜你是条汉子，不如下来和我一起把这睢阳献了，共建大燕，你我都做长安城里的功臣！如何？"

南霁云充耳不闻，只顾守城。

“哈哈，那个雷万春呢？昨天答应爷爷下来应战，怎么一去不复返，连城头都不敢待了？张巡呀张巡，原来我也惜你是个人物，如今怎么像乌龟一样了，缩进城里，不敢出来。”

孤保安身后的胡人们又是一阵狂笑，有的甚至解衣，对着睢阳城门尿尿。

在叫阵的胡人身后，布着一千胡骑箭在弦上，他们都早早得令：一旦事情突变，就往城里放箭，全力掩护孤保安安全返回。

孤保安心中胆怯，却不甘示弱，为了显示胡人死都不怕的勇猛，竟领着八个胡人大摇大摆地走到了城墙之下。

谁知，他们走近城墙，城头上鼓声大作，孤保安慌忙抬头看城上的动静，殊不知脚下伸来了铁钩，他和随从们被一一拉进了壕沟，八个人中有五人被陌刀砍成两段，雷万春跳出壕沟，将孤保安生擒，剩下三人被刀架在脖子上，不敢造次，不明就里地乖乖受擒。

孤保安的部队还不知前面发生了什么变故，想派人看个究竟，城上的南霁云搭弓放箭，一箭一命。胡人引箭还击，守军早有准备，躲进了城墙屏障。那里墙还有二孔：一孔容箭头，一孔容视线眼，这箭还是照发不误，杀伤不计。之后，胡骑恍然大悟，方知他们的首将中了埋伏，被生擒了，兵失主将，他们如无头苍蝇，乱成一气，溃逃而去。

此时，藏在护城壕中的勇士在雷万春的带领下，给孤保安和其他三个随从蒙上双眼，趁机钻入地道，胜利返回城中。

尹子奇得知孤保安被生擒，只得暗暗叫苦，骂道：“孤保安，你个笨蛋，真是头大无脑、力大无心啊，怎么就这么两三下，在兵不交锋的情况下，给生擒了去了！罢罢罢，也怪我太轻信于你。”然后，又对孤保安的手下训斥道：“你们为什么不救孤将军？孤将军说你们个个都是神箭手啊！”

“回禀大帅，城上的弓箭手躲在屏障之后放箭自如，而我们暴露在他们眼皮底下，再不撤，都成了活靶子了。再说这南霁云的箭法确实了得，谁到他射程范围内就一箭透心，一箭一命！我们上前，岂不白白送命！”

“传我命令，从即日起，围住睢阳，围它个水泄不通！”尹子奇发狠道。

花开两朵，各表一枝。话说孤保安和三个随从被劫持到睢阳城内，这三个随从被打入死牢，听候发落。孤保安被带到太守府内，等松开蒙眼布，他感到一阵惊讶，然后便摆出一副死猪不怕开水烫的架势，看看这个，瞅瞅那个，谁也不服气。

“孤保安，你不要惊讶了，我说过要活捉了你，你现在还想不想跟我单挑？”

“受辱之将何须饶舌？只求见张巡一面，死而无憾！”孤保安慷慨陈词，依然

嘴硬。

“你想见我？”张巡从帐里出来，满脸堆笑，走到孤保安面前，双手抱拳，拜道，“孤兄别来无恙，想见我，何至于要大动干戈，还辱骂吾等祖宗呢？”

孤保安看到此时的张巡已非当年，他脸上有多处伤疤，有的伤疤还血迹未干，显然他不仅在督战，而且还亲自上阵。

“张巡，我只想问你，你区区三千人怎能对付尹子奇这十余万之众。尹子奇是非拿睢阳不可。你是读书人，俗话说，识时务者为俊杰，你守的睢阳是一座孤城，何曾见有人来救援？你我当年也算是兄弟一场，还是劝你早早归降，你可不能白白送死啊。”

“孤将军，国家大义即使是父子，也要大义灭亲。如今你我为敌，何谈兄弟之情？况且，我深受皇恩……”

“皇恩？何来皇恩？安禄山不是受皇恩也反了，高仙芝大人、封常清将军战功赫赫，承蒙皇恩也不是没能战死沙场，反而死于刑场？”

“孤将军，你知道我背后是什么吗？是江淮大地，是千千万万的大唐子民赖以生息的地方。一城一天下，你与我交往，应知我为人。况且你是受擒之人，你有何资格谈受降之事？不如这样，念我与你有旧情，再烦你回贼营一趟，叫尹子奇前来受降。你就说，现在形势逆转，郭大元帅、李光弼将军正收复河山，长安收复有望，伪燕国必将日落西山，劝尹子奇早早归降大唐，如何？”

“何谈收复河山？连大唐皇帝老儿都落荒而逃，老的跑到四川去了，少的流亡各地，丢下这大好江山不顾，你一个书生……”

“不错，我是书生，可我知是非、识大体，这是非就是大唐的江山不是安贼的江山，这大体就是天下兴亡匹夫有责。国难当头，我一介书生正是报国好时机，你不须饶舌！”

“那你将怎么处置我？”孤保安问道。

“某说过了，着你去劝降尹子奇，来人，奉送孤将军回营，去说服尹子奇前来受降！”

“笑话，这怎么可能？”

“怎么不可能，我们是大唐军士，尹子奇是叛军贼子，天道人伦，邪不压正。”张巡答道。

“少废话，你一个受缚败将还嚷嚷什么。张大人叫你这么做你就这么做，放你回营是念有旧交，放你一条生路！”雷万春已经不耐烦了，厉声道。

孤保安自知是败军之将，不敢轻举妄动，只能任人摆布，被蒙上眼睛，通过地道押送至城墙之下。

他站在两军之间，徘徊停滞，心想：我不能回到尹帅的军营，败兵之将，有何颜面去见主帅？更有何颜面去见部将？夕阳西下，城下尸骨堆积，哀鸿遍野，他已经模糊了自己的视线，突然转身向城头喊话：“南将军，我身为大燕部将，战而不胜，败而不死，对于一个草原民族的战士而言是巨大的耻辱，现唯求一死，望南将军能够成全于我！”

得知孤保安被放了出来，尹子奇惜其勇、敬其忠，心想孤保安是张巡的故交，也算是前去招降唐军的使者，所谓不斩来使也是军中规矩，能从睢阳城里出来，或多或少能够带点睢阳城的内幕消息。想到这些，尹子奇特地来到阵前迎接他，只听到孤保安要求一死免耻，不禁心中悲凉。

在两军之间，孤保安对着西北草原的方向磕了几个响头，然后站起身来，转向城头上的南霁云，大声喊道：“孤保安请求南大将军成全！”南霁云看了看张巡，张巡点头表示应允。

南霁云立即拉弓射箭，一箭从弦中飞出，只听“嗖——”的一声，尹子奇远远看到那飞出的利箭，正中孤保安的心窝，他那肥硕的躯体重重地摔在了地上，嘴里涌出了鲜血，霎时一命归西！

这正是：睢阳城下骂连天，智擒胡酋反掌间。

不图百世流芳久，何愁遗臭万千年。

欲知后事如何，且听下回分解。

第五十回 徐员外妖言惑众 老百姓城外蒙难

上回书说到，叛军与农人抢收麦子以充军粮，张巡命人擂响战鼓，扰敌军心。一连十日，待叛军放松警惕之时，张巡忽然迅速出动五百人，兵分十路，袭击敌营，叛军还没反应过来，就损兵折将七千余人。胡人将领孤保安仗着跟张巡有些故交，想劝降张巡，便主动请缨，率千余精骑来到睢阳城下，叫敌骂阵，结果张巡略施小计，活捉了这小子。张巡念及故交，当即释放他，让他回去劝降其主帅尹子奇，他感到奇耻大辱，无颜再见主帅，行至睢阳城下，向城头之上的南霁云请求一死，张巡应允，南霁云一箭将其毙命。

不远处的尹子奇眼看着孤保安被射杀，不由兔死狐悲，心灰意冷，尹子奇不敢轻举妄动，回到营帐，继续要求各部将领按兵不动，对睢阳城围而不攻。睢阳城又有了暂时的平静，城里大部分百姓都坚信，有张巡在，叛军是打不进睢阳城的。

但是，也有人认为，根据当前局势，城破在所难免。睢阳城中大户徐员外，便是许远手下大将田秀荣的岳丈，前不久田秀荣叛变投敌，和叛将李滔同时被正法。徐员外深感大难即将来临，无论破城与否，都没他的好果子吃，不如趁现在叛军攻势不紧，带足银两盘缠，跑出睢阳这是非之地，到江淮去置些良田，继续度日。

于是，徐员外向睢阳城其他大户发出邀请，前来商量保命之策，城里十几大户应邀前来。有人极力响应徐员外的主张，说逃出去是个办法，等战乱平定了，还可以再回来收拾这些家业。

望月楼掌柜贾虎却不以为然，拱手道："各位兄台，谁不想保命，跑出去是个好办法，但是这贼军可盯着睢阳城不放，一旦被他们发现我们出逃，要是追杀过来，到那时跑得再快也逃不过一死啊！"

茂翔绸庄李员外一脸惆怅，起身道："徐兄说的是，留，这睢阳城一破，贼军必将屠城，我等身家性命不保；贾兄说的也是，逃，睢阳城下贼军密集，万一逮个正着，刀兵相向，死得更快！真是生逢乱时，身不由己啊！"

"照贾兄的意思，我们就待在这里等死了？"徐员外走到贾虎面前问道。

"不是等死，是军民一心，守住睢阳！"贾虎坚定道。

"斗胆问诸位，有谁能保证睢阳能够保住？"徐员外又问道，见众人无语，徐员外继续道，"那么好，不跑是万劫不复，逃出睢阳还有一线生机。再说这叛军自顾不暇，或许巴不得我们能够逃掉呢。"

"徐员外，看你这话说的，你难道希望睢阳城马上被叛军攻下？"贾虎责问道。

"我可没这么说过，我当然是想保住睢阳。贾兄，你说我的家业都在这里，哪能希望睢阳城攻破？只是没有什么比命更值钱的！所以，我把你们叫过来，想想办法。"

"罢，我酒楼还有事儿，你们继续商量，告辞！"贾虎说完，便拜别了各位朋友。

贾虎刚走，其他大户也纷纷推托家中或店中有事，一一起身告辞。

这时，徐员外的大侄子徐歪子不请自来，他原来是田秀荣的亲信，田秀荣被砍杀之后，他就溜出军营，不务正业。徐员外见大侄子到来，忙打招呼："大侄子，你咋来了？"

"我无事不登三宝殿，我听说叔父大人邀请睢阳城里的财神爷们商议出城之事。所以……"

"呵呵，真是隔墙有耳。大侄子，你有什么好计策？"

"嗯，计策是有，我有一帮哥儿，都听我的话，敬你有权有势，到时护送你出城。再说了，叔叔是金贵之身，出城逃向江淮之地，一路上总需要几个人来保护你，万一遭贼军追击，我们这些人也算是守过城，经过训练，掩护掩护你也不在话下。"

"说得有理。只怕你们这几个不是叛军的对手。"

"哈哈，现在叛军打了这么多败仗，知道睢阳城里军民一气，同仇敌忾，所以巴不得看到城中百姓越少越好！"

"嗯，你倒有些见识，但是张巡和许远两个人不许我们出城，你可曾有办法？"

"这有何难？有我在，保你出城无虞。"

"哎呀，大侄子，你能不能说具体点？"

"老叔啊，不瞒你说，我有一百多号兄弟，我叫他们带头去闹，散布谣言，蛊惑百姓前去要求出城，所谓民心不可违，到那时张巡再狠，许远再严，也只能开城放行！再说有成千上万的百姓出去，万一贼军发起狠来，这成千上万的，砍砍杀杀也得要一段时间，由我们保护叔父大人，出城万无一失。"

"好好，歪子，你真是个人才，这就去办吧！"徐员外听到侄子考虑得这么周

全，很是高兴。

“叔父，你该知道办事需要银两打点，没有银两办不了事。这兵荒马乱的，更是认钱不认人！”

“你要多少？”

“我五十两，叫上二百人去闹事，去煽动百姓，每人得五两吧，也就是一千两。这一千两就可以叫上成千上万的百姓！”

徐员外听到一千两，差点气晕过去，还是亲侄子呢，就这样狮子大开口，心里虽这么想，可他嘴里却答应道：“管家，去拿一千两银票给大侄子！”

“慢，不是一千两，是一千零五十两。”

“罢，我这身上有五十两现银，给你补上。”

“好，叔父，你快收拾行李吧，明天下午我们出城，你就好好准备吧。”

徐歪子这一辈子都没有见过这么多银两，拿到一千零五十两银子，就甭提有多高兴了。他马上就叫了几个兵油子和地痞流氓，走到城中各个角落宣扬道：“现在敌势渐退，是逃离睢阳的好时机，如果不趁此机会，一旦城破，贼人必屠城，到时插翅难飞，死无葬身之地。快回家收拾好行李，明天中午到城南门集中，我们一起出城，逃出睢阳城这是非之地！”

徐歪子散布的谣言，一下子传遍整个睢阳城，睢阳城的百姓顿时沸沸扬扬，都准备出逃。

第二天中午，睢阳城东南门聚集起两万余百姓，嚷嚷着要出城逃难。

睢阳城东南门守将陆元锽坚守不开城门，但见群情激愤，不敢妄作主张，亲自跑到张巡那里问对策。

“张大人，大事不好，有人闹事，可能要哗变，城中竟有半数人要求出城，吵着要出城逃难！”陆元锽道。

张巡也早已闻知此事，没想到竟如此之快，便和陆元锽等诸将前往东南门，劝说百姓。

“糊涂啊糊涂，你们这个时候出城？尹子奇正是恨在心头，这一出城就是死路一条，杀戮百姓刚好泄泄气，这不是自寻死路吗？”张巡劝道。

徐歪子仗着人多势众，大喊道：“那只是传言，我们又没有亲眼看到过，贼军要的是睢阳城里官军的命，又不是我们睢阳城百姓的命。再说哪个做皇帝的不需要民心，不需要老百姓，以民为本，他们不会拿我们这些手无寸铁的百姓开涮的。”

“贼军哪分百姓和士兵，所过之处，无不尸横遍野。”张巡厉声道。

“哈哈，这是张大人在吓唬我们这些百姓啊，你是想捆绑住我们这些老百姓，和你们官兵一起守城？”徐员外也钻出来说话了，继续道，“睢阳城里的父老乡亲们，我们跑出睢阳城还有一线生机，这睢阳城一旦沦陷，我们就死无葬身之地，都得咔嚓人头落地。”徐员外说完，作了一个砍脑袋的动作。

“对！”那徐歪子雇来的几个泼皮都应和起来，道：“徐员外说得对，咔嚓人头落地！”

老百姓一听“咔嚓”之声，好似真的刀斧架在了脖子一般，都叫了起来，“开城门，开城门！”

许远见状，忙站在高处大喊：“父老乡亲们，张大人的为人你们应该知道，我许远为人你们也应该知道，我们会力保这睢阳城无虞的。你们一旦出城，贼军是不会放过你们的！”

“你们想尽死忠，朝廷也会给你们嘉奖，我们是平民百姓，只求一条生路。你们两位大人尽死忠，你们尽管去，别拉着我们陪葬啊！”见群情激愤，徐歪子更是嚣张。

“对，你们要死，别拉着我们陪葬！”受蛊惑的百姓纷纷应口道。

“岂有此理！”南霁云道，“我们就是死也要保住这睢阳城，保护你们免遭杀戮，保护江淮大地免受兵灾。你们要去死，我南八坚决不阻拦！”

“那你开城门！不开城门，我们就冲破这城门！”徐员外大声起哄道。

张巡看僵持下去必会引内乱，到时白白流血，便向南霁云使了眼色，让他开门。

南霁云正在气头，开门了事。百姓一见城门已开，纷纷涌向城外。睢阳太守许远自知守土有责，保民也有责，更知此去万险，便冲到人群中，扑通跪了下来，可是这时的百姓哪管这么多，只顾出城逃命。

百姓涌出睢阳城，驻守在南门的贼军见状，还以为是守军前来邀战，连忙放箭，数百名百姓中箭而亡。

徐歪子很是乖巧，伏在地上，手里摇着早已准备的一块白布，大声向贼军喊话：“官爷，官爷不要放箭，我们是睢阳城百姓，我们是百姓，求官爷放我们一条生路！”

这时，贼军停止放箭。百姓以为无虞，便继续出城，约有两万百姓出了城，在徐歪子等泼皮无赖的带领下，慌忙向东南方向逃窜。徐员外带着家眷夹杂在中间，这厮竟还雇了几个帮工搬运家产。

睢阳城守军见城中嚷嚷着要出城的人数已少，便不顾一切拼命拦住，重新关起城门。城中没有走成的百姓，继续在闹事，大骂张巡害人。张巡哪管这些，马上命令守军上城严阵以待，万一贼兵残害百姓，也可以救得一阵。许远留在百姓中继续做思想工作，恳切道：“父老乡亲，你们先看看，如果他们安全逃离，你们再离开

也不迟。”百姓将信将疑，背着行李跑到城墙上静观其变。

叛军传令兵飞驰尹子奇帅营报告军情，尹子奇闻讯，立时神经紧张起来，询问道：“这股百姓有多少人？”。

“人数不下二万！”

“确定是城中百姓？”

“确定！”

“我想这是张巡的诡计，传令下去，全军推进，全部歼灭！”

“得令！”

“慢着，你过来！”尹子奇觉得这样太过于草率，心中又顿生一计，便吩咐传令兵，就这么、这么应付。吩咐完毕，传令兵便迅速跑出去传达将令。尹子奇也披甲上阵，亲自前去督战。

叛军接到命令，心中大喜，对着逃难的百姓大声喊话：“你们往那边走，我们大帅说过了，放你们一条生路！”

听到贼兵放他们一条生路，百姓们自然是万分高兴，欢呼不已，甚至跪下来，叩谢贼军不杀之恩，慢慢地向贼军指引的东南方向走去。

出城百姓们离开了睢阳城下，走出了一里。尹子奇见睢阳守军的攻势已鞭长莫及，来救已难，便率全军推进，杀向这些手无寸铁的百姓。

顿时睢阳城外惨叫声连天，血肉横飞，血流满地。

徐歪子等知是贼军要下毒手，逃是万万不可能了，慌忙跑到徐员外面前，急切道：“老叔快、快，快回城，回城！”

“我的家产，我的金银财宝啊！”徐员外哭喊道。

“命都保不住了，还管这些！快，快，回城吧！”说着，叫几个泼皮掩护徐员外回城。

百姓们也拼命往回撤，当撤到城下二百米处，两万百姓竟剩不足两千。

“开门，放我们进去！”徐歪子大声向城中喊话。尹子奇的贼军紧随其后，继续砍杀。

“张大人，是开还是不开？”陆元锽问道。

“如若开门，这正中尹子奇的奸计。他就是想让这些人叫开门，然后全军冲上，借机攻入睢阳城。”

“难道我们眼睁睁地看着百姓无辜丧命？”许远痛哭道。

“许大人，如果你去开门，我不反对！”张巡继续道：“不过，你看尹子奇的贼军，有意放缓了屠杀的速度，其狼子野心昭然若揭。”

“如果开门拒敌呢？”雷万春道。

“这些人都是贪生怕死之辈，一旦开门，我们没有冲出去，他们倒先冲进来，我们未出阵就有伤亡，开门就相当于帮贼军来攻城！”姚訚坚决道。

渐渐的，城下只剩下几百人，这徐歪子和徐员外倒是命大，竟还在人群中保得一小命，徐歪子拼命叫道：“张巡，你这个恶贼，死匹夫，你还不开门啊，你害死了睢阳城两万百姓。”

睢阳城里的百姓原以为叛军不杀百姓，见徐歪子、徐员外等率两万之众出城，走出一里都安然无恙，便动了逃难的念头，纷纷回家收拾行李。谁知到了城头，一见惨状，自然是心灰意冷，纷纷作罢，该回到城头守城的便又去守城，血的教训让他们明白，出城更是早日咔嚓人头落地。

“徐歪子你这个泼皮无赖，不知好歹，血口喷人，还有你徐员外，你们想逃命，还要蛊惑两万百姓出城，你们仗着人多势众，强硬出城，却白白送了两万条性命，竟然还说是张大人害了你们！”许远大声喊道。

“看箭！”南霁云早已对徐歪子这个无赖泼皮恨之入骨，举起落日神弓就射，一箭射中他的臭嘴，南霁云义愤道：“我替这些无辜受死的百姓报仇了！”

徐歪子“扑通”一声倒在地上，徐员外大惊失色，担心中箭，惊慌失措如无头苍蝇，没头没脑地跑向贼军，只见眼前一阵箭雨落下，便又慌忙折回城墙之下，瘫倒在地。

尹子奇来到睢阳也是第一次杀得这么痛快，而这两万百姓也杀得所剩无几，心中自然解恨不少，见张巡拒开城门，想再对峙下去，若进入南霁云的射程，后果不堪设想，便鸣金收兵。

待贼军退去，城门打开，两万百姓仅幸存不足百人。雷万春想去找徐员外问罪，谁知这徐员外已经在城墙下惊厥而死。

这正是：为人切莫听谗言，妖言惑众害无边。

是非不分瞎起哄，害人害己实可叹。

欲知后事如何，且听下回分解。

第五十一回　为百姓报仇雪恨　袭敌营睢阳大捷

上回书说到，睢阳城内的大户人家徐员外，也就是被斩首阵前的叛将田秀荣的岳丈，和他的大侄子徐歪子，纠集一帮人散布谣言，致使两万百姓强行出城逃难，结果被叛军射杀仅剩不足百人。顿时，睢阳城下堆尸如山，血流成河。

尹子奇立即向大燕皇帝安庆绪呈上捷报，说斩敌两万。安庆绪大喜，要求尹子奇犒劳三军，然后一鼓作气攻破睢阳城。

睢阳城内的老百姓，看着叛军在城下庆祝胜利的疯狂劲儿，自然是恨之入骨。这样一来，城里的老百姓也就断了出城求生的念想，同时也更加坚定了军民死守睢阳的决心。凡事都有其两面性，尹子奇这么做，反而帮了张巡的大忙，这下要攻下睢阳就更难了，哪怕只剩下一兵一卒，也会继续抗争到底的。

张巡站在城头之上，远望叛军阵营，再看城下死去的无辜百姓，心如刀绞，不禁热泪纵横，睚眦欲裂，紧握拳头，从心底发出了强硬的声音："此仇不报，枉为人耳！"

"此仇不报，枉为人耳！"此刻，张巡身边的将士也是心中酸楚，无不咬紧牙关，战意更浓，发出了同样的呐喊，这呐喊声，飘进敌营，威震四方。

"全军听令！今夜血洗贼营，为死去的父老乡亲报仇雪恨！《孙子·计》云：'攻其无备，出其不意'。现在，叛军思想麻痹，一旦遭受冲击，定然大乱，将贼子赶出河南，睢阳之围可解。"张巡气势磅礴道。

"许远听令：命你带领石承平、杨振威、耿庆礼、马日升、赵连城、王森组织民兵固守城池！"

"末将接令！"

"姚訚听令：命你带领史民、陈蒙、宋若虚、冯颜、张至诚、李辞、李嘉隐率骑兵一千冲击叛军主营！"

"末将接令！"

"雷万春听令：命你带领鲁奇、孙景趋、张重率三百刀兵击杀叛将！"

"末将接令！"

“某带领陆元锽、朱珪、耿庆礼率一千三百精兵冲杀叛兵！南霁云，你率五百弓箭手，火攻贼兵粮草和叛军大营，即刻出发！”

“末将接令！”

张巡目光扫过每个人，坚定的信念彼此传递，除了变动极快的骑兵外，他都派文官带领，相互弥补。

是夜，睢阳大军按照张巡的部署，悄悄出城，沿着探测好的路线隐秘前行，各部均已到达指定位置。之后，张巡等将领围在一起，看着远处亮着火光的大营，张巡作了再次强调：“南将军，你率五百弓箭手先去点燃粮草，声东击西，陈蒙、李辞各率两百骑兵掩护南将军撤退。”

“张大人，不用掩护，某保证全身而退，宁陵那战，李庭望的几千骑兵还不是被我们连射带拉地拖死了。”南霁云自信道。

“不，叛军一旦去救火，那突厥骑兵定然前去，不是你们能解决掉的，陈蒙和李辞必须保护弓箭手安全撤退。”张巡命令道。

“是！”陈蒙和李辞两人郑重答道，南霁云便无话可说。

“待叛军前去救火，雷万春、鲁奇率三百刀兵直冲最高大的营帐，那里必是主将的居所，先让将领伤亡，大军必然大乱，然后陆元锽、朱珪各带五百精兵从南北两侧围剿叛军，一定要他们慌乱。耿庆礼留守三百刀兵插进大军最乱的心脏当中，专杀主将，留西面给予缺口，免得敌军做困兽之斗，把他们逼急了，我们也得损失惨重。”张巡严肃道，众人连连点头。

“在大乱时，掩护撤退的陈蒙和李辞两人快速回来，一起溃败叛军，此次重在溃败，不在歼灭，毕竟叛军人数众多，不宜长时间袭击，必须要在他们反应过来之前杀走。”张巡强调道。

“是！”众将低声道，南霁云望了张巡一眼，点点头，带着五百弓箭手趁着黑夜，弯腰往大营北面去，而陈蒙和李辞率军下马，牵着马笼头绕着大湾，往能够掩护南将军的地方赶去，他们虽然没有南霁云的动作快，但能更好地洞察全局，彼此照应，万一被发现，他们可直接出战，不至于都陷入重围。

“雷万春、鲁奇、张重、孙景趋，等骑兵扰乱之后，你们插进去快速解决主将，骑兵主要是影响整个战场，而你们是暗行一面，让叛军慌乱之余找不到主心骨，由此大乱，然后步兵上去时，一定要声势浩大，以做威慑，在充分准备下，某相信，此战必捷！”张巡再次强调道。

在众将心目中，他们压根儿就没想过退路，跟张巡出来，他们已经抱着必死之心，又何须去想退路，勇往直前就是他们最好的退路！

半个时辰之后，叛军大营西面突然闪出无数的星光，随即大火燃起，照亮整个夜空，但由于火势太猛，四周物景看不清楚，张巡立即站起身来，放眼远眺，只见叛军大营的帐篷也开始着起了大火。

这时，从叛军大营内快速涌出士兵，嘶喊着："着火了，救火啊，快救火啊！"可是，营寨内没有水源，必须到远处的小河里打水，可悲的是远水救不了近火。

尹子奇也被这惊慌声惊醒，穿着盔甲就要往外跑，闻听将士来报，他突然止步，这火好生奇怪，恐怕有变，他深知张巡爱夜袭营寨，曾火烧粮草，破败李庭望四万大军，便立即下令全军抢救未燃粮草。

眼前情况紧急，尹子奇赶紧招来副将杨朝宗，率一万铁骑围守大营外部，切不可让唐军攻进来，而内部由他亲自掌控，营救粮草。就在这时，突然从大营东侧传来惨叫声，随即战马嘶鸣，雷万春第一个冲进了大营之内，往这座最高的营寨袭来。

杨朝宗猝然大喝，立即上马率自己的亲卫军前去阻拦，而万余叛军的马匹此时已经逃亡过半。原来，饲养马匹的士兵为了贪图省事，将马匹全部拴养在粮草附近，粮草燃起，炙热的大火烤得马匹挣断缰绳，四散而逃，许多马匹竟然直接被烧死。

杨朝宗令手下前去召唤士兵，此时雷万春高举着马刀连劈带砍地冲了过来，身后的骑兵更是骁勇之极，见到这精锐的战马和杀气腾腾的战士，不禁一个冷颤，心想再不逃，就没命了。

杨朝宗立即冲到尹子奇面前，大声道："大帅，大批战马逃亡，唐军来势汹汹，先避其锋芒，再行攻入，快，时间来不及了。"

尹子奇闻之傻愣了一下，随即怒火万丈，大骂道："本帅岂能临阵脱逃，往后如何领军，没马就给老子用人上，老子就不信了，十万大军还围不住几百骑兵？！"

杨朝宗提醒道："大帅说的是，可唐军机动性极强，只怕是我们战士还未赶到，骑兵就能拿下大帅的人头，你看，这普通步兵早就吓得浑身哆嗦，根本阻拦不住，大帅快随某出去，不然全得完蛋！"

尹子奇立即明白其中利害关系，时间不予啊，赶紧骑上自己的大马，刚上去，就见不远处有人马冲来，而且南北两方夹击，似是要将他撕成几瓣，吓得他猛抽马匹，跑得比杨朝宗还快。

雷万春还没有看到尹子奇的身影，鲁奇等将士也冲进了大营内，三百彪悍的刀兵杀得叛军将领抱头鼠窜，来不及逃跑的都是当场毙命。他们所过之处，全都血洒一地。外面的普通士兵见将领大营被洗劫，早已失去了再战之心，纷纷逃命。

此时，南霁云心中纳闷儿，他惊奇地发现竟然没有人管粮草大火，心中疑惑，难道叛军看了出来？此时大火照耀，他们看不清营内到底怎么回事，又不敢发箭相助，便命李辞率两百骑兵绕过北面，从西门冲进去应敌，陈蒙在此守护。

慌乱逃亡的叛军见唐军突然从东南北三面围剿而来，虽然人数不多，但犹如细针插进朽木一般，痛入骨髓，足以造成震慑，纷纷掉头往西面而去。恰在这时，姚訚、史民等率六百骑兵向叛军主营冲杀过来，战马在叛军队伍中来回冲杀，所过之处，人头落地，血流成河，叛军死伤无数。

在尹子奇十万大军里，其将领瞬间死伤过半，内部空虚，大帅自顾逃亡，使叛军失去了反抗之心。姚訚将大唐的旗帜插在了叛军主营，高高飘扬。

就在叛军溃败之际，李辞率两百骑兵终于绕过大火，来到了大营之内，见到大唐的旗帜，心中大喜。此刻，他眼睛的余光瞄到侧面远处有一身影一闪而过，那正是尹子奇率千余精骑逃亡。李辞不管三七二十一，带领身后的弟兄，高举马刀冲了过去，要将叛军赶尽杀绝。

李辞虽然不知道这是谁，但能在如此慌乱下还能逃得如此顺畅的人，恐怕只有主将，要是能斩掉尹子奇的头颅，那可是立了大功啊，便带着两百弟兄穷追不舍。

这时，张巡已经控制整个战场，由于他开始说了，重在溃败，不在斩杀，对于那些汉军子弟，只要你逃跑，或者缴械投降，唐军都会手下留情，要是反应不过来，不长眼色，负隅顽抗者，格杀勿论。

这下，尹子奇终于尝到当年李庭望的苦衷，可打落牙齿，就得往自己的肚子里咽，他恨不得杀回去，一展雄风，无想回头一看，还有一支骑兵追着，而且嗷嗷直叫，嚣张之极，心想，这真是虎落平阳被犬欺呀，岂能咽得下这口气，若是让世人知道自己堂堂一国将帅，领兵十万竟被张巡战败，真是奇耻大辱。

尹子奇想到这里，再回头一看，追上来的唐军不过两百人，他立即停住马步，一个转身，高举长剑，正要带兵冲杀过去，被杨朝宗阻拦，道："大帅先走，我来解决他们。"

尹子奇冷冷地"哼"了一声，心想，追上来的这支骑兵队伍人数虽少，但竟敢孤军深入，看来也是一支不同寻常的队伍，为了保命，还是忍气吞声，先走了之

吧。于是，他两脚一踹蹬，扬鞭催马，消失在夜色之中。

杨朝宗率五百骑兵围了上去，李辞二话不说，冲了过来，两军交战，擦出锋利的火花。李辞惊异地发现这几百人竟然训练有素，一时难以破敌，有几位兄弟竟然死于贼兵刀下，情况紧急，他只能另想退路，毕竟自己独自前来，如若不然，自己搭进去不说，万一把这些弟兄也搭进去，那对睢阳就是一大损失。想到这儿，李辞便在二次冲锋时，带着自己的人马一溜烟儿似地跑了回去。

杨朝宗没有追击，愤愤地瞪了一眼，调转马头往尹子奇逃跑的方向赶去。

李辞与张巡等众将士在睢阳城下会合以后，各部将领开始清点人数。不大一会儿，传令兵来报：此战斩敌将八十余人，杀贼兵一万余人，逐敌军十里以外，叛军辎重大多被焚烧殆尽，剩余少量辎重已被缴获，够睢阳守军半月之用。随后，又有传令兵来报：睢阳守军除了死伤几十名骑兵之外，其他基本上没有伤亡。

张巡命令将士，趁天还没亮，赶快将缴获的辎重运回城去，并将这些辎重全部分给将士，他和许远分文不取。

这正是：叛贼杀人不眨眼，两万百姓死得冤。

可赞张巡文武全，血债要用血来还。

欲知后事如何，且听下回分解。

第五十二回　嘉奖众将鼓士气　倩娘献计射贼首

上回书说到，睢阳城两万百姓，由于受人蛊惑，擅自出城逃难，结果被叛军射杀于城下。张巡心中忧愤，难以平静，为了给这两万百姓报仇雪恨，便集中优势兵力，夜袭贼营，斩敌军将士一万余人，焚烧辎重不计其数，把尹子奇赶离睢阳城十里以外，睢阳大捷，军民欢欣鼓舞。

这天，张巡把将士们集中到校场，要嘉奖众将领。张巡道："吾受国恩，所守，正死耳。但念诸君捐躯命，膏草野，而赏不酬勋，以此痛心耳！今日，吾在此要嘉奖诸位！"

众将士闻听此言，心潮澎湃，喜不自胜，异口同声道："谢中丞大人，某等誓报国恩！"

"好，吾初拟以下名单，封至都尉：石承平、陈蒙！"张巡拿着公文念道，随即两员虎将站了出来，高声应道："到——"

"李辞、冯颜、陆元锽、朱珪、赵连城、王森。"

"到——"

"宋若虚、杨振威、耿庆礼、马日升、张惟清、张重。"

"到——"

"张至诚、孙景趋、乔绍俊、祝忠、李嘉隐、翟良辅、孙廷皎。"

"到——"

张巡念完最后一人，抬头看向众将领，欣慰道："各位将军，尔等都是跟随某和许大人血战沙场拼杀出来的战将，应与嘉奖！某相信，虢王应与赏赐！望诸将竭尽所能，坚守睢阳，为大唐收服叛乱，稳固南方！"

"是！"诸将抱拳沉声道，雷万春与南霁云相看一眼，甚是欣喜，这些都是他的直属部下，有了这通嘉奖，他日号召起来更加有力，也免得彼此尴尬。

话说尹子奇兵败以后，退至睢阳城十里以外的一个小镇进行休整，筹备粮草，补充兵员。几日后，又率十余万大军回到睢阳城下，决定长期在这里安营扎寨，依然采取围而不攻之战略，纵然偶有攻城，也是试探性的，打一阵便撤。

面对强敌围城战术，张巡和许远只有激励将士固守城池，同时规定每个将士用餐要定食定量，不得浪费一粒粮食，不得出现任何闪失。

农历六月初的一天下午，尹子奇重整旗鼓，摆出一副攻城的架势，率大军在城下耀武扬威。张巡站在城头怒视着尹子奇，忽见一匹高头大马从叛军中奔了出来，来到尹子奇身旁，骑马之人便是尹子奇的谋士，手中拿着一个长筒喇叭，对准睢阳城头高声喊话："城上可是张中丞？素闻张中丞忠肝义胆，爱民如子，对将士更是情同手足，誓死跟随者更是不少，在下佩服，怎奈江山易主，天高皇帝远，尔等内无辎重，外无援兵，守的可是一座孤城啊，死守何益？呜呼哀哉！"

张巡闻听此言，怒火中烧，也拿起长筒喇叭反击道："君负臣，但臣不能负君，因为臣是为国而生，这是臣子的责任。某与睢阳共存亡！"

"与睢阳共存亡！与睢阳共存亡！"张巡身边的将士们一个个青筋暴涨，振臂高呼，声声震撼叛军阵营。

这就是张巡，一个从真源县走向平叛战场的七品芝麻官，他会一怒之下斩杀恶霸华南金，他会为了老百姓鸡毛蒜皮的小事而大动干戈，他是一个不查到底誓不罢休的人，在他的骨子里有一股不变的执着，那就是正义！

"张大人、许大人，某要出去，某要出去，杀光他们——"史民跪下来，拱手请求道。

张巡知道，这是尹子奇的激将法，只要打开城门，正中下怀。所以，张巡和许远此时都很冷静，对于史民的请求，两人都没有拒绝，但也都没有答应，只是沉默。随后，张巡又看了一眼史民，突然狂笑几声，大手一挥，转身而去。

史民在张巡的狂笑声中站了起来，他不再激动，也不再冲动，开始慢慢地冷静下来，顿时领悟到什么是兵不厌诈，什么是暗藏杀机，其余将士也似乎都明白了什么，他们瞬间把自己与睢阳融为一体，纷纷走向自己的战位。

城外的谋士见城头上的将士一个个都不见了，顿时产生了疑惑，尹子奇也感到莫名其妙，心想，难道睢阳守军胆怯了不成？不敢再抛头露面？但见城头上空无一人，尹子奇心里突然升起一股强烈的占有欲，他认为这或许是一次最好的攻城机会，便与谋士和副将杨朝宗嘀咕了一阵子，最后决定：强攻睢阳城。

尹子奇立即下达命令：趁睢阳守军消沉低迷之时，强攻城头，先上去者加封重赏。接着，步兵推着攻城车直袭城下，然后迅速往城墙上攀爬。他们惊奇地发现城头之上竟然没有一支弓箭射出来，也没有任何阻挡，于是叛军一个个更加起劲儿地往上攀爬。

当第一个贼兵爬上城头的时候，还未看清眼前的东西，就重重地砸在地上，身首异处。城头上全是暗藏的刀兵，一个个手拿弯刀，虎视眈眈。

一时间，城头上喷起了壮观的血泉，在夕阳的辉映下，守军将士显得高大威武，挥舞着锋利的弯刀，上来一个杀一个，就像是杀鸡一样，一刀一个，殷红的鲜血不断喷涌到身上，滚烫着他们的胸膛，发泄着他们的仇恨。

尹子奇见爬上去的燕军将士有的不见了踪影，有的趴在城墙上一动不动，就是不往上冲，半个时辰过去了，城墙下叛军的尸体越堆越高，城下的燕军将士开始胆怯，不知上面到底是怎么回事儿，像是有一道不可逾越的血线一样，凡是碰上，必死无疑，开始的那股不要命的冲劲儿消失殆尽，再也听不到呐喊声，都默默地退了下来，狼狈不堪。

这时，只见城头上突然涌出两千弓箭手，弓箭齐发，而且百发百中，瞬间射杀两千人，随即又来一轮儿，要了尹子奇四千余人的命，加上刚才攀爬城墙死伤的千余人，不到一个时辰，尹子奇损失了五千余人，这让尹子奇莫名的害怕，对天感叹道："张巡呀张巡，你的兵法虚则实之，实则虚之，谁都搞不清楚你玩的是哪一套把戏啊！"

尹子奇又吃了败仗，唯恐损失更大，立即命传令官鸣金收兵，在城下稍作休整，继续围城，等唐军锐气过了再说。

六月中旬的一天，众将领正在张巡的虎帐里讨论守城事宜。雷万春瞅着张巡，焦急道："张大人，尹贼对我们围而不攻，是想困死我们呀，我们必须找到好的对策。"

"我南八有落日神弓，不如我一箭结果了这个尹贼！"南八突发奇想，坚定道。

"依我看，这尹子奇心很细，善于保护自己，还是要周全一些……"雷万春刚想继续说下去，只见倩娘走了过来，在给诸将倒茶送水，便停止了说话。

只见那倩娘：明眸皓齿，疑似出塞昭君；杏脸桃腮，不亚闭月貂蝉；朱唇微蠕，如樱桃绽开；湘裙紧系，恰似吴宫西子；金莲缓步，浑如蓬岛仙姑。英雄配美女，自古传佳话。张巡原是大唐才子，下笔如有神，落笔能成文，怎奈时逢乱世，临危赴国难，遂成一方豪杰，是才子，更是英雄。多少红颜爱才子更爱英雄，又多少英雄爱美人，无怪乎张巡艳福不浅，惹得众将一时看花了眼睛。

张巡自知雷万春是痴情之人，见他不再说话，也不便多问，众将或多或少知道其中的滋味，自然是沉默一片。倩娘是个奇女子，经事不少，明事达理，见将帅商议守城事宜，又见义兄雷万春如此尴尬，便匆匆回到内屋。

张巡见倩娘已入内帐，开始打破冷场，转向众将道："请诸将再议！"

"张帅，尹贼围城倏已五个多月了，所谓擒贼先擒王，南将军箭术精湛，用此计射杀尹贼后，贼军就群龙无首，然后倾全城之兵全面攻击，出其不意，再给其当

头一棒，打散这帮叛军，即可彻底解除睢阳之围！”许远自信道。

“可这尹贼警觉性很高，深知南兄的箭术之高明，所以他身边的人都是穿着和他一样的战袍。”雷万春道。

“是啊，我们都知道城下贼军主帅是尹子奇，但又没有亲眼见过，万一南兄这一箭射下去，结果不了他，岂不是打草惊蛇？”姚訚道。

“难度是有，但不失为良计，容某仔细想想，再议。今日到此为止，你们先去休息吧。”张巡道。

诸将退出虎帐，各自回营。

张巡送出各将，回到内屋和倩娘开始温存起来，两人相互抚爱，刚刚进入佳境，张巡忽然停止了，因为他想起了城外的尹子奇。

“大人，什么事情让你食色不香，如此挂碍？能说与我听听吗？”

“倩娘，战争是男人的事儿，你无须多管！”

“我侍奉大人快一年了，若睢阳失守，城破之日我也无处可栖，唯求一死！再则，太宗年间红拂女与李靖危难相济传为佳话，难道我不可以成为大人的红拂女？”

“倩娘，现在是战乱时期，让你受委屈了！若是在太平年间，某一定让你过上安稳幸福的日子，某对不住你了！”

“大人哪里话，能跟你在一起，是我前世修来的福分。对了，刚才我不经意间听得你们要设计射杀尹子奇？”

“是的！”

“听说这尹子奇老谋深算，出战时总将身边的人都打扮成和自己一样的装束。看来，他担心南将军的落日神弓了！”

“正是。”

“大人可有良策？”

“还没有呢，我这正苦于无计可施，所以……”

“我倒有一计，大人可否要听？”

“但说无妨，我也在想。”

“明日出战，令人将蒿草削作箭头，射向贼兵。”

“这又能如何？”

“依我之计，若是贼兵发现是蒿草削箭，贼人定以为城内箭矢用完了，会有人向主帅报告的。然后叫南将军……”倩娘说着，做个射箭的动作。

“妙，妙，妙，倩娘不愧是女中豪杰，你帮了我的大忙了！”张巡兴奋不已，抱住倩娘就是一阵狂亲，一番云雨之后，倩娘已经恬然入眠，张巡便从内屋飞奔而出，速命将士赶制一批蒿草箭。

第二天早饭后，张巡就命人擂鼓再战，令五百勇士冲出城外，与贼军交锋。尹子奇跟张巡对抗了五个多月，几经失利，对张巡的战术也有所拿捏，切不能让张巡钻了空子，再占便宜。知张巡要出战，他便亲自前来督战。

这时，张巡把南霁云叫到身边，让他观看一场好戏。只见出城之兵且战且退，贼兵列阵整体推进，已经兵临城下，进入了守军的射程范围，迫在眉睫。

张巡大手一挥，霎时箭如雨下，直射叛军阵营。被射中的贼军还以为自己没命了呢，可谁知道这箭竟然遇甲而折，扎在身上不痛不痒，中箭的贼兵好似白捡一条命，异常兴奋，以为城中的箭真的用光了，一牙将立即派人跑向尹子奇去报告军情。

此刻，城头上的张巡一脸笑容，站在南霁云旁边，指指点点道:“南将军，这次要看你这落日神弓的威力了。”张巡手指着那个传令兵，继续嘱咐道，“你眼力好，盯着那个传令兵，看他跑向谁，向谁报告，就射向谁！”

只见传令兵手捧着一支蒿箭，跑到尹子奇面前，高声叫道:“报告大帅，唐军已经无箭可射！”

尹子奇接过蒿箭，端详一番，自然大喜，笑道:“看来今天就是破城之日，快，给我猛攻！”

“尹帅，是不是观察一阵，我担心张巡有诈。”杨朝宗吃张巡的亏太多，心里总是担心张巡使诈，向尹子奇进言道。

“有诈又如何？区区三千人，还能与吾十万精锐之师相抗衡？传令下去……”话音未落，一支箭“嗖”的一声穿过人群，箭矢直接插进了他的左眼，尹子奇应声往后一仰，重重地摔在地上。尹子奇满脸是血，要不是他在那里痛苦地大叫，所有人都以为他死了，不是南霁云力道不够，实在是距离太远了，不然直接能射穿他的头颅，不过这亦足矣。

“快，保护尹帅！”贼军顿时乱作一团，身旁几个贼将纷纷护驾。主帅重伤，众多围攻的将士闻之一哄而散，就像是决堤的河坝一样，直接被洪水冲到了地下，淹没在血海之中。

张巡见尹子奇已经中箭，立即下令全线出击，南霁云也背起落日神弓，领着一路精兵冲向尹子奇所在中军，另一路精兵由雷万春带领，如虎似狼的陌刀兵，直接扑向尹子奇的右侧，姚訚也带领一路精兵攻向尹子奇的左侧。

此刻，尹子奇疼痛难忍，但脑袋还算清醒，他自知如果站不起来，则全军溃退不说，一旦唐军乘势冲出，又要大败，于是他强忍着剧痛，让护卫扶他起来。他满脸鲜血，一手捂住左眼，一手挥舞长剑，歇斯底里喊道:“慌什么，都给我镇定，

镇定！全军推进，给我冲啊！”

那些本来想逃跑的士兵见主帅又站了起来，齐声欢呼，又向睢阳城冲去，拼死和唐军作战。

南霁云冲到尹子奇阵前，见尹子奇未被射死，大呼可惜，想搭箭再射，但见众将纷纷前来护卫，已无隙可射，于是且战且退。

叛军见主将虽未射死，但身受重伤，自不敢恋战，也是且战且退。

尹子奇无奈，只好命令大军退后五里，在啸虎道休整。

这正是：睢阳烽火几时收，叛军围困战未休。

　　　　千古兴亡多少事？不尽长江滚滚流。

欲知后事如何，且听下回分解。

第五十三回　虢王瓜分救援粮　睢阳城里闹饥荒

上回书说到，叛军围困睢阳城，两军正面交锋。倩娘献计，用蒿草削箭，射向叛军，造成睢阳守军箭矢用完的假象，然后贼兵拿着蒿草箭向尹子奇报告战况，从而锁定叛军队伍中的哪一个是真正的尹子奇，南霁云一箭射进了尹子奇的左眼，叛军主帅受伤，迫使叛军退后五里，在啸虎道休整。之后，尹子奇被护送至陈留治疗眼伤。

经过这次正面冲突，睢阳之围暂时得到了缓解，双方死伤俱重，叛军死伤万余，唐军战死千余。眼下，睢阳城内存兵已不足两千人。现在这贼眼睛受重伤，总得有个养伤的时间。于是，睢阳城再一次恢复了平静。

趁此时，睢阳守军开始整修城池，加固布防。张巡、许远将一部分老百姓护送撤出睢阳城；南霁云、雷万春诸将重新调兵遣将，针对士卒特长，重新编制；许远知道尹子奇瞎了一只眼，深受其辱，按其坚毅的性格是决不会善罢甘休的。为了打好这场持久的保卫战，粮草至关重要，眼下睢阳城内的粮食库存已经所剩无几。于是，许远积极存储军粮，开始向外面征粮，幸好身后江淮之地丰饶，征集到不少粮食，运入城中，就这样在城中积起了六万石的粮食，够睢阳军民吃上几个月的了。

濮阳、济阴二郡太守得此消息，便上书虢王李巨道：许远在睢阳储备了足够一年的粮草，足足六万石，请求虢王将粮草分给他们一点。

在彭城拥兵自重的虢王李巨，接到请求，当即应允。身为大唐的河南节度使，统领河南地区的平叛事务，关键时候不增兵援助，当得知睢阳从江淮地区征集了六万石粮食的时候，就打起了睢阳粮食的主意，立即责令许远把其中一半分给濮阳、济阳二郡。

这些粮食是守城将士的最后保障，是守城将士的命，许远接到李巨的诏书后，失神了半晌，眼泪刷刷地往下流，这就像是从他心头挖出一块肉一样，可后果却比要他命还严重，万一睢阳坚守不住，那一切都完了。

许远据理力争，奋笔疾书，给虢王李巨写了一封信，大致内容为：睢阳城是军事重镇，江淮咽喉，兵家必争之地，那尹子奇因攻城痛失一眼，故深念此仇，驻在

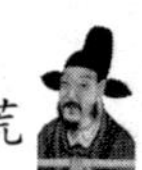

睢阳城五里外的啸虎道，可随时来攻，接下来发生的战斗要比濮阳、济阴两郡激烈、残酷得多，遇到的困难会更多，需要的粮食也更多。再说，两郡如今并无战事，完全可以想办法自筹粮食。虢王为这两郡来要粮食实属不智！臣愚顽，不明白虢王此举用意何在？

虢王李巨看到许远的信，一向刚愎自用、自以为是的他恼羞成怒："这个许远难道想违抗我的命令不成，来人哪，速速叫两郡的运粮使到睢阳城去催粮！"

于是，濮阳、济阳两郡的运粮使都来到睢阳城下。许远还是拒不交粮。

传令兵马上跑到虢王那里报告："报——虢王，许远不愿将粮食分给两郡。"

李巨火冒三丈。这许远本是许敬宗之后，而许敬宗阿附武则天，自然得罪了李唐宗室。李巨身为李唐宗室，自然对许远没有什么好感。他厉声道："传令给许远，天下之粮食归大唐天子所有，我身为虢王又身兼河南节度使，调度听从王命，有违王命当军法处置！"

许远迫于李巨的淫威，而且这两郡运粮之兵已到城下，都在叫骂许远，济阴的运粮使者高荣义叫骂得最凶，许远无可奈何，征得张巡的同意，只能依虢王的要求，拨给两郡一半，也就是三万石的粮食。

雷万春见粮草运出城外，怨气冲天，大发雷霆，跑到张巡的虎帐里，牢骚道："李巨小王，末将早有见识，昏庸之辈，终将误我等守城！"

张巡右手紧攥拳头，狠狠地往桌子上一砸，默不作声。

济阴的高荣义得到了睢阳的粮食，沾沾自喜。谁知，在运粮途中，叛军得到了消息，尹子奇的副将杨朝宗率一万人马奔袭而来，高荣义和手下没做任何抵抗，就投降了叛军，连人带粮统统投入了叛军。

得知这一情况后，张巡和许远更是痛心不已，城危之际无人来援，得知粮草丰济，便各处前来求粮。更要命的是，济粮反济了贼军，真是可悲可叹啊！

许远思绪万千，又书信一封责问虢王李巨：不解睢阳之围，却夺睢阳之粮，又济了叛军，虢王意欲何为？李巨不知这事办成这样，自然哑巴吃黄连，有口难辩，就拒不回信。

许远也是愧疚万分，跑到张巡虎帐，向张巡忏悔道："张大人，可惜了这三万石粮食，其中一万五千石白白送了叛军，李巨非但不顾吾等守城之艰难，反倒为此等小人来要粮，大唐江山都是被这些小人……"

张巡痛苦地摆摆手，义愤道："日前，某向虢王李巨呈上了请功表，请他犒赏将士们两年的战功。他倒好，就给了几张废纸，封了几个将领。我去信责怪于他，说将士们用命保的是大唐，也保的是你李家的江山，到这个时候你还吝惜财物。结果到现在都没收到音讯。"

说着，张巡又是紧握右拳，猛地向桌面上砸去，他泪流满面，咬紧牙关，竟然活生生地咬掉两颗牙齿，没人会注意到，每次征战，张巡都恨得咬牙切齿，但带来的憋屈只能往自己的肚子里咽，哀叹道："睢阳大难矣！"

书中暗表，从当时整个战局来看，唯一能解救睢阳的就是郭子仪的北军，只要能攻下长安，那么燕军的气势就会彻底被打垮，战胜燕军只是时间问题，而唐肃宗李亨也为此不懈地努力着，便遣书到回纥民族相告，请求支援。

回纥小王子叶护带着四千回纥骑兵来到长安重镇凤翔，李亨设宴款待，叶护也不客气，要求与大唐联婚，李亨满口答应，这也正是他想的，只有这样，才能真正把回纥拉进来，那么收服长安就有了保障。

言归正传。转眼间到了七月初，尹子奇的眼伤还没有痊愈，戴着半个面罩，还在陈留修养。这日，济阴叛将高荣义亲自前来求见，说睢阳城内粮草不足三万石，对于一个拥有三万多人的城池，加上两千守城将士来说，这简直是杯水车薪，请求尹帅抓住战机，一举攻破睢阳城。

尹子奇听后很是兴奋，当即把将这一情况上报给大燕皇帝安庆绪，安庆绪连声叫好，立即筹集八万大军和半年的辎重给他，嘱咐道："就是围也要将张巡守军围死，成败在此一举。"

尹子奇哪敢迟疑，也不管眼伤的疼痛，戴着眼罩，率八万大军蓄势待发，就像是一支离弦的箭一样，直射睢阳，睢阳再次告急。

之前，张巡和许远已经再次向周边各州郡发出了求援信，以保睢阳安危。可惜，周边各州郡拥兵自重，从未派过一兵一卒前来睢阳，徒徒坐视睢阳再次被围困。

尹子奇眼瞎心不瞎，屡败却有屡战之决心。在他养伤之际，还念念不忘攻城之事，不想再犯白白送死的错误。他改变了作战策略，请来不少攻城专家，专门制作攻城器械，决心智取睢阳。

此时，睢阳粮草只剩两万余石，按正常的人数比例来说，这点粮草只够三万人吃两个月，可现在才七月份，难不成九月份就得破城，张巡不敢再往下想，他不敢说最终能够阻拦下叛军，但至少要在郭子仪大帅收服两京之前，为他争取时间，做他强有力的后盾。

其实，郭子仪又何尝没想过睢阳的战事，他屡次听到肃宗李亨在他面前夸张巡，虽然未见其人，但他心生敬佩，每当看着辎重源源不断地从淮河运往长安重镇凤翔时，他仿佛看到了上面的血迹，上面的英勇厮杀。在战场上所向披靡的张巡，他身下的将士个个骁勇善战，他的双眼不住湿润，只要收复了长安，他就能快速收复洛阳，将燕军赶出河南，只有这样，才能救得了他。

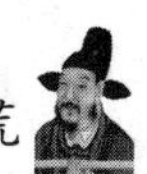

两人虽未谋面，但相互支持，相互依靠，张巡是到死都不会放弃睢阳，以此造就了中华巨龙再次腾飞的脊梁。

这天上午，张巡在校兵场招来众将士，大声道："尹子奇八万大军即将兵临城下，城内粮草不多，叛军已然知道，定然围城数月，城破乃迟早之事，众位要想走，就趁机出去，不日城破之时定然无果！"

"誓死跟随张大人！坚守不殆！"所有将士像是吃了定心丸一样，异口同声道，齐刷刷地跪了下来，都到了这个时候，他们虽然没有胜利，情况甚至比以往都糟，但他们却得到了一个不枉此生的东西，那就是忠义！那就是忠君报国！

"好、好！"张巡激动得连说两声好，热泪滚滚而下。此时，倩娘正站在一拐角处不停哭泣，抹泪不止……

张巡立即布兵下去，将现有的两千将士主要分布在城东和城西两个方位，城东由他和雷万春、南霁云、石承平等带领坚守，城西由姚訚和史民、陈蒙、李辞、宋若虚等带领坚守，许远和鲁奇、冯颜、张至诚、张重、杨振威、耿庆礼、马日升等带领民兵巡防在南北城门之间，以作监视，并将南北城门的战况相互通报，以作万全之策。

至德二载（757 年）七月初六，尹子奇率八万大军在睢阳城下安营扎寨，并且派使者交给张巡书信一封，大概意思是：张巡你忠肝义胆，爱民如子，效忠皇上，可没有了粮草，迟早要败，莫等城破兵败之时追悔莫及，不如趁早归降于大燕，大燕帝不计前嫌，共享荣华富贵，云云。

书信很快传到了张巡的手里，他拿出来一看，直接一把火给烧了。其实，尹子奇也没打算真正能招降他，只是给彼此一次机会，说句实话，他从心里敬佩起张巡，他也是军人，知道一个将领的难处，一旦粮草殆尽，军心涣散，那就得完蛋，可到了此时，他还这样死守，真乃英雄好汉！若不是战乱，若不是各为其主，他能交到张巡这样的朋友，此生亦无憾了。

突然，一声长"报——"打破了尹子奇的沉思，探子道："睢阳守城将士一个个手中拿着大锅盔在啃，有些将领还吃着肉，喝着酒，势有一抗到底之意！"

尹子奇闻听，疑惑不解，他就不明白了，不是说睢阳城内粮草殆尽了吗？难道这又是圈套？难道这是济阴降将高荣义的圈套？

尹子奇不敢妄动，马上令人喊来降将高荣义，尹子奇责问之时，高荣义支支吾吾，还是一口咬定自己说的是实情。对于这样的墙头草，尹子奇打心眼里瞧不起他，无论真假，二话不说，就直接令侍卫拉出去斩了。

书中暗表，其实这都是张巡精心策划的，那些大锅盔是他早就准备好的，就是吃给叛军看的，酒坛里全是水，至于肉，那是一头瘦死的战马，杀了炖好以后，分给将士们的，张巡、许远、姚訚、雷万春、南霁云等将领啃着马骨头，吃得痛心疾首，吃得咬牙切齿，吃得双手发颤。

时下，睢阳城里的粮食若要坚持到九月底，经过张巡和许远的精心打算，将士们每天只能分到一勺米，城内老百姓的情况更是骇人听闻，一斗米居然涨到了四五十千的天价，将士们只好掺以茶、纸、树皮等为食，在他们高昂的头颅下，是瘦弱的身躯，要不是以前锻炼得好，有些都没力气拉弓射箭，基本是靠在那休息，免得浪费体力。这些日子，张巡和倩娘与其他将士吃的是一模一样的。

言归正传。张巡的障眼法虽然撑不了多久，但第一次强攻，必须给叛军以畏惧，迫使尹子奇放弃进攻，以拖延时间，等待郭子仪大帅的救援。

尹子奇一连等了三天，一直没敢轻举妄动，他不相信济阴叛将高荣义所说的话，因为他从张巡那得到的教训太多太多了，万一张巡借此将计就计，那他智取睢阳城的计划岂不又要泡了汤？

但在接下来的几天里，探子发现，睢阳守军基本上不吃饭，就是吃饭也到城里吃，还偷偷摸摸的。尹子奇得知这一情况，思量了一下，恍然大悟，难道以前都是幌子？看来睢阳城真的缺粮了。

尹子奇激动不已，像是抓住了救命的稻草一样，立即命探子将详细情况探明，睢阳守军何时吃饭，何时作息，要钻睢阳守军的空子打，只有这样，才能痛击睢阳守军，一举攻破睢阳城。

尹子奇得到探子的准确情报后，命令军中最有经验的烤肉师，在睢阳城下支起多处烤架，开始烧烤牛羊肉。顿时，牛羊肉的香气满天飘逸，香气飘至睢阳城头久久不散，守城将士们闻到城下烤肉的香味儿，虽然有着一脸的不屑，但也直流口水。城里的百姓闻见飘然而至的肉香味儿，更是人心惶惶，很多人捂着咕咕乱叫的肚子，瘫坐在地上，痛哭流涕。

尹子奇跟张巡经过无数次交战，可以说是吃尽了苦头，交足了学费，这下学聪明了，他先用这一招打压守军的士气，然后再一鼓作气，拿下睢阳城。

这正是：睢阳城里战事多，粮草奇缺岂奈何？

可叹虢王又瓜分，哪管将士饥肠饿。

欲知后事如何，且听下回分解。

第五十四回　尹子奇机械攻城　张奉忠三招破敌

上回书说到，叛军首领尹子奇在陈留治疗眼伤期间，许远在江淮征集粮食六万石，本想够睢阳军民吃上几个月的。可是，在彭城拥兵自重的虢王李巨得知这一消息后，以河南节度使的名义立即责令许远把其中一半分给濮阳、济阳二郡，不然军法从事，许远无奈照办。可是，没过多久，睢阳就发生了粮荒。尹子奇闻讯，不顾自己的眼伤未愈，赶紧上报大燕皇帝安庆绪，安庆绪着他八万精兵，再次围困睢阳城。他先在睢阳城下支起多处烤架，开始烧烤牛羊肉，用烤肉的香气来打压睢阳守军的士气，然后再用攻城器械，智取睢阳城。

这日，八万叛军浩浩荡荡地开进睢阳城下，张巡、雷万春和南霁云等将领守在东门，首先看到的并不叛军先锋，而是数十个巨大的云梯向城墙脚下驶来。这云梯下面有八个轮子，上面足足有几个房间大，有三丈高，足以和睢阳城持平，两端都有进出口，四周都是犀牛皮封闭起来，能够抵挡住弓箭的射击，里面能够容纳两百精兵，由步兵向前推进。

这数十云梯随着盾甲防护的甲兵方阵全体推进，南霁云等弓箭手虽是奋力发箭，贼军甲兵虽有重创，但对这云梯却是无计可施。

“这如何是好？”雷万春顿时急了起来。

“快快，快去找三根巨木过来！”张巡道。

雷万春等人迅速寻找，搬来三根巨木。

张巡看了看一个云梯到达城墙的大概位置，圈了三个圆圈，命令道：“快，凿开三个洞，要穿过城墙，把三根巨木放在洞里！”

一部分士卒严阵以待，一部分士卒在开墙洞，分秒必争。眼看云梯只有十几米到，张巡命人将一根巨木的顶端固定上巨型铁钩，另一根巨木顶端削尖，第三根巨木固定上铁锅，锅内放在松明和浸过油脂的柴火。

“哦，我懂了，我懂了，张大人真是智谋过人。”雷万春终于明白所以然了。传令兵分赴各城门，如法炮制，对付这些云梯。

一切准备就绪，眼看着云梯靠近，八米、六米、五米，云梯已经近在咫尺。

“钩木出！”张巡喊道。

一根巨型钩木从城内伸出，将云梯的横档钩住，不能后退。

“尖木出！”张巡又道。

一根头尖的巨木迅速从城内伸出，插进云梯的中间横档里，这样云梯就不能前进。于是，云梯被卡在哪里，进退不能。

“火木出！”张巡再道。

一根顶端绑着大锅的巨木伸出，锅内燃烧着熊熊烈火，云梯是木质的，见火就着，可怜这云梯，进退不能，被活生生地从中间烧断，云梯里的贼兵不是活活被烧死就是摔死。

这悲惨的一幕看得尹子奇一身冷汗，那火人从空中掉落的情景，那最后凄厉的呼叫声，让所有正欲进攻的叛军连连后退，他们像是看到了恶魔一样，不敢往前踏入半步，直至看着云梯里那两百人被活活烧死。

各城门的守将看到城东门正面如此对付云梯，一一仿效，跟在后面的云梯看到这样的结果，自然不敢白白送死，只有作罢。

尹子奇一阵懊恼，他本想通过攻城专家精心设计的云梯来创造战斗奇迹，可谁知，在神机妙算的张巡面前竟如此不堪一击。

此时，雷万春大声道：“尹贼，什么时候你也跑到云梯里，让吾等也尝尝你这火烤全人，用你这独眼龙的肉下酒，一定是道好菜！哈哈……”

尹子奇一脸的阴沉，一只眼里闪烁着毒蛇一样的冷光，立即下令道：“用第二套方案，木驴攻城！”

这尖头木驴本是南朝梁将侯景所用，整个木驴高有两丈，底部由十二个轮子运载。木驴分上下两层，上面是一个巨大的撞柱，由驴嘴伸出去，下层是隐藏士兵的，能容近百人，一旦木驴抵到城门口，撞柱会连续不断地撞击城门，直至将大门撞开，然后里面的士兵会推着木驴前行，冲进城内，身后的将士也可乘虚而入。

尹子奇满怀期待的将木驴快速推到城下，木驴内藏着一百精锐将士，这次就是铜墙铁壁，看你张巡能如何。他还兴奋地亲自动手推，和将士一起着力，士气一下增大了不少。

在睢阳城头巡防的士兵，马上向张巡报告：“报——叛军又用木驴来攻。”

“兵来将挡水来土掩，快，用巨石阻挡，用火攻！”张巡命令道。

守城军民先是松明火把和巨石往下抛，虽有破损，但收效甚微，不能阻挡其攻势。这木驴很是坚固，而且越聚越多，情况危急。

“报——叛军备有水和泥浆！火攻恐无多大作用！”巡防兵探明情况，又报。

“快快，快到铁匠铺，将铁汁子水速速送到城头！”

“得令！”巡防兵骑马飞奔而去。

经过战争的洗礼，睢阳城军民早就融为了一体，铁匠们很快就炼出了大量的铁水，抬到城头之上。

此时，尹子奇正在得意，心想，这木驴经攻城专家改进，坚固异常，而且火攻不得，看你张巡又有何计可施？

俗话说，卤水点豆腐，一物降一物。尹子奇也太小瞧张巡了，这坚不可摧的木驴刚一接近城墙，铁水就突然从天而降，给木驴来个铁水灌顶，一一尽毁，木驴里的贼兵也化作了一摊铁水，死得非常凄惨。

尹子奇看这两招均已失手，气得哇哇直叫：“快，快给我实施第三套方案，使用铁臂钩车，我倒要看这张巡老儿如何对付？”

在城中的巡防兵早已看到远处的铁臂钩车，共有五辆，马上向张巡汇报。张巡远远望去，这铁臂钩车巨大无比，就像现在施工场地的长臂吊车。钩车破坏力巨大，但行动不便，必须马上想出对应之策。

张巡立即派人叫铁匠、木匠们到城楼上观看铁臂钩车，研究它的构造，商量破车之策。待对这钩车构造悉数明了后，有人道：“有招了，而且简单实用！”

张巡二话没说，当即命此人带头赶制反钩车器具。只见众人扛来巨木，并在一端安置了连锁，锁头上又套大环，装置在一辆巨大的皮车之上。看着钩车过来，守军就用铁环套住钩车的钩头，再用皮车将钩车长臂拨入城中，截去车头，然后再将钩车放掉。没有钩头的钩车，就像人失去双臂，成为废人一般，就没有了攻城的作用。这个方法果然是简单实用。

城内正在赶制反钩车器具，城外的五辆铁臂钩车已至城墙脚下，一时全部运作了起来，将城头上的建筑和墙面纷纷钩塌，露出唐军半截下身，尹子奇抓住这个时机，令弓箭手射上数千只箭，将毫无防备的唐军射杀了一百余人，就连张巡也差点中箭。

钩车挥舞着铁臂，又钩住城上的敌楼，贼兵势众，奋力一拉，敌楼就崩塌了。看着睢阳城的一座敌楼坍塌，独眼尹子奇心里那个解恨呀，心想，只要这铁臂钩车钩塌城墙上所有的敌楼，再钩城墙，城墙不在，就有胜算。想到这儿，尹子奇沾沾自喜。

尹子奇这边正在做着美梦呢，睢阳城内的反钩车器具已经赶制成功，迅速抬上了城头。当叛军的铁臂钩车再次伸过来时，张巡一声令下，守军用铁环套住钩车的钩头，锁放在城头，钩子刚好勾住大环，一下就勾上了三辆车，他立即命人往城内拉，牛马加上人力，直接将城下的钩车拉得贴近城墙，上面的钩子露出大半截，他命人拿刀砍断绳索，将铁钩留了下来，没有这个，他的钩车就起不了任何作用，一下就解决了三辆。

叛军的铁臂钩车像废人一样，一辆辆瘫痪在地，失去了用武之地，其他两辆铁臂钩车，再也不敢靠前。

南霁云看准时机，直接令弓箭手伺候，一连射杀几百叛军。张巡急忙命人用城楼上垮下来的木柱围住城头，加固城池。这一做法他在雍丘干过，曾经打得令狐潮落花流水，抱头鼠窜。

常言道，事不过三。尹子奇见第三套方案又被破掉，感叹道："张巡呀张巡，这真是魔高一尺，道高一丈呀！"此时，天色已晚，尹子奇见猛攻不得，智取不能，再战无益，只好鸣金收兵，改日再战。

当天晚上，尹子奇把所有烤肉都分给了将士，并鼓励将士道："现在睢阳守军远不如从前，有的将士瘦得连弓都拉不开，就是拉开了，也饿得眼花缭乱，不能瞄准，所以只要能登上城头，就可一举拿下睢阳城。到时候，别说牛羊肉，里面的女人、金银财宝全都是你们的，第一批冲上城头的，还会官升两级。"

尹子奇的这番鼓动让叛军将士精神抖擞，副将杨朝宗扔下手中的羊骨头，率先高呼："大燕威武，尹帅英明，众将英勇！"

接着，叛军众将士齐声呐喊："大燕威武，尹帅英明，众将英勇！"

叛军的呐喊声震撼着整个睢阳城。此时，张巡独自站在城头上，观察着叛军的一举一动，下令："全城戒备，随时准备战斗！"

可是，对于没有吃饱饭的士兵来说，多少有些精神恍惚，有的士兵无力地靠在城墙边上休息。

夜深了，张巡被叫下去吃饭，张巡不想吃，或者说，他心中总有一个疙瘩，今夜好像有什么事要发生。尹子奇今日折腾了一天，无非是想把士兵的意志力拖垮，然后乘虚而入，他那根对战争敏感的神经突然跳动，今夜必有问题。

张巡执意不下去吃饭，继续站在城头观察敌情，可等了一个时辰，还是没有动静，倩娘只好把张巡分得的一个馒头送上了城头。只见倩娘也瘦得皮包骨头，眼窝深陷，面色苍白。张巡见到她，一阵心疼，轻叹一声，连连摇头，咬了一口馒头，喝着碗里的清水，这就是他的晚餐，跟其他将士一样的标准。

恰在这时，许远和鲁奇、冯颜等将士巡防至此，见张巡还没有歇息，上前道："请张大人放心，城中无恙。只是现在兵寡粮缺，这如何是好？"

"坚守睢阳，只要一息尚存，留着这口气也要咬上敌人一口，决不能白白地让睢阳城落入贼军之手。现在城中的粮草还能够坚持多久？"

"每人每天吃上二两，尚可坚持一个多月。"

"那就先配给每人每天二两，仍然掺上茶、纸、树皮为食，叫士兵艰苦一点，

坚持一下，再说朝廷知我粮荒，先有粮队前来，只不过突不了围，进不了城啊！”

“张大人，真是对不住，某没能留住睢城的粮食。”

“这是虢王的命令，违抗是不行的，只不过直到现在我还在可惜给了济阴高荣义，他拿到粮食就投敌。真不是东西！不过，据说此人也得到了报应！”

许远点头称是，嘱咐张巡尽快下去休息，便带人继续巡防。

张巡看着诸将远去的背影，和衣躺在城头，与倩娘相拥而眠，一夜无扰。

上文书已经提到，睢阳城内由于粮草被严格限制，一斗米居然涨到了四五十千的天价，现在更是了不得了，有些人开始捕捉老鼠，甚至连一只瘦了吧唧的老鼠都能卖到四百文，老鼠吃光了，人们就煮牛皮筋角充饥，还有的士兵下半夜偷偷溜出城去打猎，但那只是杯水车薪，也只能满足几个人的食欲。

睢阳城昔日“稻米流脂粟米白，公私仓廪俱丰实”的富庶景象便一去不复返了，取而代之的是“寂寞天宝后，园庐但蒿藜”的萧瑟景象。

正如元朝张养浩的《山坡羊・潼关怀古》所云：峰峦如聚，波涛如怒，山河表里潼关路。望西都，意踟蹰。伤心秦汉经行处，宫阙万间都做了土。兴，百姓苦；亡，百姓苦。

这正是：志士报国皆为难，自古至今尚亦然。

宁掉头颅垂青史，不留骂名在人间！

欲知后事如何，且听下回分解。

第五十五回 尹子奇火攻睢阳 史都尉战死沙场

上回书说到，尹子奇请攻城专家精心研制了数十个云梯、木驴和铁臂钩车，企图利用这些大型的攻城机械一举拿下睢阳城，结果这三种攻城机械都被神机妙算的张巡一一破阵，尹子奇只好鸣金收兵。晚上，尹子奇用烧烤的牛羊肉犒劳将士，睢阳守军却食不果腹，每人每天只能吃上二两粮食，在掺上茶、纸、树皮以后，才能坚持一个多月，睢阳军情十万火急。

当天晚上，尹子奇回到军营虎帐，命各位将军聚在一起，再次商讨攻城策略。尹子奇道："诸位将军，献攻城良策者，赏金二百两！"

"禀大帅，某有一计！"一偏将突布斯道。

"嗯，说来听听。"尹子奇兴奋道。

"那张巡不是好用火攻吗，咱也来个火攻！这叫以其人之道还治其人之身！"突布斯说着，手舞足蹈起来，继续道，"我们组成一支千人火箭队，在利箭头上燃起松油火，不停地往城里射，射不死也得烧死他们！"

"好，好主意！"尹子奇命令道："这件事就交给你，速速去办！"

"是，末将得令！"突布斯起身拱手道。

"不过，本帅觉得这还不够。让睢阳将士尝过火箭的滋味儿以后，某亲率大军主力，架云梯，攀爬城墙，先爬上城头者，无论生死，赏钱一千两，官升两级。"尹子奇把目光移到副将杨朝宗身上，命令道："杨将军，你再组织五百人的敢死队，每人赏钱一千两，命其穿着厚厚的重甲，拿出砍斧直接砍破城门。待破门之后，无论生死再赏两千两！本次攻城要集中优势兵力，攻其一点！"尹子奇展开地图，用力指点道："那就是东门！先从东门打开突破口，狠狠地教训一下张巡老儿！各自准备去吧，明日一早开始进攻！"

"是，请尹帅放心！"

第二日清晨，叛军擂响了战鼓，一千弓箭手迅速出击，各就各位，突布斯一声令下"放！"千支火箭齐发城头，有的火箭射在城楼的木柱上，顿时城楼上着起了熊熊大火，很多守军将士葬身火海，一时间死伤严重。尹子奇眼看火候已到，一方

面下令步兵将士赶快架云梯，攀爬城墙，一方面让杨朝宗带领五百敢死队，拿起斧头，冲上前去，直接去砍城门。

张巡没想到叛军的攻势这么强烈，很多将士由于饥饿乏力，已经失去了抵抗能力。

“尹贼，你好歹毒啊！”张巡大骂一声，二话不说，拿起大刀就冲到城头，砍杀爬上来的叛军，并传令下去，命史民、陈蒙、李辞、宋若虚等从西门过来增援。

此时，叛军的敢死队已经冲到了城门下，上去就对着铁门一阵乱砍，照这样的速度砍下去，不出半个时辰，大门就能被砍破。

在此危急时刻，史民等将士已经过来增援，张巡命史民率三百骑兵从西门出去，绕过南湖，直袭叛军粮草，让尹子奇顾及不暇。

“遵命！”史民带领三百名死亡骑士悄悄从西门出发。

张巡、雷万春和南霁云等将领在城头上组织刀兵奋力拼杀，张巡的战甲破裂，满身是血，城头上散落着无数的人头，战争的残酷性再次显现出来，这是尹子奇发起的最猛烈的一次进攻。

尹子奇用战鼓声把叛军将士往前推，谁都不敢后退一步，后退者斩立决。

此时，城下的叛军敢死队把城门砍得“哐当、哐当——”直响，竟然比拼杀声还激烈，与尹子奇的鼓声混杂在一起，像是来自十八层地狱的死亡旋律，正在弥漫着这座即将崩溃的城池。城门已经被劈裂，眼看就要支撑不了多久，张巡恨得牙根欲裂，他急中生智，心想，睢阳城里没有了粮食，但有的是水。于是，紧急命令将士：“快速架上几口大砂缸，烧出滚烫的开水来！”

不大一会儿，只见十几位将士抬着巨大的砂缸上了城池，里面是冒着气泡的水，就像是砂锅一样，这砂缸的保温性特别好，只要第一次烧开，后面就好烧多了，缸上绑着四根楠木，由十余将士抬着，直接放到了城门上方。

城下，有些老道的叛军见此，急忙退下，在一旁指挥的杨朝宗刚发觉有点不对劲儿，可他还没反应过来，那一缸水直接倾倒了下来，瞬间冲进了拥簇在一起的五百敢死队员中，他们脑袋只感到刺骨的疼痛，刹那间就失去了知觉，很多人当即被烫死，耳朵掉落，头皮脱落，有的脖子都被烫掉，激起的热水让四周的将士惨叫不已，脸上被烫得起了大大小小的水泡。

那五百敢死队员无一生还，趴在地上，盔甲里不断冒着白烟，铁甲也被烫得发热，东门的攻势瞬间锐减了下来。尹子奇气得大骂，眼看就要成功，总在节骨眼上出问题。接着，张巡如法炮制，又对着云梯往下倾倒滚烫的开水，迫使叛军无法靠近云梯。

张巡此招让守军将士有了片刻喘息的机会，下令继续用大砂缸烧水，一下子又烧开了十缸滚烫的开水。

过了一会儿，叛军又开始攻城，唐军继续守卫，十余缸滚烫的开水被抬上了城头，均匀分布在各处。尹子奇不再命令攻击城门，精心准备的火箭也已经放完，无奈，只有号令将士继续攀爬云梯，爬上来的士兵感到城墙又高了一截，仔细一瞧，竟然是口巨大的热水缸，灼热的外表蒸得叛军将士不敢接近，有的吓得干脆从云梯上蹦下来，被活活摔死。

花开两朵，各表一枝。此时，史民带领的三百死亡骑士已经从西门绕过南湖，来到了叛军大营，趁叛军混乱的时候，拿着陌刀冲进了粮仓内，门口几个散兵被他们几刀解决，当冲进粮草中间，火把还未点着时，只见从草垛里、麻袋下涌出数千叛军，而且粮草四周突然马嘶长鸣，随即滚滚铁骑涌来，叛军将士抡着弯刀涌了上来，史民见势不妙，大喝一声："不好，我们中埋伏了，快，立即点燃辎重，随某冲出去！"

三百死亡骑士迅速点燃粮草，跨上战马，且战且退。原来，尹子奇在出发前担心营内粮草安全，特意派了重兵在这里埋伏。

双方战马长鸣不已，瞬时传到了睢阳城头，张巡闻声心中一颤，史民已进入叛军阵营，他立即趴在城头上，只见叛军大营开始烟雾缭绕，隐约露出大批战马，却看不到史民的身影，张巡感觉大事不好！

史民和死亡骑士们一个个反应灵敏，在突围的瞬间，把追上来的叛军斩于马下。

然而，天不遂人愿，围剿才刚刚开始，只见从四面八方涌来上万骑兵。史民来不及勘察敌情，他知道叛军有备而来，这四周全是骑兵，每处都很强，而身后却是不断燃烧的辎重，火势越来越大，烤得他们后背发烫。

史民高举陌刀，左右砍杀，带领死亡骑士高声大喝："杀呀——杀呀——"这一声声怒喝，竟让叛军身下战马连连后退。

尹子奇看到大营内烽烟突起，赶紧下令停止攻城，把目标转移到大营之内。他的脸色极其凝重，心想，幸亏在这次出战前把大批的粮食都隐藏了起来，眼下焚烧的只是草垛，再说此时草被茂盛，马匹饿不死，这便是他的高明之处。然而，令他担心的是，他不知道自己的一万骑兵能否征服如此骁勇的死亡骑士。想到这儿，立即派身边的大将突布斯前去督战。

在双方激战中，史民厉声道："兄弟们，某看到贾大哥的脚步了，跟某冲过去，杀啊——"史民身下战马猛然一跃，像是飞起来一样，直接冲进了叛军内，史民连杀数十人，所向披靡。

这猛烈的冲势竟然将叛军骑兵冲击了半里远，两侧的骑兵立即收拢，将死亡骑

士围剿在中间，史民腹背受敌，他们依旧采取原来的战术，围成一圈，互相弥补。

叛军疯狂地冲击，想将他们分开，可每次冲击除了丧失几百人的性命外，死亡骑士依旧不动如山，游刃有余。突布斯见此，大惊失色，要是这样下去，唐军骑兵就很有可能逃掉，便立即命弓箭手穿插在骑兵内，待下次冲锋之后，趁机射杀他们。

这次冲击之后，只见退却的叛军侧下突然涌出数千弓箭手，瞬时射出千百箭矢，直插在他们身上，这一暗袭让史民毫无防备，有的直接被射进脑门里，一下子死伤了几十人，还有的箭矢插进他们的胸膛，就连他们的战马也身负十余箭。

然而，这些死亡骑士的战马除了嘶鸣外，竟然无一匹倒下，因为战马识灵，他们的主人还未倒下，它们的胸膛脖颈下也有一层甲胄，这是死亡骑兵的标准战骑，也正因为这层甲胄，没有伤其根本。

此时，史民胸前中了二十余箭，全部插进他的肌肉里，在盔甲的保护下，没有伤到内脏，他怒喝一声，直接一把抓住箭矢，拔了出来，血淋淋的箭头被他扔进了叛军内，吓得所有人连连后退。

“啊！”其余骑兵嘶声怒吼，跟着史民一样拔了出来，他们的战意大增，他们似乎已经感觉不到痛了。

“杀啊！”史民率马冲了过去，直接将来不及跑的弓箭手砍杀大半，死亡骑士们又解决了千余叛军的性命。

此刻，睢阳城头所有将士都在祈祷着，他们不能下去救援，不仅是因为兵力少，还因为尹子奇在城下重兵把守，张巡一旦派兵出去救援，睢阳必破！

雷万春和南霁云在城头上急得抓狂，史民手下的人更是睚眦欲裂，多次请命出去救援，都被张巡压了下来。他唯一的信念就是守住睢阳，直到大唐胜利，他相信，这样才是对得起死去的弟兄！

三个时辰过去了，城头上的将士终于看到了史民的身影，他身上盔甲断裂，浑身是血，他身后只剩下零散的几十人，其他两百多人全部牺牲，每个倒下去的死亡骑士身上都有百余创伤，被他们斩于马下的叛军骑兵足有四千余人。

只听“呲啦——”一声，史民把胸前的一块布撕了下来，他的盔甲已经在战斗中四分五裂，露出了血肉模糊的胸膛，仔细看去，全是大小不等的肉洞，由长长的口子连接起来。他将撕下来的布条缠在自己拿刀的右手上，手臂摆动之间，衣襟破碎，里面有不计其数的大小伤口，在流着血。见此，其他骑士也撕下胸前的衣襟，缠绕在手臂上，紧握大刀，左右冲杀，杀得叛军心惊胆寒。

此时，叛军大将突布斯亲率千余铁骑重重包围了身受多处重伤的史民和几十位死亡骑士，只见突布斯大手一挥，一声令下“射！”千箭齐发，史民和几十位死亡骑士连同战马，再也动弹不得。

“生亦大唐臣，死亦大唐魂！”这浑厚的呐喊声，在每个死亡骑士耳朵里回荡，他们仿佛看到了大唐的盛世，看到了老百姓喜笑颜开的面庞，看到了一片安详和泰的国度，他们为此战斗到最后一刻，以三百骑兵斩杀叛军五千余人，不幸长眠于此……

当天深夜，张巡派雷万春和陈蒙等将士，趁叛军不备，悄悄从西门出城，将史民的尸体带回城内，安放在校场。史民被放在一张宽大的椅子上，后背靠着，他的脊梁已经僵硬，右手握着长刀，他的面庞一直僵持在临死的那一刹那，宁死不屈，让人看了不寒而栗，敬畏有加！

张巡立即召集全城军民去校场，祭奠史民和他的死亡骑士。这一刻，全体将士和百姓无不热泪盈眶，悲痛再次席卷睢阳，一场生死浩劫已经到来，但他们没有退缩，他们要为此血战到底。

史民，原单县右果毅都尉，于天宝十六年随都尉贾贲攻入睢阳，斩杀张通晤，后随张巡、雷万春等人坚守雍丘一年，直至斩杀河南节度使李庭望于宁陵，后归战睢阳，率三百骑兵血战尹子奇一万骑兵，于至德二载农历七月十二日阵亡！

在这次战斗中，睢阳守军共斩杀叛军两万余，守军死伤近千人，是张巡领兵以来单位时间内损失最多的一次，现在睢阳守军仅剩一千余人，睢阳陷入了极度的危机之中。

张巡站在校场的高台上，望着悲愤中的军民，心绪翻滚，忧愤愁苦，不禁一声长叹，欲言又止，冥想了一下，沉吟一首《守睢阳作》：

接战春来苦，孤城日渐危。
合围侔月晕，分守若鱼丽。
屡厌黄尘起，时将白羽挥。
裹疮犹出阵，饮血更登陴。
忠信应难敌，坚贞谅不移。
无人报天子，心计欲何施。

欲知后事如何，且听下回分解。

第五十六回　张巡忠义感叛将
再挫敌势守睢阳

上回书说到，尹子奇组织千人火箭队，火攻睢阳城，一时间睢阳守军死伤惨重，尹子奇借势令五百敢死队员直接用斧头砍破城门，同时令将士攀爬云梯，攻上城头。在此危急时刻，张巡命人用大砂缸烧水，数十缸滚烫的开水泼向攻城的叛军，顿时烫死烫伤叛军无数，叛军退下。与此同时，张巡命史民率三百死亡骑士悄悄出城，绕到叛军大营，火烧其粮草，让叛军彼此不能相顾，不料中了埋伏，史民和三百死亡骑士奋勇杀敌，全力突围，终因寡不敌众，皆战死沙场。睢阳军民祭奠英灵，更加激起众将士守城之决心，哪怕剩下一兵一卒，也要坚守到底。

叛军一次次攻城无果，只好另打主意。于是，尹子奇传令下去，将大军驻扎在睢阳城外五百米处，命令四万将士在城外深挖三道壕堑，并置立木栅栏，准备困死睢阳，把睢阳守军活生生地饿死，就像是在围攻凶猛的老虎一样。尹子奇让大军围着睢阳一圈扎营，有了这三道战壕，张巡想冲出来都不可能，更别说突袭了。

张巡在城头上看到叛军在连天加夜地挖壕堑，深知这是尹子奇的毒计，便召集将士商议对策。最后达成一致，叛军在城外挖壕堑，不如以其人之道还治其人之身，守军在城内也挖起了壕堑，即使叛军破了这睢阳城，也要接受一场激烈的街巷战。就这样，双方打起了冷战。

转眼间到了农历的八月，当年是闰八月。俗语说“闰七不闰八，闰八动刀杀”。闰八月的睢阳城形势更加危急。

睢阳城守军死伤之余，加上饥饿，已经锐减至八百人。而此时大唐形势转好，闰八月二十三，唐肃宗李亨在陕西武功赐宴招待诸将，决计大举进攻长安。睢阳虽被围，但张巡仍然从各方面得到消息，全军振奋，大家都认为再坚守一个月，援军必到，届时来个里应外合，必然攻破围城的敌军。因此，睢阳城内非但没有突围的打算，反而加固城墙，士兵们士气高昂，日夜操练。

朝廷得知虢王李巨错将睢阳筹集的军粮分给濮阳、济阳两郡，济阳的运粮使高荣义又连人带粮投靠叛军，李巨有失察之责；再者，睢阳拱卫江淮大地，战略要冲，应力保其供给，李巨却夺粮资敌，更有指挥失当之责，免去河南节度使之职，由御史大夫贺兰进明代行河南节度使之职。然而，贺兰进明驻军临淮，并无出兵救援睢阳之意，也没有要求各州郡出兵相救之意。故睢阳依旧无援，陷于孤城之境。

张巡与和许远知情势危急，便坐下来认真分析敌情，他们认为，尹子奇进攻东门，屡屡受挫，下一步极有可能重点攻击西门。于是，两人决定换防，由张巡把守西门，负责整个西北部的城防，由许远把守东门，负责整个东南部的城防。二人与将士们同甘共苦，昼夜守备不懈。

眼下，城内的粮草越来越少，最多只能坚持到月底，张巡枯瘦的面庞尽是憔悴，城上的将士越来越瘦，战斗力大减，就连最骁勇的刀兵都扛不住了，剩下的可都是精锐中的精锐，个个却是无精打采，每天靠在城头上晒太阳，一动都不想动。可是，在将士面前，张巡总是面带笑容，鼓励他们一定可以守住的。将士们也坚信，有张御史在，他们也一定能够坚守睢阳。

张巡一直在做稳定军心的工作，将士见他这么尽心，全都铆着一股劲儿，誓与叛军对抗到底，老百姓也来充军，以换将士之力。

张巡命守军将领必须每日轮流巡逻，张巡更是如此。在此期间，他招降了几位昔日同为大唐的守将，其实他们每次来巡逻的时候都羞愧难当，不敢看向城头，在张巡面前，他们的心灵是如此的卑微、渺小，没想到张巡还能宽宏大量地招降。

一日，张巡和往常一样，带领两百精兵在城内巡逻，行至城西北角，正值尹子奇手下大将李怀忠也在城下巡视，一个城上一个城下，正好照面。

书中暗表，张巡与李怀忠多年前有几面之缘，李怀忠原是山东守将，当时杨宗朝处处与他作对，前年安禄山范阳起事，兵犯汴州一带，驻守陈留的守将杨朝宗自己不作战，却逼李怀忠上阵，他知道这杨朝宗是想借机除掉他。他拼死作战，终不能胜，回杨朝宗那里必是死罪，一气之下便领残兵投了叛军。谁知他投敌没半个月，这杨宗朝也投敌叛唐，更让他气不打一处出的是，他又和杨朝宗两人共处尹子奇麾下，现如今苟且偷生，比死了还要难受，就是死了也愧对列祖列宗。所以，他早有归降张巡之心，便带着自己的几十位亲信在睢阳城下巡逻，时不时地往城头张望一番。

张巡观察过他几日，两人在目光对视中都感到了彼此的心意，今日阳光明媚，浩然正气充实着大地，正是说服他回归的好时机。张巡有着惊人的阅人能力，一眼就能看出这人有无归降之心，以防诈降，被尹子奇将计就计。

“君事胡几何？”张巡抓住时机，直接喊话过去。

“快两年了！”李怀忠心中羞愧忐忑，还未反应过来，就急忙答道。

“君祖、父官乎？”

“嗯，是的。”李怀忠愧责道，他想起年少时父辈的教诲，恨不得狠狠抽自己

的耳光，怎奈世风日下，谁也不想这样啊。

“君世受官，食天子粟，奈何从贼，关弓与我确？”张巡质问道，他看出李怀忠的愧责，就是要让他悔痛不已，这样才好招降。

“不然，某昔为唐将，数死战，竟殁贼，此殆天意也。”李怀忠的脑子已经被张巡敲击成了榆木疙瘩，竟然还说出这样的话。

“天意，何来天意？自古悖逆终夷灭，一日事平，君父母妻子并诛，何忍为此？”张巡发出最后的感叹，李怀忠再也控制不住，擦了擦眼泪，连连点头称是，当场跪了下来，希望张巡能收服于他，不求苟活，只求为国战死。

张巡连忙唤起，并命人开门，李怀忠带领数十人投诚，心甘情愿地跟随张巡浴血奋战到最后一刻，直至城池攻破被杀头，临死之前毫无怨言，从而得到了解脱。这是后话。

且说尹子奇得知李怀忠归降了张巡，心里很不是滋味儿。他倒也有几分看重这李怀忠。看重他作战骁勇，也算军中少有的猛将。他就是搞不懂杨朝宗为何要与李怀忠处处不让，非要置他于死地不可。尹子奇本想重用李怀忠，怎奈这副将杨朝宗从中作梗，为避免将帅不合，也就作罢。

李怀忠归降张巡之后，尹子奇大发雷霆，此人是他最信任的人，没想到也弃他而去，投了张巡。于是，下令全军围攻睢阳，务必要把李怀忠给杀了，要让所有人知道，睢阳到底是怎么样一块烂泥，谁投到那里就是死路一条。

这场仗一连打了三天三夜，数千妇孺自发地前来帮忙，城中已无壮丁，大家拼死抵抗，才勉强守住。尹子奇也彻底地看清睢阳的现状，将士及生民个个面黄肌瘦，粮草殆尽，在即将崩溃的边缘，可他们却始终坚守在一起。

战斗中，李怀忠奋勇杀敌，张巡与其并肩作战，守城将士个个以一敌十，杀得叛军连连后退，若不是尹子奇在下面擂鼓催战，叛军早就退却了，直到最后叛军崩溃，尹子奇这才收手，留下了五千具尸体。

睢阳城也损失惨重，妇孺死伤三千余，张巡看着她们身亡的样子，手中拿的武器是镰刀和锄头，到死都不放下。只是当时情况太过紧急，眼看城邑就要破，老百姓奋勇杀敌，睢阳兵力压根儿不够用，更别说去阻拦和保护这些老百姓了，都一股脑儿地冲向城头，伤亡不断增加。许多妇孺在危难之际，手中拿着木棒、菜刀等就冲了上来，有的还未砍杀一个贼兵就被斩杀。

当这些妇孺的身影倒在守军将士面前的时候，将士们只能奔泪狂砍，叛军一连强攻了几十次，他们都在崩溃中挣扎，倒下去又顽强地站起来，因为还有人在坚持，直至自己站不起来，他们永不放弃的信念越挫越强，誓死坚守！

战后，张巡跪在血泊里，面前全是死亡的妇孺，他嘶声大吼，眼泪刷刷地往下流，狠抽了自己几个耳光，将士们连忙阻拦，最后都抱在一起大哭，他们不是害怕，自己的命早就不在乎了，只求能守到最后，将士们被这些手无寸铁的老百姓感动了。

李怀忠带来的数十亲卫军死伤过半，他自己也受了重伤，战斗之中，他的冲劲儿最大，好多次他都想以身殉国，可他知道，自己的死不能阻止尹子奇的进攻，反而会影响睢阳士气，所以他坚持到最后一刻。

悲痛之后，剩余的五百将士擦泪继续坚守，他们看着城外的数万大军，恨得肝胆欲裂。张巡每一战都咬得牙齿断裂，他每次说话，嘴里就进风，吃饭都成了问题。可这依旧解不了他对叛军的恨，恨不得将他们活剐。

尹子奇回营之后，将在城下巡逻的守将调整为胡人，他虽说打得张巡弹尽粮绝，死伤增大，可还是怕将领再被招降，毕竟去的人都知道他的布防，害怕张巡乘虚逃跑，这一顾虑也不是没有可能，但从另一个角度来看，他始终没有明白自己面对的是一个什么样的对手，难怪只能做困兽之斗。

经过这番折腾，睢阳最后一点积存的粮食也消耗完了。到了九月份，将士已经没有什么吃的了，便开始刮城内的树皮吃，宰杀瘦弱的老马，看着跟自己征战到最后的战马，将士们抱头痛哭，老马的眼泪也流湿脸颊，却没有一匹惊慌。直至被一刀捅进心脏，老马在将士的按压下，没有多少反抗，只是不停地嘶叫，它们的血还能用来充饥，整个马身基本吃光，就连马骨都熬成粥让将士们喝，可他们的身体还是一天不如一天，只剩皮包骨头。

将士们饿得没有办法，自己晚上逮捕老鼠，就连老鼠也饿得精瘦，逮住之后一捏一张皮，还有的将士煮弓和皮带吃，有的因为瘦弱，一觉下来，也就再也醒不来了，死亡人数开始骤增。

城内老百姓的情况更是骇人听闻，他们一开始还可以支筐捕鸟，张网捕雀，挖洞捉鼠，老鼠吃光了，鸟类捕完了，就开始煮树皮，最后城里的树皮都被吃光了，就到了人相食的恐怖境地，即便如此，仍然是“饿死者相枕藉”。

叛军认为睢阳已经没有外援了，更是加紧围攻。

此时睢阳城内，将士们都眼巴巴地望着张巡，军中有人向张巡和许远建议率军向东撤退，被张巡、许远当即严词拒绝。

张巡热泪纵横，他不怪将士们有这样的想法，只是已经坚守这么久了，逃了又有什么用，再说能逃得出去吗？于是，向将士们解释道：“睢阳乃江淮之保障，若弃之去，贼必乘胜长驱，是无江淮也。且我众饥羸，走必不达。古者战国诸侯，尚相救恤，况密迩群帅乎！不如坚守以待之。”

“既然顽强抵抗到了今天，绝不能白白献了睢阳城！只有死守睢阳，宁死不

弃，大唐才有希望！”许远坚定道。

张巡把紧握的拳头狠狠地砸在几案上，再次强调：“将士们，如果率领饿得奄奄一息的几百将士出城东撤，绝不会成功的，那样只会尽快自取灭亡！”

将士们闻之，连连点头，抱在一起痛哭。其实，他们舍不得离开，也不怕死，只是好心痛，一个个哭喊道：“朝廷为什么不管睢阳，为什么不派兵救援啊！”

张巡擦干眼泪，苦笑了一下，继续道：“安之、安之，自古诸侯征战，尚来相救，更何况吾等身为朝廷将士，朝廷一定不会忘记吾等，也一定不会忘记睢阳，肯定会来救援的！”

张巡和许远二公就这样坚守一志，阻遏叛军，掩蔽江淮，捍卫天下，实乃感天动地！后人有对联赞曰：通战法兵书，御贼登城，功存社稷千秋颂；以丹心神力，罗雀掘鼠，气壮山河四海扬。

这正是：铮铮男儿铁骨悍，一腔热血洒中原。

平叛有功不论成，只为心中那家园。

欲知后事如何，且听下回分解。

第五十七回 雷万春谯郡求援 许叔冀拥兵不救

上回书说到，睢阳危急，粮草殆尽，幸存的五百将士饿得实在没有办法就去啃树皮，宰杀瘦弱的战马，煮弓和皮带充饥，有的士兵因为饥饿，一觉下来，也就再也醒不来了，死亡人数开始骤增，战斗力大大减弱。城内百姓有的支筐捕鸟，张网捕雀，挖洞捉鼠，老鼠和树皮等能吃的都被吃光了，就出现了人相食的恐怖场景，即便如此，仍然是“饿死者相枕藉”。

眼下，睢阳城内的粮荒已经刻不容缓，城破已在旦夕之间。当时，唐军兵马使兼御史大夫许叔冀驻守谯郡，右散骑常侍尚衡在彭城，河南节度使贺兰进明在临淮，皆兵强马壮，粮草充足。谯郡、彭城、临淮均地处睢阳城东南，由于睢阳守军的顽强抵抗，这些城池均未受到威胁。

张巡思前想后，只有决定派一名得力战将，前往周边各地去搬兵求援。

当夜，校场虎帐中，张巡招来许远、姚訚、雷万春和南霁云等将领议事。

“雷将军，当今睢阳已到山穷水尽的地步了，不说这兵力，就说这粮草已经没有了。唯今之际，只有去搬救兵了。这次就劳你跑一趟吧。”张巡说着，便大步来到地图面前，用手指着睢阳城附近的三座城邑，继续道，“谯郡、临淮、彭城，这三座城池有大量的粮草，分别是由许叔冀、尚衡、贺兰进明掌控。其中，许叔冀最为富庶，麾下尽是精锐，某想应该能借一点过来，所以首先应去谯郡，只要第一个口开了，剩下的就好办了。尚衡柔弱，一直据城自保，恐怕有些难，放在最后一个，算是一试。贺兰进明，好古博雅，经籍满腹，著文百余篇，古诗乐府，应该多少会派些兵力前来，加上粮草，只要有足够的粮草，加上五千士兵，睢阳就能再坚守半年。雷将军，此去艰险，一定要带着兵源和辎重回来，不然睢阳大危！”

“是！张大人，请你放心，某这次搬不来救兵，就是死罪！”

“什么死罪？若请不来，不是你的过错。不过，这次我叫你来，还有一件事要你帮忙。”

“还有何事？”

“现在贼军虽围睢阳，但攻势不紧，我想托你把倩娘送出睢阳。战场是男人的

事，她跟着我不保哪一天城陷，我死倒罢，连累了她，我又于心何忍？”

“张大人，我明白了，这次我一定把倩娘带出睢阳。”

“好，那就拜托你了，倩娘——”张巡大声叫道，“倩娘你出来！”

倩娘拖着枯瘦的身躯，翩翩而来，见义哥雷万春等将领都在此，便知今天又有行动。

张巡道：“倩娘啊，现在睢阳城的情况十分危急，城陷旦夕之间，我叫雷将军过来，想把你带出睢阳……”

“大人，你不要说了，你的意思我懂。我来睢阳就是与大人共进退的，我舍你而去，那你呢？你又叫我如何能放得下？”

“这是我的命令，雷将军是你的义兄，为夫已跟雷将军商量好了，你必须听我们的，离开睢阳！”

“我死也不离开睢阳！”倩娘拿起一把张巡给她的刀，扣在脖子下，义正辞严道，“如果再叫我离开睢阳，我宁可马上死在你们面前！”

“张大人，我看也罢，义妹的脾气我知道，她父母双亡再无亲人，这里有你张大人，还有我这个义兄，这是她的所有。离开这里她是安全了，但是她也就什么都没有了！”

“兄长说得对，这里就是我的家，睢阳就是我的家，安史之乱后民生凋敝，命运眷顾，得兄长悉心照护，大人又纳我为妾，此生足矣。再说，夫如树妾如藤，没有夫君我也就不想活了！”

“真是妇人之见，什么树什么藤，我的家室在南阳过得也算小富即安，我是让你回去享享太平。如有万幸，睢阳能够守住，朝廷平叛顺利，我还是可以回到南阳跟你团聚的。这只是权宜之计，你在这里有什么用？”

“我知道自己没有什么用，但是我知道夫君在这里，我要尽一个妻子的责任，与夫君同甘共苦，与睢阳城同存亡。”倩娘执拗着要留在睢阳。

“张大人，我看也罢，义妹舍不下你，你就让她留在身边。只要雷某一息尚存，就力保义妹无事。”雷万春坚定道，然后又用目光扫视着众将领。

这时，众将领随声附和道：“雷将军言之有理，言之有理……”

张巡听罢，也只有打消这个念头。他脱下风衣给倩娘披上，安慰道：“也罢，你就留在睢阳吧！天有些凉意，你还是先去内屋歇息去吧。”张巡说着，又转向雷万春道：“雷将军，事不宜迟，某立即发动兵力从西门扰敌，你率十名骑兵从东门出去，先去谯郡，某会坚持到你们回来，兄弟们就全靠你们了。”张巡紧紧地握着南霁云的双肩道。

“嗯，放心吧，张大人，某就是跪下来求，也要把东西带回来。”雷万春紧紧握着张巡的手臂，两人对视一眼，坚决地点点头。

众将散去，张巡与南霁云在西门开始布置兵力，吸引尹子奇的注意力，雷万春与许远一起来到东门，准备行装。雷万春亲点十名装备精良的骑兵，整装待发。

一切准备就绪，许远走上城头，闻声赶来的老百姓再次拿起兵革守卫，他们都将希望寄托在雷万春身上，希望这次救援下来，一切都能好转，疲乏无力的身子都干劲儿十足，无比期待地看着这支即将出发的骑兵，相信他们回来之时将是睢阳大捷之际，只需再坚持几日，这一切都会过去的。

不到半个时辰，西门传来了战鼓声，此时燕军大多都在休息，被这杀气腾腾的声音震醒，围城巡逻的贼军迅速往西门聚集，尹子奇便立即命将士抄家伙就上，嘴里还骂骂咧咧道："看你张巡还能蹦跶到几时，某要好好教训教训你！"

顿时，城外"嗖嗖——"的弓箭声和嘶喊声划破夜空，随之而来的惨叫声也逐渐响起。雷万春心痛不已，他明白，今夜守城将士为掩护自己又会死去很多人，雷万春咬着牙，默默地等着城头上许远的指令，并暗暗发誓：一定要把粮草和救兵带回！

一个时辰过后，直到东门四周没有多少叛军把守，许远才命将士打开城门。雷万春大喝一声，猛夹马肚，率十名骑兵狂奔而去，犹如一支离弦的箭，直插黑夜最深处。骑兵速度极快，叛军刚反应过来，就看不见去哪了，便连忙去报告给尹子奇。

尹子奇知道后，气得直跺脚，立即命探子率马追赶，然后让千余骑兵及五千将士前去阻拦，张巡一定是去搬救兵，千万不能让他们来到睢阳，不然一切都会前功尽弃，结果这些人连雷万春的踪影也没找到。

尹子奇把火气发泄到了睢阳的守军身上，接连攻城到后半夜，弓箭手不停招呼，打得睢阳士兵损失惨重，张巡带头拼死抵挡才守住城头。

经过这一战，睢阳城内的将士只剩三百余人，张巡恨得咬牙切齿，口吐鲜血，可是望着东南方，雷万春出城救援的方向，他擦擦嘴角的血，微微一笑，他相信雷万春一定会带回粮草，他相信天不亡睢阳，就像当初不亡雍丘一样。

张巡上前安抚士兵，看着他们无力地倒在城墙内，许多都带着伤，血液渗着衣襟往下流，他毫无办法，城内的草药早已用完，张巡恨不得将自己的血给他们，所有人都看着张巡，目光里透着一种坚定。

雷万春和十名骑士快马加鞭，不到两个时辰就赶到了谯郡地界。谁知刚踏进谯郡，就被探子盯上了，随即回城相报。

谯郡城内，灯火辉煌，重兵把守，府衙内一片肃静，忽见探子来报："报告御史，从西北方向来了一支衣衫褴褛的骑兵，有十余人，已经虚弱之极，但军形不

变，像是睢阳城前来求援的。"

"嗯。"房内传来应声，随即一片沉寂，忽然又传出话来："命周都尉接待，好吃好喝，给每人换匹军马，再送一千布昂，请他们打道回府吧。"

"这……"探子惊疑一声，不敢多问，答了声"是！"便下去传令。

"御史大人，既然是睢阳城来求援的，为何不救？"一偏将问道，房间内坐着四人，上位是瘦精的许叔冀，剩余三侧是他的得力大将，此时他们在掌灯议事。

"某知道是睢阳来求援的，尹子奇十万大军压进，别说是睢阳，就是某这手下三万精兵都扛不住，能坚持到现在，他张巡也足以自傲了，再不退却，城破人亡，也是咎由自取。"许叔冀淡淡道。此话一出，让身边将领汗颜，心想，什么叫咎由自取？只是你许叔冀嫉妒张巡的名望罢了。

书中暗表，正所谓树大招风，张巡的声望如日中天，除了郭子仪，无人能望其项背，他坚守雍丘一年，名声大噪，继而转战宁陵，竟然将燕军节度使斩杀，受到肃宗李亨的重用，一年之间，从一个小小七品芝麻官升到三品御史大夫，这让许多在官场上苦熬一生的人都眼红，要知道，朝廷大员最高不过二品，一品都是虚职。

这就是当时的朝政，他们只看到这所谓的名望和官职的大小，却不知张巡费尽心机，身先士卒，不怕牺牲才守住了雍丘和睢阳。其实，张巡压根儿没想到什么升官发财，可在当时的官场看来，这就是张巡之目的，真乃以小人之心度君子之腹。

许叔冀心胸狭窄，他不想再让张巡屡建奇功，所以谯郡许叔冀坐山观虎斗，拒绝救援。此时，许叔冀身边的将领才真正感觉到他的无情无义，一时暗自慨叹，但又无可奈何。

言归正传。雷万春和十名骑兵拼尽最后一点气力，终于来到了谯郡城北门，都尉周流已经在这里等候了，一阵寒暄之后，周都尉让雷万春和手下先吃饱再说，他们的战马也被拉去喂草。

"周都尉，劳烦告诉许御史，睢阳大难，希望能借五千兵马及粮草若干，待解了围，定然送还。"

"嗯，贤弟在睢阳的英勇我们早有耳闻，你们还是先行休息吧，明日再谈，许御史已经去安排，相信结果很快就会出来。"周流惭愧道，他与雷万春相处片刻，就感觉到此人的骁勇善战，只是许御史的安排让他怎么都说不出口。

"什么？休息，不不，没时间了，某今夜就想带兵回去，睢阳一刻也等不了！"雷万春急切道。

"某再去汇报，贤弟稍等片刻。"周流长呼一口气，连忙应道。

"好，某相信许御史，半个时辰若无答复，某就亲自去问。"雷万春也懒得讲什么礼节。

半个时辰过后，雷万春见还没有任何动静，得知许叔冀是有意避而不见，就带人闯进了谯郡府衙，侍卫赶紧去通风报信。

“哈哈，雷将军前来谯郡见我，真是难得！”许叔冀出来一看，便知是雷万春一行，拱手继续道，“只是——某近日身染风寒，竟卧床不能起身，实在怠慢了雷将军。敢问将军有何要事，竟连夜求见于我？”

“许大人，睢阳军情紧急，尹贼十万大军兵临城下，而城中粮荒已急，将士食不果腹，但望大人能够出兵出粮以解睢阳之围。”

“原来如此！如今这形势，各地吃紧，皇上要我们各守其土，我也自顾不暇，无法拨出多余的兵力随将军救援睢阳城。若救睢阳，无异自弃谯郡，我徒负失城之罪，不如你回去劝张巡、许远两大人弃睢阳奔我谯郡，共克敌患？”

“睢阳城后是江淮大地，睢阳失守，江淮之地将兵荒马乱，一城一天下，无论如何，请求许大人能够出兵相救。”

“这么说我谯郡就不重要了？谯郡背后难道就不是江淮大地？”

“不是如此，睢阳城是首当其冲，睢阳一破，谯郡就立刻遭敌。睢阳余兵几百人，苦力相守，是在保谯郡之无虞啊！”

“雷将军的意思，许某已明。出兵么，是万万不可，若我前去，睢阳城已克，岂不是去找打？粮食么，我这里也紧得很。这样吧，我就赠上千条白布。你拿走吧。”

“这白布有什么用？”

“要不要请雷将军自度，我府中还有要事处理。”说完，许叔冀转身就走，不见其踪影。

雷万春见许叔冀一走了事，更是怒不可遏，便破口大骂：“许叔冀卑鄙小人，你给老子出来，老子要粮没粮，要兵没兵，要布何用？枉你还是大唐将领，睢阳大战九个多月，牵制数万大军，要不是张巡，你还能在这里过上安稳之日吗？尔等早被叛军杀得屁滚尿流，你快给老子出来！”

这下，周流都尉以及谯郡所有的将士都懵了，他没有想到张巡手下一个都尉竟敢当众辱骂朝廷高官，可此时他们自己也羞愧难当，城外的将士都蹙在一起看着，他们没有言语，默默低下了头，这些牢骚话或许对那些高官来说没有什么用，可对于他们而言却是大实话，要不是张巡，他们岂能在这安守半年之久，可此时又有什么办法呢？

许叔冀立即传令下去，赶快将雷万春请出城外，并将白布千条置于城下，爱拿不拿。雷万春仍然在城下大喊大叫：“许叔冀，你给老子滚出来啊，睢阳城之危迫在眉睫，张巡孤守城邑，你竟然见死不救，枉为朝廷命官，某要跟你决一死战！”

“许叔冀，赶快滚出来，老子要跟你决一死战！”雷万春身后将士也一起大叫起来，可城内的许叔冀心有愧疚，闭城不应。

城外将士没有一个阻拦雷万春等人的叫骂，他们的脸像是被抽了几十个耳光一样，就连周流都热泪盈眶，他看到的是一支强军最后的挣扎，他们放下尊严前来请援，却得到了这样的结果，他愤恨不已，更加瞧不起许叔冀。

雷万春骂红了眼，情急之下，燃起火把，把几车白布条焚烧于城下，无论是城头上的将领还是城下的士兵，都眼睁睁地看着这一切，更没人去阻拦。

待雷万春冷静之后，已是全身无力，他在崩溃边缘挣扎，骑着战马而去，最后留下一句话：“许叔冀，老子要是活着回来，必杀你全家！”

许叔冀也正因为这次不去救援睢阳，从而失去了军心，后守汴州，大军溃败，举城投降，对于这样一个毫无民族气节的高官来说，足以千刀万剐，死不足惜。

雷万春自知痛骂无济于事，想直接跑到临淮再去求援，但转念又想，此去临淮五百余里，隔山隔水，快马加鞭也要好几天，不如先回到睢阳，请示过张大人再作主张。

雷万春和十名骑兵快马返回睢阳，当他们行至城下的时候，正置黎明前的黑夜，众多叛军攻城至大半夜，停下来之后，人困马乏，现在已进入深睡眠状态，几个正在巡逻的贼兵发现有骑兵而至，还以为是睢阳的援军已到，再定睛一看竟是十余骑兵，正快马挥刀往城门奔去，等这几个巡逻的贼兵反应过来，雷万春等人早已进入城内。

这正是：谯郡城里搬救兵，拥兵自重一奸佞。
　　　　嫉贤妒能非君子，万古千秋作骂名。

欲知后事如何，且听下回分解。

第五十八回 柳倩娘舍生取义 张奉忠烹妾飨军

上回书说到，张巡命雷万春率十名骑兵前去谯郡求援，当时兵马使兼御史大夫许叔冀驻守谯郡，由于许叔冀心胸狭窄，嫉贤妒能，不想让张巡再建奇功，便坐山观虎斗，拒绝救援，只给白布千条，把雷万春等人请出了城外，雷万春气得大骂，在城下焚烧了这些白布条，待第二天黎明之时返回了睢阳城。

当时，张巡、许远、姚訚、南霁云等将领正在睢阳府衙议事，忽见雷万春回来了，所率十名骑兵不多不少，知是求兵不成，但也不好责怪于他。这睢阳城的粮荒已经不能再拖了，早在半个月之前就开始宰杀战马，吃得只剩三十余匹马了。

“这彭城尚衡与张大人有隙，不能指望，谯郡许叔冀拥兵自重拒不出兵，看来只有临淮了，可惜临淮有点远。不过，临淮的贺兰进明是河南节度使，张大人是节度副使，都对河南守土有责。贺兰进明拥兵八万，不如再去临淮搬救兵，如何？”姚訚道。

“嗯，早年某与贺兰进明有些交往，不知……”张巡犹豫道。

“哼！睢阳已经苦战九个月，怎么没有看到一个救兵？睢阳乃拱卫江淮的中州重镇，天下皆知，而睢阳四周都是拥兵自重的刺史、节度使，都是一个比一个冷血，要么见死不救，要么隔岸观火！依我看，这贺兰进明与尚衡、许叔冀都是一丘之貉，也是不指啊！”雷万春气得火冒三丈，悲愤道。

“呵呵，也不尽然吧，贺兰进明好古博雅，满腹经纶，应比许叔冀顾大局、识大体。再说，他是河南节度使，我为节度副使，副使向主使求救也是在理。敢问诸将，谁能跑一趟临淮？”张巡问道。

“张大人，某愿前往。”南霁云站出来，拱手道。

“南将军，尹贼恐我再去搬兵，已经加派人手，力阻吾等出城啊。”许远道。

“某从来没有怕过尹贼，只要拨我三十兵马，由我开道，就能冲出敌阵。”

“三十兵马？南将军，现在将士们都吃不饱，连上马的力气都快没有了。”张巡说着，转向许远，“许大人，能否明天好好准备一顿，为南将军等壮行，吃饱了好冲锋陷阵！”

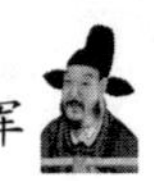

许远知此事万难，城中已难找一粒米，如何壮行？但又不能扫南霁云之兴，更不能让张巡担忧，他勉强笑道："我去准备，我去准备。"

"那好，各位将军先去休息，明天点兵，为南将军壮行！"张巡说过，各将退去。

傍晚，倩娘悄悄来到雷万春的营帐中。雷万春又惊又喜，热情招呼道："妹妹，恭喜你啊，听许夫人说你已怀孕？我也快要当舅舅了。"

"嗯，是的，我是怀孕了，可这不是时候啊。我来此不是说这个的。"

"哦，妹妹有事请讲。"

"城中饥荒早已撑不下去了，树皮啃光了，挖地三尺，连老鼠都已经吃光了，城里的老百姓早已出现人相食的惨景，军中战马也吃得还有三十余匹，士兵们看着饿死的人，都要吞咽口水了。"

"是啊，饥饿比什么都可怕，冲出去打一仗，轰轰烈烈地战死倒也罢，活活饿死谁受得了啊！"

"实在没办法，军中也只有吃人了。吃一个人，能多杀一个敌人，也就不赔……"倩娘泪眼望着雷万春，哭泣道。

"这可是大逆不道的事情，这样太可怕了。"

"是可怕，但这是唯一的办法了。"倩娘无奈道。

"谁敢吃，没有主帅的命令，谁敢干这等大逆不道的事情？妹妹你就不要再说了。"

"万春哥，睢阳如此情形，如不走这一步，过不了五天，城中所有的人不是战死而是全被活生生饿死！徒捐一座空城给叛军。万一五天之后，临淮来援军了，而睢阳沦陷，我们不是功亏一篑？"

"你的意思是？"

"我的意思，你去劝服张大人，非常之时必须用非常之计，以人果腹待临淮之援。"

"那你为何不跟张大人直说？"

"我说毕竟是妇人之见，张大人会犹豫不决的，而你是他的爱将，带兵打仗最了解闹粮荒的可怕。你去说服他，他虽万难，但为了死守睢阳，他会冒这个险的！"

"这……这不是逼张大人吗？"

"如此情形，你一定要力劝张大人。"倩娘继续道，"对，你还得动员许大人，他管内勤的，更知道粮荒的紧急，他们会做出决断的。"

"妹妹，我想天无绝人之路，许大人已经向朝廷发出十道急书，言明粮荒之急、围城之危。想必朝廷也知道我们的难处，也在派人往睢阳送粮，只是无法突围进来，再说朝廷也在组织反击叛军，说不定这几天援兵到粮草也到了。”

“许叔冀离睢阳近在咫尺，再说贺兰进明的临淮未受贼患，他应知睢阳危急，来援更不是难事。怎么都不来救？现在谁都指望不上，只有靠自己。”

“也罢，妹妹，你还是回到张大人那里去吧！我先去问问许大人，然后一起去动员张大人。”

他们分别之后，雷万春自不敢怠慢，匆忙去找许远。许远正愁明日壮行宴如何安排，粮库粒米未剩，而自己又不能割股捐食。雷万春直接说了自己的想法。许远大惊，说道：“同类相食，连禽兽都不干的事儿，我和张大人都是读书之人，怎能做禽兽不如的事情？”

“我看，不管怎么样，这也是一种办法，我们一起去问问张大人的意思。”

许远迫于无奈便和雷万春跑来张巡的虎帐中商量粮荒事宜。

“张兄，我明天的壮行宴已是万难，现在这个形势，粮荒比战局更可怕，这可如何是好？”

“粮荒，心里又凉又慌啊！”张巡沮丧道。

“饥疲兵弱，冲破重围已不可能，睢阳城防也守不了几天了，因为我们都要饿死的！”许远失望道。

“现在饥饿仍在蔓延，很多士卒连站立起来的力气都没有了，甭说战斗力了。”雷万春说得痛哭流涕。

“如此严峻的情况，某很清楚，但也不知如何是好啊。”张巡道。

“大人，某倒有一个办法，只是你万难做到。”雷万春接道。

“眼前没有万难，只要能守住睢阳城，再难也要过关。雷将军，把你这万难说来与我听听。”

“这万难就是吃人，先吃饿死之人，吃完饿死之人，再就吃老人妇孺……”

“雷将军，你怎能说出如此大逆不道的话？某也听说城中百姓已有易子而食了，百姓中出现人相食也就罢了，军中怎么能？唉！”

“张大人”许远道，“雷将军深知士兵的疾苦，饿死不如战死。如今之势，出城邀战已万难，而且尹贼知道我们几近饿死，也在等我们慢慢饿死，就想困死我们，白捡一座空城。雷将军所说虽犯人伦之罪，但丢了睢阳我等苦撑到现在都是徒然！如果能够保住睢阳，此法虽是万不得已但还是可取的。所谓生死大义，舍身成仁，若能够舍身成仁，让士兵能够吃饱，就可以多杀敌。”

“若照此办，某将背负千古骂名！”张巡长叹一声道。

“骂名？难道那些见死不救、只图自保的人会有什么好的名声吗？吾等为保睢

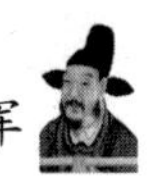

阳，迫于无奈，万不得已而为之，某就不信，后人会把你写成千古罪人！”

“也罢，你们先回去，容我细想，兴许还有办法。”张巡安慰道。说完，许远和雷万春走出张巡的虎帐。

“吃人？不可，不可！万万不可！这要背负千古骂名，一世英名皆毁于此！”张巡晃荡着身子，一边自言自语，一边走进了卧房。

此时，弱不禁风的倩娘正趴在桌上发呆，看到张巡摇摇晃晃地走过来了，便急忙上前搀扶，两人一阵恍惚，都快站不住了，张巡把柔弱的柳娘抱在怀里，两人抱着头失声痛哭起来。

倩娘道：“大人，如今粮尽援绝，城破已是定局，你作如何打算？”

“我唯有一念，与睢阳共存亡。”

“但是如此下去，苦撑五天已是尽头，若贼军不攻，吾等全体饿死！”

“倩娘有何高见？”

“听说城内百姓已经易子相食，不如吃人吧！”

“吃人？这是大不敬的事。雷将军和许大人方才过来，正议此事。”

“大不敬？大义当前，饿死和被吃，同样是一死，不如以人相食，牺牲一部分人，保存一部分人！”

“你这办法……”

“如果采用这个办法，哪怕睢阳城最后只剩下一个战士，而睢阳城守住了，那么睢阳之后的江淮大地有多少百姓，那是何止千万啊，都可免遭兵灾！这样的牺牲何尝不可？要么，你就投降吧。”

“投降万万不能，吃人更是万万不能！”

“大人，妾苦说无益，誓死守城我又无力相效，唯有一死报君，愿用我之贱躯犒劳将士，速派南八奔到临淮，只有寄希于临淮的援军了。”说着，倩娘将刀扣在玉颈之上，眼泪不住地往下流，两人目光对视的瞬间，张巡赶紧上前阻拦，无奈晚了一步，倩娘话音刚落，便一刀抹了下去，血溅而出。

张巡抱着倩娘号啕大哭，他颤抖的双手捧着倩娘的脸颊，血水从她的嘴里不断地涌出，倩娘的目光直勾勾地看着张巡，看着这个自己最爱的男人为她哭泣，她好知足，然后闭上了双眼，香消玉殒。

“倩娘！”张巡顿时撕肝裂胆地大声叫起来，泪流满面，倩娘曾许一生相伴左右，竟如此自绝于他身边。

张巡抱起倩娘，泪眼看到了她留下的笔迹：

“吃妾，鼓舞士气，将士能多杀一敌，妾死亦足矣；不吃妾，一身两命徒作牺牲，妾死不瞑目。愿以妾之一杯碧血，长将军万丈豪情，定让贼兵百倍千倍还于我！”

张巡咬牙切齿，鲜血从口中流出，最后站起身来，撕心裂肺道：“倩娘，你说好的与我共进退，这样做岂不是逼我，逼我不尽人伦。你知我疼你爱你，却又弃我而去……”

柳氏倩娘，历史上确有其人，也确有其事，后世人建的柳娘娘庙便是来纪念此人的。倩娘聪慧过人，服侍张巡，帮他减轻了很大的负担。张巡能心思敏捷，精神抖擞地御敌，离不开她的一臂之力，对于守护雍丘、睢阳两城来说，她功不可没，可以说是巾帼不让须眉。

许远、姚訚、雷万春、南霁云等将士闻讯赶来，个个悲痛欲绝，是夜无眠。

雷万春与南霁云一阵癫狂，恨不得立马率军出去杀了尹子奇，许远更是声泪俱下，想起那个善解人意、细心聪慧的女子，他仰天长叹，不久之后，他将自己两个十几岁大的僮奴也杀了，犒劳将士。这是后话。

天亮了，张巡一身素缟，仍在默默地哭泣。他抱着倩娘走到众将士面前，哭喊道：“各位将士，你们为国家全力守城，一心无二，死守睢阳已有九个月，如今睢阳粒米未剩，几近饿死，而忠义不衰，我恨不能自割肌肤用来给将士饱食一顿，昨夜爱妾自刎，祈求以身犒劳诸将，为南将军和诸位去临淮搬救兵，壮行！”

顿时，饥饿不堪的将士目瞪口呆，看着张巡，看着这个素以敬重有加的张巡被粮荒逼得走投无路，全军恸哭。

“某今日亲自下厨，犒劳将士！”话毕，张巡抱着倩娘的尸首，谁也阻拦不了，他执意烹煮自己心爱的女人，一个如此重情重义的男人能做到这一点，该需要多么大的勇气和信念！

“无国岂有家？想我大唐盛世之时国泰民安，安贼范阳起事以来，安庆绪称伪制，史思明附唐后又反唐，国无宁日。大唐江山需要勇士们再塑。我张巡不能让爱妾享福，烹煮妇以犒众将士，实为不伦，这天下大不义之事张巡我担着！”说着便将柳氏倩娘丢入大锅之中。

待煮熟之后，割开分给将士食用，命将士强行吃下去。将士不由声泪俱下，皆不能食用。张巡道：“舍一妇成大义，再说，某也不希望倩娘白死，我们誓同睢阳共存亡，哪怕战到只剩一兵一卒，也要力守睢阳！”

说完，张巡痛心疾首，自盛一碗，把倩娘的私处如吃毒药般一口吞咽了下去。

“吾等不忍吃二夫人啊！”全体将士纷纷跪下，皆恸哭不已。

“某与众将士同甘共苦，同仇敌忾，你们一向听我指挥，今天我张巡向你们跪下来，为了睢阳，为了不负倩娘舍身成仁，你们一定要吃下去。”说完，张巡“扑通”跪在众将士们面前。

雷万春望着眼前的这口大锅，声泪俱下。他明白，这是义妹自己的选择，她要为张巡分忧，便举起右手，高声道："将士们，有没有勇气，与睢阳共存亡！"

"有，与睢阳共存亡！"众将士齐声应道。

这时，南霁云站了出来，用沙哑的声音吼道："将士们，吃下碗中的肉，好好去战斗，哪怕只剩下一兵一卒也要守城到底！"

说着，将士们都盛了一碗，含着泪吞咽起来。之后，南霁云立即点了三十人，准备好快马，开始商量突围路线，因连日来叛军斥候已探知睢阳急需搬兵救援，已在城下加强了防备。

当天晚上，天刚刚擦黑，叛军都忙着做晚饭，袅袅炊烟向远处飘去，南霁云带领张重等三十铁骑见其隙可乘，便从睢阳城正南门奋力冲出，开始突围。

"报——睢阳城有骑兵杀出！"

接到传令兵的报告，尹子奇大惊失色，慌忙跑出营帐，骑上战马奔到睢阳城正南门。他边骑边喊："不要惊慌，各自把守原位，敌人久疲，不会大举进攻，这是张巡的扰兵之计！"

尹子奇远远看到睢阳城下一队兵马，人数在三十人上下，正向着东南方向奔去，当头的一个是白盔银甲，怒发虬髯，形貌威武，杀气冲天，尹子奇自然认出这正是猛将南霁云。

尹子奇当即号令千余叛军，将南霁云和三十名骑兵团团围住。关键时刻，南霁云不慌不忙，顺手拿出了后背上的落日神弓，跟随他的三十人当中，有二十人是弓箭手，也都顺手拿起背后的弓箭，另外十人是死亡骑士，他们纷纷矗立在弓箭手外围，准备突围。

南霁云的落日神弓猛然一拉，一箭射死叛军将领，迅速率马冲了过去，一阵阵马嘶长鸣，一阵阵惨叫响彻夜空。南霁云率队在前，犹如一把射出去的箭矢，直插叛军要害部位，他拉弓射箭，速度之快，让叛军反应不及，一连就杀了数十人，只见弓手射杀附近的叛军，死亡骑士直接砍杀临近的叛军，让叛军近身不得。

南霁云在战马奔驰中竟然站了起来，他身下的战马早就跟他融为一体，勇往直前，他的落日神弓射得更加有力，甚至可以一箭穿杀两人，凡是近他三丈内的叛军都瞬间死亡。

这时，尹子奇率马上前，南霁云见独眼龙尹子奇前来阻拦，便大喝一声："尹贼，拿命过来！尔等不怕死的尽管放马过来，你家八爷在此候着。"

尹子奇倒也知趣，挽马止步，大声喊道："各将全力追击敌军，务必歼杀！"

南霁云拉住马头，战马长啸，面向尹子奇哈哈大笑道："尹贼小儿，果然是个怯懦匹夫！"说罢，便举起落日神弓，正准备搭弓射箭，被尹子奇瞅见。

尹子奇吃过南霁云的苦头，看这阵势，急忙跳下马来，趴在地上，不敢动弹。贼兵见势，马上围住尹子奇，一偏将急忙喊道："快、快保护大帅！"

顿时，叛军竟乱作一团，睢阳三十骑兵随即大声喊道："南大将军射死了尹贼！射死了尹贼！"

经这么一喊，众多叛军不知有何变故，且追且守，不敢靠前。南霁云等人趁机策马扬鞭，顺利突围，一鼓作气跑出五十余里。

南霁云等人在一个小树林里慢慢停了下来，清点人数时，发现损失了两名骑兵，便稍作休整，又马不停蹄，率众一路冲向临淮。

这正是：感天动地柳倩娘，舍生取义美名扬。

一腔碧血犒将士，定让贼兵百倍偿。

人间多少巾帼事，留作后人千古唱。

欲知后事如何，且听下回分解。

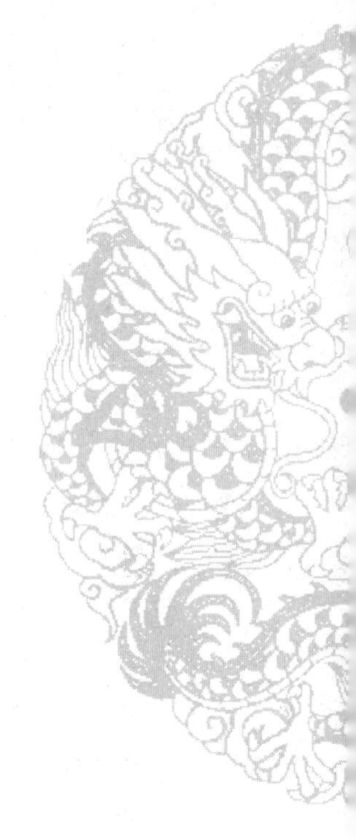

第五十九回 临淮乞援遭拒绝 南八断指示贺兰

上回书说到，张巡的爱妾柳倩娘拔剑自刎，愿以身犒劳将士，张巡无奈，亲手烹煮爱妾，命将士们吃下，为南霁云和三十名骑兵去临淮搬救兵而壮行！

南霁云和张重等精骑快速出城，冲破敌阵，一路向东南狂奔而去。天亮以后，便到达了临淮地界。

他们来到临淮城内，跳下战马，衣不卸甲，直奔贺兰进明府第，只见这里岗哨林立，戒备森严。南霁云走近一卫兵面前，拱手道："在下是睢阳守军张巡的部下南霁云，请官爷速向贺兰大人通报，睢阳告急，特来搬兵！"

"好吧，容我通报一下！"卫兵说过，转身往府中走去。

卫兵进入府内，看到贺兰进明正在内庭遛鸟赏花，便小心谨慎地点头哈腰道："大人，小的惊扰您的雅兴了，睢阳张中丞派部将南霁云求见，说是来向大人搬救兵的。"

"南霁云？就是那个勇冠三军、箭术无双的南霁云？他来临淮了？"

"正是。他在府门外候着呢！"

"哦，有请，快有请南大将军！"贺兰进明大喜。

卫兵转身出门，便将南霁云请入府中。南霁云看到，府中站着一位四旬男子，身着便衣，气度不凡，他眼睛一亮，便知此人正是贺兰进明，便立即收敛气息，作揖跪拜道："睢阳御史张巡手下都尉南霁云，拜见贺兰大人！"

"快快请起，久仰南将军威名，箭术天下无双，一箭射瞎贼首尹子奇，天下闻名，今日一见，果然是器宇轩昂！"贺兰进明在南霁云面前没有摆谱，他拉起南霁云，感到南霁云有一种特强气势，便升起了一股强烈的爱才之心。

"徒得虚名罢了。"南霁云顾不上客套，继续道，"贺兰大人，睢阳告急，可战之兵仅存三百，而且粮草断绝，存亡旦夕之间，霁云特来乞望大人速速派兵驰援！"

说着，南霁云的声音有些哽咽，他是有生以来第一次如此低声下气地跟人说话。

贺兰进明闻听此言，一下子沉默了，心想，睢阳周边不止我一个贺兰进明有兵可派，彭城有尚衡，谯郡有许叔冀。特别是许叔冀，虽是我麾下，却处处与我为难，是房琯派来牵制我的，他离睢阳最近，为何不救？他们都拥兵自重，不发一兵一卒，为什么偏偏要我前去呢？想到这儿，他脸色一沉，面带难色道："贼势汹汹，今睢阳存亡未知，去兵何意啊！"

"睢阳没有攻陷，张御史一直在坚守当中，就等大人派兵救援，若睢阳攻陷，南某愿当场一死谢罪，况且睢阳一旦攻破，尹贼的兵锋将会直指临淮，对大人不利，两地如皮毛相依，唇亡齿寒，安得不救啊，大人！"

"利害关系某心中自明，就算是派兵，某也得了解一下城中情况再说，现在南将军困乏，先行驿站休整，再议如何？"贺兰进明劝道，殊不知，这只是他的缓兵之计。

"望大人速速决断，救兵如救火，十万火急，不能从长计议。睢阳三百将士，援绝粮尽，已是以人果腹，翘首以待大人救援啊！"南霁云急切道。

"南将军，你还是先回到驿站中，等某会晤一下各部将，听听诸将的意见，会尽快给你答复的！"

南霁云心想，出兵不出兵不就是你一句话，怎么还要会晤将士，岂不是明摆着敷衍吗？但又想，此来是有求于他，毕竟是拿人家的粮草，接人家的兵马，若是匆匆莽莽，反而不好。无奈之下，南霁云只得应道："谨候！"说罢，便拜别贺兰进明回到驿站。

当晚，临淮府衙张灯结彩，丝竹艳声弥弥于耳，山珍海味盈盈于席，一场夜宴已备好，大小官员齐聚大堂。贺兰进明再三邀请，将南霁云请到了大堂，只见南霁云身穿白银甲，头戴白银盔，背着落日神弓，威风凛凛，众将见了连忙起身，拱手跟南霁云打招呼，南霁云只得一一回应。

南霁云被安排在主宾位置上，一旁的乐师们又弹奏起了美妙的乐曲，飘然而至的美女们跳起了歌舞。南霁云望着满桌的佳肴，听着曼妙的乐曲，看着一个个妖娆的美女，心中刺痛，不禁慨叹：这里哪有"国破山河在"的乱世景象啊！

南霁云没等到贺兰进明出兵的回答，却等来了一场盛宴，霎时如坐针毡，脸色大变，国之大难，岂能独自享受？他想起了拔刀自刎的倩娘，她甘愿以身犒劳将士，想起了亲手烹煮自己爱妾的张大人，想起了空腹守城和死难的将士们，想起了睢阳所剩三十五匹战马，其中三十匹又被带到了这里，一旦尹子奇发起狠来，城破就在旦夕之间。在此危急时刻，贺兰明进究竟要干什么？

南霁云终于想明白了，贺兰进明压根就没想去救援睢阳，这一切都是为了收买自己，想到这儿，南霁云再也控制不住了，干脆直接问道："贺兰大人，痛饮之后

可否驰援睢阳？望大人能够明示！”

“烹羊宰牛且为乐，会须一饮三百杯，将进酒，杯莫停！哈哈，南将军，出兵明天再议……”

“明天？想必是明日复明日吧，睢阳十万火急，望大人以江山社稷为重，不要再推托！”

“南将军，这话就见外了，临淮、谯郡、彭城、睢阳共抗敌患，各自吃紧，再说我调空了临淮之兵，若敌军乘虚而入，我岂不自失临淮？”

南霁云一听，怒火中烧，再次问道：“大人的心思就是不想派兵了？”

“岂有此理，难不成这河南节度使是你南霁云，老夫的军队要听你调度不成？”贺兰进明被问得动了肝火，愤然道，“不派，坚决不派，现在到处都在叫援，我总不能哪里叫援就奔到哪里去吧？”

南霁云是何等的英雄，听到这话竟然也泪如雨下，哭着道：“睢阳贼兵凌逼，重围已有九个月，食尽兵穷，计无从出。初围城之日，城中数万口，今妇人老幼，相食殆尽，张中丞烹爱妾以啖军人，今见存之数，不过数百，城中之人，分当饵贼。但睢阳既拔，即及临淮，皮毛相依，理须援助。南八所以冒贼锋刃，匍匐乞师，谓大夫深念危亡，言发响应，何得宴安自处，殊无救恤之心？夫忠臣义士之所为，岂宜如此！南八既不能达主将之意，自啮一指，留于大夫，示之以信，归报睢阳。”

话毕，南霁云一口将中指咬断，鲜血直流，溅于帐前，众人皆惊，无不为之泪下，身边将领肃然站起。可是，贺兰进明依旧不提派兵之事，只是吹胡子瞪眼睛，怔怔地坐在宴会主席台上，默不作声。

众将热泪盈眶，全都跪了下来，请求道：“请御史发兵救援睢阳！”可是，这声呼喊仍然未改变贺兰进明的心，他望着远方的神像佛塔，咬紧牙关，只字不提。

此时，南霁云彻底失去了信心，近乎绝望，撕下一块布将中指缠住。随后，南霁云摘弓搭箭，血液沾上了箭身，吓得贺兰进明一身冷汗，以为要逼着他出兵，不由挪了挪屁股，身子后退了几步。

只听“嗖”的一声，箭射向了佛塔处的墙壁上，箭半支入墙。南霁云怒发冲冠，咬牙切齿，众人分明听到牙碎的声音，径直走到贺兰进明面前，指着他的鼻子痛骂道：“你这鲜卑胡儿，我南八这一箭本想取你性命，只因国逢乱世，南八我不敢擅杀朝廷命官，吾破贼还，必灭贺兰，此矢所以志也！在下告辞！”说完，南霁云战袍一甩，愤然离去！

贺兰进明见此，冷汗不止，一把抓住桌子猛然掀起，咣咣当当，美味佳肴滚落一地，吓得舞女缩在一旁。

“贺兰大人，我看南将军言真意切，如此而言，吾等不能见死不救，不如早早派兵吧？”一幕僚问道。

“岂有此理，这南霁云也太猖狂了，某坚决不派！”贺兰进明想，在这样的形势之下去睢阳，打败贼兵也就张巡的功劳最大，到时候不知道有多少将士的心向着张巡，坚决不能去！

“望大人三思！”众将皆起座，同声喊道。

一牙将斗胆进谏：“睢阳不可失，睢阳防线不可破，吾等家小皆在江淮之地，大人身为河南节度使有守土之责，望大人三思！”

“再提驰援睢阳者，斩无赦；擅自加入张巡部队者，以叛逃罪论处，立斩！”贺兰进明歇斯底里地喊道。

南霁云走出临淮府衙，直奔驿站。他的左手中指一直在流血，滴滴洒在地板上，他不屈的身子，英勇的气概，一直在激荡着临淮城中的将士，他们自发来到城头目送。

南霁云来到驿站，向弟兄们说明缘由，无不泪如雨下。南霁云转身上马，大声道：“走！”

南霁云和弟兄们一路狂奔，天快亮的时候，跑出了临淮地界。他将受伤的左手藏在衣袖里，血液总算止住。俗话说，十指连心。阵阵钻心的刺痛，让他大汗淋漓。但是，更让他心疼的是坚守睢阳的张巡和仅剩的三百名将士，真是苍天无眼，人心泯灭啊！

“南都尉，我们现在去哪里求援啊？”身后的张重哭着问道。

“看来，现在只有去张御史曾在的真源县去看看，或许能有所帮助。”南霁云马不停蹄，带着将士赶往真源县。

南霁云又率马驰骋了一天，下午的时候路过谯郡地界，碰见一江湖郎中，自称是华佗的后人，声称自己能治百病。张重赶紧跑到南霁云面前，请求南都尉下马，让先生为其疗伤。

南霁云等将士下马，来到先生面前。张重向先生施礼道：“先生，吾等是前去真源县搬兵的睢阳将士，这位是南霁云南大将军，请先生为南将军疗伤。”

先生闻听，心生敬仰，不禁叹道：“哦，你们是张巡手下的将士吧，我们老百姓都念着你们的好呢，我曾给雷万春将军治过箭伤，那可是真险呐！”

“先生医术高明，多谢先生恩德！”南霁云道。

“呵呵，能为忠臣义士疗伤治痛，亦是老朽之造化啊！常言说，强将手下无弱兵，南将军一箭射瞎叛军大帅尹贼的一只眼睛，您的大名早已如雷贯耳呀！”先生说着，就开始为南霁云查看伤口，然后消毒、上药、包扎，手脚相当利索。之

后，又拿出一小瓶面子药，递给南霁云道："此乃祖传之药，专治各种外伤，请将军笑纳！"

"先生也不容易，这点小钱也请先生收下吧！"南霁云从腰里掏出银钱，递给先生道。

"岂敢岂敢，吾辈无能，不能亲上战场杀贼立功，保我大唐，尽这点微薄之力，理所应当！"先生再三推辞，分文不取。

南霁云和张重等将士就此谢过先生，翻身上马，往真源县赶去。

天黑之时，才赶到真源县衙。真源县令李贲深为张巡的守城义举所感动，怎奈县里没有过多的兵士杂役，只有动员城内大户和老百姓，多方筹集。一天的时间，筹集了两千石粮食和百匹良马，南霁云深受感动，叩拜不已。

李贲向睢阳方向叩拜道："国家危难当死力相效，听说睢阳被困几个月，粮草断绝，恨我李贲只为一县之令，无兵可率，也只能出这么点了，坐视睢阳危亡，某心有余恨！"

南霁云很是感动，与李贲饮罢，稍作休整，就要拜别，言明待败了尹子奇定来真源相谢。李贲依依不舍，送出城外。

李贲将县衙数十名衙役交与南霁云，协助护送两千石粮食和百匹良马，一切安排妥当，再作拜别。

南霁云的心情稍作好转，手指自从上了药之后，也不痛了。出了真源县地界，南霁云决定到宁陵去看看，毕竟他帅睢阳军驰援过那里，如今睢阳大难，希望能得到救援。上文书曾经说过，张巡和姚訚转战睢阳之时，将守护宁陵的责任交给了廉坦，并且将从杨朝宗手里夺来的粮草沿路发放给了生民，宁陵现在应该没什么大碍。

由于带着辎重，一行人速度慢了不少，最后决定由南霁云先带五十骑兵到宁陵去，张重随后带着粮草赶来，于第二天下午到了宁陵。

到了宁陵城下，南霁云大有故地重游之慨。在这里，他曾和张巡、雷万春共同作战，先败令狐潮，再挫杨朝宗，从此张巡威名远扬，而自己几战成名，战功累累，也是天下皆知。

南霁云勒马往城头观望，只见一眉清目秀、气概雄奇者大声喊道："吾乃宁陵城使廉坦，请问来将何人？"

"原来是廉坦贤弟，张大人一直挂念着你，在下张中丞帐下南霁云是也！"

"原来是忠义无双、勇猛无敌的南大将军，赶快进城！"廉坦令将士打开城门，迎接南霁云和将士们。

饭后，南霁云谈起临淮借兵之事，两人泪流满面，痛骂不已。廉坦当即将宁陵全部守备军交给了南霁云，一共三千人。

南霁云很是疑惑，问道:“廉坦贤弟，你怎么一下有了这么多的兵力？”

“当时吾等将缴获贼军的粮草沿路发放，后来就有很多青壮年慕名前来宁陵参军，同时，为了对付旷日持久的战争，便组织民兵训练，所以造就了这三千兵士。”廉坦道。

当夜，南霁云等几十人在宁陵休整，夜半子时，张重也赶来了，他们连夜整军，于第二日晨曦就开始上路，往睢阳赶，这又是一天时间。临走时，廉坦将城中五百头牛送给了南霁云，并恳求与将士们一同前往睢阳，效命沙场。

南霁云、张重和廉坦率领三千将士当天下午赶到了睢阳地界，尹子奇得知张巡援兵已到，命五万大军将睢阳西门围得里外三层，而且，阴雨过后又起了大雾，看不清方向。

南霁云得知敌情后，沉着冷静，命张重带领五十死亡骑士分列到群牛两旁，并将领头的百十头牛的尾巴上绑上火把，点燃之后，让火牛狂奔起来，为将士们开路，骑兵在两侧赶着，随后廉坦带领的三千步兵，队形像是一个坚硬的犄角保护身后的皮肉一样，尹子奇等到的是叫声嘶天的群牛。

牛群直接冲进大军里，将铁甲一般的阵势冲散，两侧骑兵连连砍杀，南霁云与张重摆在最后，他们还要顾及廉坦的三千步兵，这凶猛的阵势让准备已久的尹子奇吃了大亏，数千受伤，军形涣散。

尹子奇立即下令胡军率骑兵冲杀过去，张重率人一路砍杀，南霁云也要帮忙，被张重拦住，牛群还在前面，他必须去照应，睢阳城外一时厮杀不断，牛群的叫声更是直冲云霄。张巡得知后，立即命人打开城门，他知道南霁云回来了，当城门打开时，首先是数百头牛冲进了城内，后面的步兵寥寥无几，将士们的心一下子拔凉拔凉的。

城外，张重陷入了苦战当中，这些宁陵新兵见到贼军高举战马厮杀过来，阵型早已乱了，被活生生截成两半。南霁云和廉坦率领前半段千余步兵冲杀了过去，留下张重在后面带着死亡骑士缠住了叛军，骑士们很快被叛军包围，陷入死战当中。

张重嘶声大喝:“生当男儿英雄愿，血战沙场为国还！兄弟们，是我们实现自己誓言的时候了！杀啊——”

张重呐喊之时，南霁云和廉坦窜进了城内，大门瞬间紧闭，跟他们进来的人只有一千左右，剩余的两千人全部留在了城外，叛军的骑兵左右冲杀，最后还有六百余真正的汉子，跟叛军做顽强的拼杀。

张重身中数刀，依旧第一个冲杀在前，让叛军望而生畏，尹子奇气得怒骂，弓箭手直接上，像对付史民那样，瞬间射杀了两百人，张重又身中数十箭，随即又是

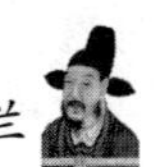

骑兵的冲撞，人数急剧下降，但英雄气却急速地攀升，直冲睢阳城头，庞大的气势像是一层保护膜一样盖住城邑，一片赤诚之心，一腔穹庐热血护卫了睢阳。

张巡站在城头无能为力，尹子奇这几日来，不停地佯攻，城内粮草断绝，老百姓自觉地被杀死分食，这才护住了城头，不然，没等南霁云回来，睢阳城就大败了。张巡枯瘦的身影已经站不住了，他因为痛恨，把牙齿咬掉好几颗，父老的肉怎能咽下，身体一天不如一天，但他始终坚强着。

此时，城下最后一声战马嘶鸣，响彻天宇，张重身中百余箭，最终倒在了血泊之中。张重是继史民之后，又一位战死在叛军围剿之中的大将，精忠报国，死而后已。

这正是：青山处处埋忠骨，何必马革裹尸还。

精卫尚有填海意，吾为鬼雄亦守关。

欲知后事如何，且听下回分解。

第六十回　睢阳城粮尽援绝　唐肃宗收复长安

上回书说到，南霁云率领张重等三十名将士前去临淮搬兵求援，当时河南节度使贺兰进明镇守临淮，他和谯郡的许叔冀一样，拥兵自重，不发一兵一卒。南霁云怒发冲冠，大闹宴会厅，咬断左手中指，发誓等睢阳解围，一定要灭了贺兰进明，随后率马而去。接着，南霁云一行又先后来到真源县和宁陵县求援，真源县令李贲支援两千石粮食和百匹良马，并派数十名衙役一路护送。宁陵县守城使者廉坦率全部守军三千人和五百头牛跟随南霁云驰援睢阳。南霁云、张重和廉坦等三千将士来到睢阳城下，与围堵的叛军展开了激战，南霁云和廉坦仅带进城内千余宁陵弟兄、一百匹战马和三百余头牛，张重身中百余箭，战死城下。

"张大人，末将无能，只带来三百余头牛、一百匹战马和千余宁陵弟兄，临淮和谯郡一样，皆不施救啊！"南霁云再见到张巡，半膝跪下哭诉道。

此时，张巡已经身形佝偻，衣衫褴褛，颤巍巍地扶起南霁云，连声安慰道："无妨，无妨，我们还有办法的，还有办法的。"

可是，还有什么办法呢？睢阳城原属兵力已不足两百人，他们出去的这几日，尹子奇每天折腾攻城，将士身单体弱，都是在崩溃中挣扎过来的，幸好尹子奇忌惮张巡的突袭，没有分兵攻西门，不然睢阳定然守不住，这次虽然带来一千人马、三百头牛，但只够吃十来天，可此时才九月中旬，张巡想坚持到年底，那肯定是不行的了。

尹子奇看到辎重没有多少，城上死气沉沉，一定是倍受打击，睢阳终于走到了穷途末路，他先命人招降，喊了好几遍，没有任何回音，尹子奇气得大骂，率军再次进攻。

"张大人，不如让我再冲一阵，我曾是叛将，已有罪孽，如今又食人，更是罪孽深重，我请求一战，愿以死清洗我的罪孽！"李怀忠来到张巡跟前道，说着竟然号啕大哭起来。身后的姚訚、李辞两人也跟着哭了起来。

"我张巡是主将，这罪孽我来担。"张巡头发凌乱，面无表情，几近崩溃。

一直陪伴在他身边的南霁云见张巡痛苦不堪，关切道："张大人，关于食人的

问题留给后人评说吧，留给许叔冀和贺兰进明这些鼠辈去评说吧，吾等现在只有一个目标，就是杀敌！”

“杀敌，我要杀敌！”雷万春咆哮道，“将敌人拖进来，吃了，最好将这尹子奇拖进来烹食！”

张巡知道将士们自知吃人罪孽深重，生无可恋，死无可惧，只求死战。此时出战也是恰当的，尹子奇在城外已开始进攻，再狠狠地给他一槌，他也就不敢轻易攻城了。

于是，张巡道：“好吧，你们去杀敌，去拼杀，某与许大人守土有责，驻守城中，只要某还有一口气，还要再咬一口尹贼！”

众将士一听“杀”字，顿时眼红，纷纷请战。

张巡顿时精神一振，大声道：“令：雷万春、南霁云率领五百将士，从正北门杀出！”

“末将得令！”

“令：姚訚、李辞率领四百将士，从正南门杀出！”

“末将得令！”

“令：李怀忠、石承平率领四百将士，从正西门杀出！”

“末将得令！”

“某和许远、廉坦带领其余将士和民兵，在城头周旋。诸将切记：所率将士竭力冲杀，但决不能拼尽，听到鸣金以后，速回城内坚守。”

“遵命！”

“吾等吃了人肉，都是这些叛军逼的，只有多杀敌，才能够洗清吾等罪孽，为死在吾等腹中的亲人报仇！”雷万春再次咆哮道。

霎时，睢阳守军个个如灌神力，冲向敌阵。

叛军得知睢阳守军已是穷途末路，无不兴奋地高举兵革，誓要一战破城。尹子奇趁机下达命令：只要攻下睢阳，全军皆可回家探亲。此令即出，征战一年的叛军将士无不奋勇上前，气势大涨。

张巡见此，立即向守军将士大声喊道：“将士们，吾等死不足惜，但这睢阳是将士们用鲜血和信念坚守到现在的，决不能在最后交与叛军，国家危难，你们奋勇顽抗，拼尽最后一腔热血，生为英豪，死而后已，又何须在意其他，跟某杀啊！”

“杀啊——”

张巡拿着大刀冲到城头，一刀斩杀正要上来的叛军。随后，许远、廉坦等将士和民兵各把守一处，凡是上来的贼兵，刚一露头，就人头落地，下面的叛军见人头掉落，纷纷后退。

城下一千三百名守军将士也是杀红了眼，横冲直撞，他们都有一个信念，回到城中最终也是饿死，不如英勇地战死沙场。叛军见到张巡的军队如同野兽恶魔，纷纷避让逃命。冲杀半日，叛军再也不敢上前应战。

看这阵势，尹子奇有些失神了，他的战马微微退了一步，城头上又展开了那道死亡线，叛军怎么也冲不上去。这九个月来，他率大军攻城不下百余次，可是屡屡挫败，此时让他心升胆怯。

夜幕已落，城中鸣金收兵，睢阳守军且战且退，回到城中，清点人数，只有三百人返城。

睢阳守军退入城中，诸将无语，默默地回到自己的位置，继续守城。张巡依然站在城门之上，两边依旧站着南霁云、雷万春。南霁云见张巡已是体力不支，便请求他回帐休息，这里由他和雷万春把守。张巡神色坚定，好像什么都没听见一样，毅然屹立在城头，岿然不动。

孟子曰："尽其心者，知其性也。知其性，则知天矣。存其心，养其性，所以事天也。夭寿不贰，修身以俟之，所以立命也。"睢阳守军把睢阳城与自己的灵魂融为一体，心中有着无比的信念，方得战无不胜。睢阳守军的获胜，更是难能可贵，这就是中华民族最伟大的力量，舍生取义，死而后已。此义乃大义，超脱凡俗；此死乃大生，亘古不灭！

尹子奇望着睢阳城头，心中诧异，心想，睢阳守军都到这份儿上了，怎么还有作战能力呢？最后，他终于想明白了，就像一个久病垂死的人，这是回光返照。于是，尹子奇对诸将道："我看啊，睢阳城的守军是在垂死挣扎，此战他们是来赚本的，睢阳城破，已经指日可待！"

"尹帅，要不卑职明天就率军冲进这睢阳城中，他们这次虽损我五千，我看城内也徒剩三百人耳！"副将杨朝宗道。

"不急，都已经耗了快十个月了，难道就不能再等上半个月？某倒要看看，这张巡老儿还能蹦跶几天！"尹子奇说过，再无人多言。

花开两朵，各表一枝。且说唐肃宗李亨犒赏三军，准备向长安发起总攻，继而收复京师。郭子仪依然任天下兵马副元帅（广平王李俶挂名天下兵马元帅），负责总指挥。肃宗李亨道："事情成败，在此一举。"

"如果此战不能收复长安，臣当以死来相报。"郭子仪斩钉截铁道。

至德二年（757 年）九月二十七日，唐大军到达长安城西，在沣水之东的香积寺（位于今陕西长安南）以北摆开阵势，李嗣业为前军，郭子仪为中军，王思礼为后军，回纥兵马由叶护率领作为机动部队，唐军绵延横亘三十里，要与叛军决一死战。叛军十万人在北部列阵。

首先是唐军将领李嗣业对战叛军将领李归仁，双方在长安城外对杀了一会儿，叛军就有些招架不住，李嗣业见此，率军长驱直入，想要一击即溃叛军，李归仁仓皇逃窜，直至逃到一座城门面前。

此时城门突然打开，只见里面涌出一万精兵，差点把刚追上来的李嗣业大军截成两半，杀得唐军晕头转向。李嗣业大惊失色，他还未稳住大军，从右侧慌乱的居民宅里又杀出一万大军，李归仁掉头冲杀了过来，唐军处在三军夹击之中。

此时，前方唐军混乱一片，死伤大增，节节败退。李嗣业怒火冲天，没想到自己首赴长安打头阵居然吃了这么大的亏，他颜面何存，自己死不足惜，若是连累唐王无法归朝，就是刮了全族人也赔罪不起。直接怒喝一声："兄弟们，成败在此一举，跟随某杀出去！"

于是，李嗣业卸下铠甲，光着膀子，抡起长刀，大声呼叫，冲向敌阵，他勇猛砍杀，所向披靡，共杀数十人，直接来到唐军最前方，叛军一时惊骇，竟然被其英勇所震慑。唐军见主将身先士卒，士气大振，奋勇杀敌，战局得以稳固。

就在双方杀得难舍难分、死伤无数的时候，一彪人马如风卷残云般杀入阵中，所过之处，叛军惨叫连连，气势相当骇人。正是肃宗皇帝最看好的回纥骑兵，郭子仪得知李嗣业陷入包围之后，立即命朔方右厢兵马使仆固怀恩率回纥兵出击，救援李嗣业。

李归仁终于反应过来，这竟然是回纥兵，要知道安禄山的三镇番军最害怕的就是回纥兵，叛军顿时升起了逃跑之意，大声呼叫："回纥兵来了，回纥兵来了。"兵败如山倒，骑兵在后面拼命追杀，死伤更是急剧攀升。

郭子仪也在此时赶到，可让他惊奇的是，叛军再怎么害怕，就是不溃散，虽然连战连退，但始终牵着唐军的鼻子走，而且后方守将镇定自若。郭子仪见势，大呼道："其中有诈，某怀疑叛军想趁机攻击我军后方粮草，你立即率一万回纥兵回去助战，那里只有王思礼，我怕守不住，这里有我。"

仆固怀恩二话不说，带着弟兄们就往后方支援去，而前方军依旧在回纥兵的马刀下一个个阵亡，叛军一时死伤达四万，却仍然坚守。

果不出郭子仪所料，仆固怀恩老远就听见后方的厮杀声，他们赶到香积寺时，双方正在酣战之中，叛军人数极多，唐军暂时处于下风。仆固怀恩见势，当即率人从敌军的后面包抄。王思礼与仆固怀恩前后夹击，最后大破敌军，敌将安神威也被仆固怀恩斩杀。

叛军的计谋终于破灭，李归仁在前方依旧坚守，他率军从午时持续到酉时，眼看燕军就要坚持不住，只剩万余，便立即鸣金收兵，逃回了长安城。

叛军损失极为惨重，几乎全军覆没，锐气大挫。李嗣业又与回纥兵从叛军阵后出击，与唐大军两面夹击，共杀死叛军六万余人，填于沟堑死者不计其数，长安之局由此成定！

后方军广平王李俶见叛军大败归城，也立即鸣金收兵，仆固怀恩请求趁机攻克长安，斩杀李归仁等大将，李俶不同意，却让大军休整，明日再攻。

“安守忠等人现在失魂落魄，军心涣散，若是连夜攻入，定可一举斩杀，若是明日出击，万一此人率军逃跑，那将酿成大患。”仆固怀恩据理力争道。

李俶还是不同意，害怕夜半攻城，遭到伏击。仆固怀恩深知安守忠现在的处境，要独自率五百人马冲进城内，李俶依然不允。

正如仆固怀恩所料，夜半时分，安守忠带着一万残兵败将出逃，李俶得知后，羞愧道：“悔不听将军之言。”

唐军终于再次开进了长安。入城仪式上，广平王非要拉着郭子仪与自己并辔而行，接受百姓的欢呼。老百姓们倾城而出，站在街道两旁，欢呼雀跃，很多人喜极而泣。

当朝野上下欢庆收复长安之时，一个为大唐呕心沥血、孤军奋战、粮尽援绝却无人问津的御史中丞张巡，正在一步步踏入死亡之门。后人有对联赞曰：一湖碧水荡万顷银波，颂张公忠烈；四野清风吟百花诗页，歌华夏英雄。

正如唐人曹松所诗：泽国江山入战图，生民何计乐樵苏。

凭君莫话封侯事，一将功成万骨枯。

欲知后事如何，且听下回分解。

第六十一回 巡者之后再无巡 血洒睢阳泪沾襟

上回书说到，唐肃宗李亨犒赏三军，向长安发起总攻，郭子仪任总指挥，几经血战，叛军损失极为惨重，几乎全军覆没，长安之局由此成定！在收复长安之时，一个为大唐呕心沥血、孤军奋战、粮尽援绝却无人问津的御史中丞张巡，正在一步步踏入死亡之门。

至德二年（757年）十月初，睢阳城外叛军阵营忽然传来一声长“报——”

“报告尹大帅，长安失守。此时，唐军已经出了临潼关正往洛阳赶来，大燕皇帝安庆绪有令：命尹大帅火速前去支援洛阳！”传令兵急切道。

尹子奇望着破败的睢阳城，他始终不甘心，他能感觉到里面已经空虚一片，破败不堪，只需最后一战，定能拿下睢阳城，便上书道：五日之内，必破睢阳，到时一定率军支援洛阳。安庆绪应允。

尹子奇心想，看来，吾等在睢阳的日子不久了，再不拿下睢阳，恐怕就没有机会了，所以要加紧攻城才是。于是，召集各部将领前来虎帐商议攻城事宜。

“刚接到前方战报，说大唐宰相、新任河南节度使张镐已带兵向睢阳方向移动，吾等要抓住战机，迅速拿下睢阳城！”杨朝宗急切道。

“好，杨将军所言极是，这张镐可不好对付。他不像李巨贪婪自私，刚愎自用，更不像贺兰进明心怀鬼胎，乘机坐大。他可是抱心于唐室，军纪严明，要求将士身先士卒、冲锋陷阵。若是他到了睢阳，怕是一有机会就会马上与我军接战。若不迅速攻下睢阳城，我们将受内外夹击，腹背受敌，后果不堪设想啊！”尹子奇的谋士道。

“嗯，机不可失，时不再来，各将听令：明日一早，发起总攻，一鼓作气，拿下睢阳城！”尹子奇发狠道。言罢，叛军各将领回营备战。

话回睢阳城。且说张巡、雷万春、南霁云等将士正在城头观察敌情，心中悲愤至极。这时，忽有斥候来报：

“报告张大人，新任河南节度使张镐大人已经收到求援信，闻知睢阳危急，正昼夜兼程，赶往这里。并命浙东李希言、浙西司空袭礼、淮南高适、青州邓景山四节度使以及谯郡新任太守闾丘晓等共同出兵救援，如进军顺利，五日即可到！”

闻听战报，张巡转悲为喜，竟忘记自己体力不支，兴奋地冲出营去，大声对将士们说道：“苍天有眼，睢阳有望不失！”说完，不禁号啕大哭，对着堆堆白骨，哭了又拜，拜了又哭。

书中暗表，原来朝廷得知睢阳军民顽强抵抗，河南节度使贺兰进明坐镇临淮却拥兵自重，无意相救睢阳，便撤了贺兰进明河南节度使之职，命宰相张镐兼任河南节度使，都统淮南等道诸军，负责河南平叛事宜。张镐深知睢阳的战略意义，是保卫后方的一道最重要的屏障，一经上任便率兵日夜兼程火速驰援睢阳，并同时发文往浙东李希言、浙西司空袭礼、淮南高适、青州邓景山四位节度使以及谯郡新任太守闾丘晓共同发兵救援睢阳。

言归正传。至德二年十月初九（757 年 11 月 24 日）一大早，尹子奇望着睢阳城，他知道来这里已有十月有余，历经四百余战，大燕损失至少十二万的兵力。睢阳城，这个难啃的骨头，终于到了不堪一击的时候了。

尹子奇命令所有将士向睢阳城发起总攻，就连伙夫都要全部上阵，这是最后的对决，不胜则一溃千里，再无颜面苟活于人间。

兵来将挡，水来土掩。张巡不得不唤起已经虚弱不堪的将士们，都拿着兵器颤颤巍巍地守护着，他们虽然虚弱，但看到叛军时，两眼就开始释放仇恨的光芒，像是本能的反应，精神了起来，怎么都不让叛军冲上城头，如根根树藤一样缠绕着，尹子奇一连三次进攻，都毫无进展。

尹子奇开始使出杀手锏，命弓箭手再次使用火箭射进城头，睢阳战士虽顽强抵抗，但死伤惨重，只剩百余将士。

当叛军第四次以排山倒海之势向睢阳城头猛攻时，睢阳城顿时打开了口子，冲进城中的贼军与睢阳军民展开了街巷战。在城内的壕沟内，军民仍是拼死抵抗，但终因寡不敌众，一一战死。

顿时，睢阳城门大开，叛军如潮水般涌进了睢阳城。尹子奇率军来到校场，只见一大堆白骨堆在那里，剩下的将士奄奄一息，有人一碰，便咽了气。

睢阳城像是与世隔绝一样，无人问津，无兵粮援助，是张巡用自己的责任，用自己的双肩扛起了这座城邑的坚守，是他用一腔热血融合了守军将士们奋战不竭的心，共同凝聚出不可战胜的力量，在内无辎重、外无援兵的情况下，以几千人对付十几万人长达十月余，从而锁住了叛军进军江淮的脚步，为大唐收复长安、平定叛乱赢得了时间，足矣！

张巡眼见叛军潮水般地涌入，知道大势已去，就面向西方大唐天子所在的方位跪拜道：“皇上啊，臣智勇俱竭，不能式遏强寇，保守孤城。臣虽为鬼，誓与贼为

厉，继续作战，以答明恩！”

拜罢，拔出佩剑正要自刎，被一燕军将领来了个饿虎扑食，从后面把他扑倒在地，更多的叛军一拥而上，张巡被生俘。南霁云、雷万春等人拼死搏斗，终于寡不敌众，全部被俘。

尹子奇终于看清了这睢阳城的真面目，原来是空城一座，耗尽了所有的人、财、物。

副将杨朝宗前来邀功：“报尹帅，张巡、许远、雷万春、南霁云等均被我军所俘。他们都有气无力，这勇猛异常的南霁云竟然连弓都拉不开。哈哈……”

此时，尹子奇一点都笑不出来，喝道：“把他们押在一起，集中在校场。杨将军，你不可造次，一切等我来处理。”

说完，尹子奇在睢阳城中查看，望着城内深深的壕堑，望着至死都拿着矛戈的军民，心里不免有一丝恐惧。他终于明白了为什么最后能攻下睢阳，那就是可怕的饥饿！

“报尹帅，张巡等人已悉数押至校场，请问大帅如何处置这些人？”偏将突布斯道。

“带张巡来此！”尹子奇大声喝道。

雷万春、南霁云、姚訚、廉坦等将士看到张巡被押了过去，方知此去万险，不由恸哭不已。

张巡虽已灯枯油尽，心力耗尽，但见将士们痛哭之状，便强打精神，大声安慰喊道：“将士们，安之，勿怖，死乃命也。你们都是大唐最好的将士，莫要哭泣！守不住睢阳不是你们的过错，城破人亡，那就为大唐江山流尽吾等最后一滴血吧！”

众将士痛哭流涕，皆不得仰视，继续俯首痛哭。

张巡被押到了尹子奇跟前，只见张巡头颅高昂，傲然站立，同时又有一种特有的书生意气，尹子奇顿生一种莫名的恻隐之心。他们在睢阳对峙十月之久，尹子奇也总算碰到了对手，所谓惺惺相惜，他觉得无论最终结果怎么样，这张巡绝对值得他去尊敬，张巡是个英雄，更是个很好的对手。他仔细打量着张巡，想想这位书生能够带领六千八百将士守住睢阳十月之久，如果为我所用，那将是怎样的大好事。想到这儿，尹子奇竟动了招降张巡的念头。

“张公，你我对战十月之久，今始见张公一面。我们之间见一面，真是难啊！”尹子奇缓了一口气道。

“你我誓不两立，今睢阳城破，某为虏，如此见面，实属不幸。”张巡口气很硬。

尹子奇本想给张巡一个面子，却不想被顶撞一通，便强压怒火，温和道：“张公乃旷世奇才，能文能武，更是忠义之士，能以几千将士对付某十几万大军，且坚守城池十月而不破，创下了战争奇迹，敢问张公是怎么做到的？”

张巡轻蔑道：“今与胡虏战，云合鸟散，变态不恒。数步之间，势有同异。临机应猝，在于呼吸之间，而动询大将，事不相及，非知兵之变者也。故吾使兵识将意，将识士情，投之而往，如手之使指。兵将相习，人自为战，不亦可乎！”

尹子奇闻之，肃然起敬，又问道：“久闻张公督战，大呼杀敌就眼睛裂开，嚼齿皆碎，血流满面，何至是？”

张巡冷笑道：“哈哈……某对你们有咬牙切齿之恨，恨不得气吞尔等，怎奈有心无力啊！”

“你……你大胆，竟不识抬举！”尹子奇恼羞成怒，说话间，一剑将张巡的嘴划开，见血肉模糊的口腔里面只剩下三四颗牙齿。张巡血流满面，竟狂笑不已。看到此情此景，尹子奇又油然升起一种莫名的崇拜。尹子奇对张巡继续道：“望张公能够识时务，吾等俱知你为大唐尽力了，忠义已干云天，只可惜李唐江山气数已尽，望你能弃暗投明，屈尊尹某，共举大事，共享荣华！”

“某为保大唐江山而死，是忠臣死节！死而无憾，尔为乱军贼子，毁吾太平盛世，杀吾平民百姓，实乃鸡犬之众，安得已久！”张巡便怒骂道。

此时，叛军副将杨朝宗总算看明白了，走上前对尹子奇道：“某跟张巡也曾打过交道，某何尝不想招降于他，可他乃忠义之士，怎会为吾所用，而且得生民之力，一旦放虎归山，将后患无穷，某劝主帅早日动手，把他！”说着，杨朝宗做了个杀头的动作。

尹子奇闻之，觉得也在理，轻蔑地看了一眼杨朝宗，没有答话，自知张巡万难投降，也不想自讨没趣，便默许了杨朝宗的请求，命人先将张巡送回校场，听候处置。

可是，尹子奇还是不死心，他还惦记着张巡的手下，看能否劝降之。于是，他亲自跑到校场之中，来到南霁云面前，看到这个曾经让自己瞎了一眼的大将，虽是饥饿不堪，但头戴白盔，身着银甲，大将风度依在。只见他一直沉默不语，低着头，不知在想些什么。

“南大将军，你是英雄！”尹子奇道，“我惜你英雄末路，如你不嫌，愿为我所用，我保你英雄有用武之地，更有享不尽的荣华富贵！”

南霁云心想死又何惧，只是心中仍有一憾，这贺兰进明之仇尚未报啊！于是不置可否。张巡见状，以为南霁云要变节，就大呼道：“南八，男儿死尔，岂能为不义所屈服！”

南霁云本想诈降，像三国时姜维降魏一样，瞅准了机会就干他一场，没准就能杀了尹子奇这个逆贼，然后再去寻贺兰进明报仇。可是，听张巡这么一说，南霁云不禁大笑，凛然正气道："张大人，欲将有为也，本来南八我想报贺兰进明不救之仇的。张大人你要我慷慨就死，南八顶天立地一丈夫，岂能不死？"

尹子奇知张巡等诸将已万死不辞，再劝无益，便成就了他们的忠义，叫人先把张巡给砍了。

杨朝宗一听大喜："将军，这张巡还是我来处理吧！"

尹子奇想，也罢，你这杨朝宗来助攻睢阳，等的就是这一天，便满足了他的要求。杨朝宗狞笑着走到张巡面前，耀武扬威，狂妄道："张巡，想不到你也有今天啊！"

"杨朝宗，你这个叛贼，简直恬不知耻！你投敌叛唐，认贼作父，为虎作伥，人人得而诛之！"

"哈哈……可惜呀，你已经没那本事杀我了，今天，我倒要送你去西天！"

"乱臣贼子，休要多说，某任杀任剐，决不皱眉！"

"哼，我要砍掉你的头，挖出你的心，祭奠死去的大燕将士！"

"随你吧，你连祖宗十八代都卖了，还有什么事情做不出来！"

说过，张巡闭上眼睛，两滴清泪滚落在干瘪的脸上。此刻，他的脑海里全是自己的父母和妻儿，这是他最挂念的亲人，他们是否还活着，这是他最想知道的事，可是这一切已经无从知晓了，他要去找自己心爱的倩娘了……

说时迟那时快，只见杨朝宗二话不说，手起刀落，张巡一腔热血喷涌而出，立刻身首异处。接着，杨朝宗又用匕首挖出张巡的心脏。雷万春、南霁云、姚訚等将士见状，皆大哭大喊，大骂杨朝宗是天下第一小人也。

张巡，殁年四十九岁，指挥睢阳之战，临敌应变，出奇制胜，面对强敌，坚守长达十月之久，历大小四百余战，斩将三百余人，歼灭叛军十二万人。加上此前的雍丘之战，共计二十一个月之久，未曾一败！使得唐朝财赋供应基地江淮地区得以保全，并为唐军组织反攻赢得了时间。

史称："以寡敌众，以饥御饱，食尽救不至，终以身殉国。从来战斗之苦恶，临难之壮烈，孰有过于张巡者？"

守一城而捍天下，以千百就尽之卒，战百万日滋之师，蔽遮江淮，沮遏其势。天下之不亡，其谁之功也？

且说杨朝宗砍杀张巡之后，一手提头，一手抓心，来到雷万春、南霁云、姚訚等将士面前，凶恶道："你们也不用急，我也来挖挖你们的心，陪你们张大人，如何？哈哈……"

尹子奇见杨朝宗如此变态，不由心生反感，大声喊道："杨将军不可造次，他们虽与吾为敌，但也算是忠义之士！"

接着，尹子奇一声令下，刀斧手们举刀便砍，雷万春、南霁云、姚訚、廉坦等将士骂贼而死，身首异处。

张巡和雷万春、南霁云、姚訚、廉坦等三十六将英勇就义，尹子奇独留了睢阳太守许远一人。许远看着前来救援的将领和自己的部将统统不屈而死，而自己求死不能，不由得泪流满面。之后，许远被押送至洛阳，听候发落。当时安庆绪已经自顾不暇，丢掉了洛阳，仓皇逃往邺城，许远被匆匆杀害。

尹子奇将城中所有人召集了起来，原本六万百姓的睢阳城仅剩三百多位幸存者，望着堆成山的白骨，望着三百多位幸存的遗民，尹子奇心中不禁有些痛惜。谋士上前问道："尹大帅，如何处置这些平民百姓？"

此时，尹子奇身边的杨朝宗真的忘乎所以了，他早已嗜杀成性，疯狂地抢先喊道："杀！"

"大胆！杨将军，谋士是在问你还是在问我？"尹子奇呵斥道。

站在百姓中间的贾虎突然站了起来："杀就杀吧，杀了可以泄愤！你们真有能耐，也只能杀杀这些手无寸铁的老百姓。民不畏死，奈何以死惧之，你攻占了睢阳，得到了什么？一座空城！可是十个月前，这座城有六万百姓，一片升平。如今只剩三百人，尸骨满地，如人间地狱。你们也是父母所生，知不知道什么是生灵涂炭？若不是你们……"

"你是什么人？"尹子奇听了，不由火冒三丈。

"我是山东单父都尉贾贲将军的堂兄，贾虎是也！"

"贾贲？哦，就是那个斩杀张通晤，震惊整个河南战场的贾贲，他一直想找我报仇，只可惜呀，他早已成为我燕军刀下之鬼了！哼，贾虎，我看你也不是一只真虎，你在此胆敢口出狂言，莫非你也是来送死的？某要杀了你这只假虎！"说着，杨朝宗就要抡刀来劈。

"住手，杀杀杀，你懂个屁，他只不过一布衣耳，某作为攻城主将，何尝不是损兵十余万，也是罪孽深重。传令三军，睢阳城百姓忠义可嘉，免屠！"

贾虎大笑道："如此苍生有幸，忠骨不绝啊！"说完，跑到张巡尸体前，跪下恸哭不已。

书中暗表，睢阳一役三十六将皆死于守城，他们代表着六千八百名将士，其名录如下：

张巡、南霁云、雷万春、石承平、李辞、陆元锽、朱珪、宋若虚、杨振威、耿庆礼、马日升、张惟清、廉坦、张重、孙景趋、赵连城、王森、乔绍俊、张恭默、

祝忠、李嘉隐、翟良辅、孙廷皎、冯颜、李怀忠等，其余逸其姓名。

事过千载，睢阳城头依稀可见古战场之遗迹，张巡那支骁勇军队的呐喊之声，依旧在睢阳上空回荡，他们的英灵长存于天地之间，世世代代守护着华夏儿女。

书归正传。话说尹子奇在睢阳立足未稳，一是觉得睢阳城已是一座炼狱，晚上做梦都有张巡来索命，二是苦战十个月之久，前后四百余战，折将三百余人，损兵十二万，精锐消耗殆尽，也是强弩之末，又知张镐攻来，哪里还有心思再战。想到这些，尹子奇便要杨朝宗留在睢阳守城，第二天一早就率部仓皇出逃，回奔汴州。

张巡曾在《谢金吾表》言及“当臣效命之时，是贼灭亡之日。”果然，城破三天后，新任河南节度使张镐等率部赶至睢阳，而这杨朝宗也该命绝，一接战便死于两兵相接之中。

张镐顺利攻进睢阳城，只见城中一片狼藉，如同人间地狱，见到三百幸存者，他们统统跪在张镐面前恸哭不已。张镐不禁悲伤，竟也跪在睢阳城百姓面前，大喊:“张镐有愧睢阳百姓，来晚了！”

此时，谯郡新任太守闾丘晓才匆忙赶至睢阳。

张镐见此，从人群中愤然站了起来，厉声道:“好一个闾丘晓，你驻兵谯郡，离睢阳最近，只有一百二十余里，可是，你却最后一个赶至睢阳。某五日前就已发书给你，你竟置若罔闻，兵马不动，见死不救。这睢阳三天前才沦陷，你若一日之内驰援，这睢阳还是有一线希望的，或许能保下几个睢阳守军？张巡、雷万春、南霁云、姚訚、廉坦等忠义将领也不至于此！”

说到这儿，张镐痛哭流涕，火冒三丈，指着闾丘晓的鼻子继续骂道:“闾丘晓，往昔因妒王昌龄文才而冤杀之，今日又因妒张中丞文韬武略而见死不救，你……你该当何罪？！”

“当……当时，谯郡亦寇情紧急。”闾丘晓吓得浑身哆嗦，颤巍巍地强辩道。

“扯淡，全都是扯淡！谯郡的寇情不是在睢阳吗？来人呀，快将这小人当着睢阳百姓的面，当场杖杀！以谢睢阳城忠义之士！”

“望大人开恩，我家中尚有七十老母。”闾丘晓哭喊道。

“呵呵，笑话，真乃笑话，你这种人还谈孝道？！你杀王昌龄可念及他也有家中七十老母？你不救睢阳，可念这里有多少百姓无辜而死？你无义至此，还谈什么孝道，你不要再饶舌了！先掌嘴，打烂他的嘴巴，再将其杖杀！”

“是！”侍卫兵立即执行张镐的命令。

话说尹子奇逃出睢阳之后，在途中得知安庆绪已经从洛阳逃亡邺城，郭子仪收复了洛阳，后又听说杨朝宗在睢阳已战死，而且全军覆没。面对如此败绩，尹子奇连汴州都不敢回，只得驻军陈留。东有张镐派兵前来索命，西有郭子仪的官军即将攻来，尹子奇惶惶不可终日，知是走投无路，命不久矣。

果不出所料，三天之后，尹子奇的手下自知大势已去，更是痛恨尹子奇荼毒睢阳，残害忠良，便举旗造反，斩杀了尹子奇，归顺大唐，全军开城迎降。

后来，张镐向肃宗皇帝上表睢阳战况，言说睢阳死守之惨，陈述张巡、许远的一片孤忠。唐皇肃宗深受感动，下诏免雍丘、睢阳两地三年赋税，并追赠张巡为扬州大都督，还诏封其为邓国公，史称张中丞；追赠许远为荆州大都督；追赠雷万春和南霁云为开府仪同三司，并荫及子孙；赠张巡之妻为申国夫人，赐帛百；赠张巡之子张亚夫拜金吾大将军。

从此，张巡的事迹一直被后人所传颂，百姓在睢阳、雍丘、南阳等地为他建立祠庙，并把他与张衡、张仲景誉为“南阳三张”。至今，江淮、台湾、东南亚等地居民仍供奉张巡像，尊他为“唐代岳飞”“张王爷”。

后人有诗赞曰：洒血睢阳笑痴臣，故乡粗豆靡穷期。

李唐社稷今何在？不及将军尚有祠！

而贺兰进明、许叔冀、尚衡之流却嫉恨张巡等将领的封位太高，肆意污蔑他们，纷纷说他们食人、许远投降等不一而足，后来李巨也加入到这个阵营中。

小人永远都是小人，天地之悠悠，黄河之滔滔，张巡便体无完肤，呜呼哀哉！一直跟随张巡的县丞李翰实在看不下去，就为张巡、许远立传，以正其名。

正如宋代王安石所作《双庙》云：

两公天下骏，无地与腾骧。
就死得处所，至今犹耿光。
中原擅兵革，昔日几侯王。
此独身如在，谁令国不亡。
北风吹树急，西日照窗凉。
志士千年泪，泠然落奠觞。

又如民族英雄文天祥《沁园春·题潮阳张许二公庙》云：

为子死孝，为臣死忠，死又何妨！
自光岳气分，士无全节；君臣义缺，谁负刚肠。
骂贼睢阳，爱君许远，留取声名万古香。
后来者，无二公之操，百炼之钢。
人生翕欻云亡。
好烈烈轰轰做一场。
使当时卖国，甘心降虏，受人唾骂，安得流芳。
古庙幽沉，仪容俨雅，枯木寒鸦几夕阳。
邮亭下，有奸雄过此，仔细思量。

与张巡的灵魂融为一体
（后记）

三年的呕心沥血，三年的孜孜以求，三年的不懈努力，三年的不分昼夜，三年的忍饥挨饿，我的第三部长篇小说《张巡大传》终于竣工了。此时，我用伤残的躯体，含泪拥抱着又一个偌大的欣喜。

欣喜之余，我忽然想起还有个后记没写呢，按理说，写个后记应该是水缸里捉王八——手到擒来，顺理成章的事儿，可是，我却犹豫了再三，迟迟不敢动笔，心中纵有千言万语，如鲠在喉，不知从何说起。

若说张巡，书中已叙述详尽，再说亦是赘述；若说自己，比起张巡何等渺小，无从说起，一时心绪烦乱不堪。然而，正是这剪不断，理还乱的心绪，让我穿越时空隧道，与张巡结缘，与张巡对话，与张巡的灵魂融为一体。

三年前，我慕名来到古城商丘张巡祠拜谒，当了解张巡的生平事迹后，不禁为之动容，对他萌发了浓厚的兴趣，其军事才能和忠贞爱国的精神深深感动了我。我深知，爱国主义是千百年来形成的对祖国、对人民无限热爱和忠诚的一种感情。虽然在不同的历史时期，爱国主义有着不同的含义，但是人们总是鄙视那些变节和叛逆之行径；对维护祖国和平统一、保护人民不受外敌蹂躏的人和事总是无比敬仰。

随后，我查遍了北京、济南、郑州、商丘、鹿邑、亳州、合肥等地的大小新华书店，均未找到有关张巡的书籍，有的书店营业员还从未听说过有张巡这个历史人物，这让我很是失望。于是，我就产生了弘扬中原历史文化，为张巡树碑立传的念头。随之，我便开始四处挖掘资料，动手写了此书。

张巡自幼博览群书，能文能武，擅兵法布阵，是不可多得的人才。在与叛军作战中，他指挥若定，临敌应变，出奇制胜，未曾一败，有效阻遏了叛军南犯之势。特别是在睢阳保卫战中，他以寡敌众，以饥御饱，食尽救不至，则烹妾飨军，鼓舞士气，坚守城池，被皇帝封为中丞御史。岂知，正是这般加封，却引来了官场震动，睢阳周边各镇的官员，按照现在的话来说就是羡慕嫉妒恨，一个个坐山观虎斗，拒绝救援，使睢阳陷入了一座孤城、死城之境，张巡也终因士卒死伤殆尽而被俘遇害，以身殉国。

有句话说，中国的民族英雄大多是中国人自己干掉的，像耳熟能详的于谦、袁崇焕、林则徐，更久远一点的李陵、檀道济等，特别是张巡更是如此。他在无助、无援、无奈之时，从心底发出了绝望的、震耳发聩的怒吼！这是人生何等的痛苦，这是人生何等的折磨，这是人生何等的悲壮！无论何种年代，当正义之士唱独角戏的时候，那么，这个社会是极其悲哀的，甚至是极其危险的……

长篇写作，信心比才华更重要，坚持比灵感更重要，想象力比史实更重要，写出细节比空洞说教更重要。有时梦中醒来，小说情节在我指尖演绎，没人催促，没有功利，更无经济价值考虑，那是胸中的一腔热血在喷涌，那是心底蛰伏许久的理想在召唤。紧张的写作之中，多次烧煳了米粥，多次累倒在病榻，那种心力劳神，那种耗时疲惫，让我忘却了岁月，忘却了失落，忘却了忧愁，忘却了冷暖，忘却了荣辱，忘却了人生所有的不快。

总之，我克服了工伤之痛，坚持写作三年之久，功夫没有白费，《张巡大传》终于成书，以此了却了我的一个心愿，以此告慰张巡等众将士忠君爱国之英灵！

另外，《张巡大传》是历史小说，写作中查阅了很多图书典籍，书中某些典故、传说或者情节有雷同之处，敬企方家宽怀大度，予以谅解，作者在此深表谢意。再之，由于作者水平有限，书中难免有谬误和不当之处，敬请广大读者批评雅正，以便再版时修订提高。

《张巡大传》在成书过程中，得到了河南省商丘市委市政府、商丘市委宣传部、商丘市新华书店、商丘日报社和河南省鹿邑县委宣传部领导的高度重视和热情帮助，还得到了安徽省亳州市阳光新科药材种苗公司董事长韩儒、安徽省亳州市芊芊百草饮品科技有限公司总经理李坤、河南省鹿邑县伯阳双语学校董事长蔡国防、河南省鹿邑县卫真办事处四新行政村优秀党支部书记张国强以及作者好友陈小强和聂富先生的全力相助，在此特别鸣谢！

作者　怀家伦

2018 年 7 月中旬于寒舍